医学影像学
读片诊断图谱
——头颈分册

总 主 编	丁建平	王霄英			
名誉主编	王振常	刘怀军			
主 编	耿左军	杨本涛			
审 阅	蒋学祥	孟悛非			
副主编	黄飚	张明	罗德红	杨春燕	杨利霞
	戚乐	董玉龙			
主编助理	张泽坤	王鹤			

人民卫生出版社

图书在版编目（CIP）数据

医学影像学读片诊断图谱 . 头颈分册 / 丁建平，王霄英主编 . —北京：人民卫生出版社，2013

ISBN 978-7-117-17476-3

Ⅰ. ①医… Ⅱ. ①丁…②王… Ⅲ. ①影像诊断 – 图谱②头部 – 疾病 – 影像诊断 – 图谱③颈 – 疾病 – 影像诊断 – 图谱 Ⅳ. ①R445-64②R650.4

中国版本图书馆 CIP 数据核字（2013）第 131706 号

| 人卫社官网 | www.pmph.com | 出版物查询，在线购书 |
| 人卫医学网 | www.ipmph.com | 医学考试辅导，医学数据库服务，医学教育资源，大众健康资讯 |

医学影像学读片诊断图谱 ——头颈分册

总 主 编：丁建平　王霄英
主　　编：耿左军　杨本涛
出版发行：人民卫生出版社（中继线 010-59780011）
地　　址：北京市朝阳区潘家园南里 19 号
邮　　编：100021
E - mail：pmph @ pmph.com
购书热线：010-59787592　010-59787584　010-65264830
印　　刷：三河市宏达印刷有限公司
经　　销：新华书店
开　　本：787 × 1092　1/16　印张：19
字　　数：462 千字
版　　次：2013 年 9 月第 1 版　2024年 3 月第 1 版第11次印刷
标准书号：ISBN 978-7-117-17476-3/R・17477
定　　价：80.00 元

打击盗版举报电话：010-59787491　E-mail：WQ @ pmph.com
（凡属印装质量问题请与本社市场营销中心联系退换）

编委名单 (按姓氏笔画排序)

丁建平　万杨莉　王　亚　王　磊　王　鹤　王永哲　王振常　王霄英
王铁钢　王建设　毛永征　朱慧玲　伍　强　任国山　刘怀军　闫　腾
许庆刚　李　敏　李　琳　李政良　李和平　杨本涛　杨利霞　杨春燕
宋春瑶　张　明　张征宇　张泽坤　陈小启　卓兵芝　罗德红　周立霞
胡　凌　耿左军　贾晓英　高　军　高丽娟　黄　飚　梅友泉　戚　乐
龚　涛　董玉龙

作者单位

杭州师范大学(医学院)附属医院
北京大学第一医院
河北医科大学第二医院
首都医科大学附属北京同仁医院
首都医科大学附属北京友谊医院
西安医科大学医学院第二附属医院
广东省人民医院
新疆石河子大学医学院第三附属医院
上海市徐汇区中心医院
北京协和医学院　中国医学科学院肿瘤医院
清华大学玉泉医院
首都医科大学附属北京儿童医院
河北医科大学第三医院
河北医科大学第一医院
河北医科大学
河北省人民医院
武警河北总队医院

序

自伦琴 1895 年发现 X 线后,X 线技术很快被应用于临床诊断,形成了 X 线诊断学。20 世纪 70、80 年代,由于放射性核素、B 超、CT 等成像技术,特别是 MR 相继的加入,使 X 线诊断学迈入医学影像学的新时代。近些年来,科学技术日新月异,尤其电子技术,计算机技术的飞速发展更是推动了医学影像学的进步和完善。

现代医学影像学已经成为重要的临床学科。其不同的成像技术,几乎覆盖到所有的疾病,涉及临床的各个学科,更是服务到所有的住院患者和越来越多的门诊患者。"治疗靠临床,诊断靠影像",这一流传之戏言,细想的确也不无道理,至少说明影像学在疾病诊治中的重要性已不可忽视。

为了用好"影像"这一武器为患者服务,医学生、住院医师掌握一定的影像知识,越来越重要。医学影像学是以解剖,病理为基础的直观形态学。典型病例的学习,能使我们学会如何分析病变,教我们养成正确的读片方法,是学会影像诊断的捷径。作者依此思路组织材料,以影像本科生、研究生教材的大纲要求目录为基础,结合相关参考书进行适当扩编和补充,作为编写的框架。典型的病例图片、精练的诊断要点归纳、简洁的鉴别和提示,给作者带来了一套内容全面、简洁方便的图书,一定会有助于医学生、住院医师影像诊断能力的提高。

丁建平教授早年留学日本,后又在北京大学医学部接受了省级学科带头人培训和医学影像学的博士研究生培养。王霄英教授更是北京大学第一医院医学影像科新世纪脱颖而出的杰出学科带头人,是国内外学术界知名青年专家。他们一起合作召集国内众多医院的优秀专家、学者共同完成这件有意义的事情,彰显了北京大学第一医院的凝聚力,加强了同行学者间互相交流、达到了共同提高的目的。有理由相信,这项工作的完成,不但会为医学生、临床医师提供一套优质的图书,同时也会推动学科间合作的良性互动,为此欣然作序,并鼎力向大家推荐。

北京大学第一医院医学影像科

蒋学祥

(蒋学祥教授曾任北京大学第一医院党委书记兼医学影像科主任、中华医学会放射分会常委、《中国医学影像技术》等杂志主编)

前　言

　　我 2009 年从河北医科大学引进到了杭州师范大学临床医学院,从参与本科生及研究生的医学影像学的教学,转变到了负责此项工作,对医学影像学教学的关注和思考也多了起来。工作中发现尽管医学影像学的本科及 7 年制、8 年制的教材都编写的很好,并配备了相应的图片光盘,由于受到教学大纲的课时限制,教材中病例图片较少。调查发现学生们利用光盘学习的频率很低,甚至相当多的学生直到课程结束,那张配套的图片光盘从来也没有打开过,这种现象在非临床医学专业更是普遍存在。通过纸质教具学习仍是大多数同学们的首选,与同学们交流过程中也体会到同学们对相关教学辅导用书的渴望。为了对教学工作尽一点微薄之力,产生了编写一本配套教材的想法。

　　这种想法得到了北京大学第一医院影像科王霄英主任的支持,在 2010 年济南的全国放射年会期间,王霄英主任将此想法带到中华放射学会青年委员会中进行探讨,得到了宋彬主任及多数委员的赞同。于是此项工作出乎意料地变成了全国青年放射委员的一个集体活动,委员们根据自己的专业特长自选内容,经过整合和微调后开始编写。当时的设想是按照本科教材结合 7、8 年制教材的目录为基础,对教材中涉及的疾病按照每个疾病的每个种类一套典型图片的体量,以典型图片、简介病史、图片说明、诊断要点和相近的鉴别诊断进行组织材料,力求简洁明了,便于学习和使用。

　　编写工作得到了人民卫生出版社的支持,并列入出版计划。姚冰编辑认真细致地审阅了编写的各项事宜,对编写做了非常重要的建议和重大的编写调整,将原来的《医学影像学诊断图谱》变成了《医学影像学读片诊断图谱——头颈分册》、《医学影像学读片诊断图谱——胸部分册》、《医学影像学读片诊断图谱——腹部分册》、《医学影像学读片诊断图谱——骨肌分册》四本一套的丛书,并将读者范围从医学生扩展到住院医师和相关专业的临床医师,提升了图书的使用价值。编写内容也相应做了适当的扩充。

　　在编写过程中,许多专家从百忙之中抽出宝贵的时间很快完成了承担的编写任务,工作之快、之认真令人感动和鼓舞,在此我向他们表示由衷的敬意和感谢。由于编者众多,种种原因令图书未能及时出版,在此深表歉意。

　　在统稿和修稿过程中,王鹤、张泽坤等医师付出了艰辛的劳动。编写工作得到了杭州师范大学的出版资助和各级领导的关心和支持,在此一并感谢。由于水平有限,加上作者众多,缺点和差错在所难免,恳请读者批评指正。

丁建平

2013 年元月于杭州

目 录

第一篇　头颈部疾病影像诊断图谱

总论 ··· 2
第一节　X线成像 ··· 2
第二节　计算机体层成像 ·· 5
第三节　磁共振成像 ·· 8
第四节　不同成像方式的应用及诊断 ······································· 12

第二篇　神经系统疾病

第一章　神经系统解剖及诊断思路 ·· 14
第一节　中枢神经系统断面解剖 ··· 14
第二节　中枢神经系统读片方法和分析诊断思路 ························· 25
第二章　颅内肿瘤 ·· 27
第一节　神经上皮肿瘤 ·· 27
第二节　髓母细胞瘤 ·· 34
第三节　脑膜瘤 ··· 35
第四节　垂体瘤 ··· 37
第五节　颅咽管瘤 ·· 38
第六节　松果体瘤 ·· 40
第七节　听神经瘤 ·· 41
第八节　转移瘤 ··· 43
第三章　颅脑损伤 ·· 45
第一节　脑挫裂伤 ·· 45
第二节　弥漫性脑损伤 ·· 46
第三节　颅内血肿 ·· 48
第四节　硬膜下积液 ·· 52
第五节　脑外伤后遗症 ·· 53

第四章 脑血管疾病 57
  第一节 脑梗死 57
  第二节 颅内出血 63
  第三节 脑血管畸形 68
  第四节 颅内动脉瘤 73
  第五节 皮质下动脉硬化性脑病 75
第五章 颅内感染性疾病 77
  第一节 颅内化脓性感染 77
  第二节 颅内结核 78
  第三节 颅内寄生虫病 80
第六章 颅脑先天畸形及发育异常 84
  第一节 头颅先天畸形 84
  第二节 脑先天性发育异常 86
  第三节 神经皮肤综合征 88
第七章 新生儿脑疾病 91
  第一节 新生儿缺血缺氧性脑病 91
  第二节 新生儿颅内出血 93
第八章 脑变性疾病 96
  第一节 Alzheimer 病 96
  第二节 Parkinson 病 98
  第三节 Wilson 病 99
第九章 脱髓鞘疾病 102
  第一节 先天性髓鞘形成缺陷 102
  第二节 获得性髓鞘脱失 105
第十章 脊髓与椎管内病变 112
  第一节 椎管内肿瘤 112
  第二节 脊髓外伤 120
  第三节 椎管内血管畸形 121

第三篇 头颈部疾病

第一章 颅底 126
  第一节 正常影像学表现 126
  第二节 读片方法及分析诊断思路 128
  第三节 颅底肿瘤与肿瘤样病变 129
  第四节 颅底骨折 137
  第五节 海绵窦病变 138
第二章 眼及眼眶 144

第一节　正常影像学表现与变异 144

第二节　读片方法及分析诊断思路 148

第三节　眼部炎性病变 150

第四节　视网膜母细胞瘤 152

第五节　泪腺肿瘤 153

第六节　脉管性病变 155

第七节　神经眼科病变 160

第八节　皮样囊肿与表皮样囊肿 163

第九节　眶内异物 165

第十节　眼眶与视神经管骨折 166

第三章　鼻与鼻窦 168

第一节　正常影像学表现与变异 168

第二节　读片方法及分析诊断思路 175

第三节　后鼻孔闭锁 178

第四节　鼻窦炎性病变 179

第五节　鼻与鼻窦肿瘤 185

第六节　鼻与鼻窦骨折 194

第四章　耳部 196

第一节　正常影像学表现与变异 196

第二节　读片方法及分析诊断思路 206

第三节　耳部肿瘤 209

第四节　中耳乳突炎与胆脂瘤 215

第五节　先天性发育异常 219

第六节　颞骨骨折 223

第五章　口腔颌面部 226

第一节　正常影像学表现 226

第二节　读片方法及分析诊断思路 230

第三节　牙源性囊肿 232

第四节　牙源性肿瘤 235

第五节　非牙源性肿瘤 237

第六节　牙龈癌 240

第七节　颞颌关节紊乱综合征 241

第八节　涎腺疾病 242

第六章　咽部 251

第一节　正常影像学表现与变异 251

第二节　读片方法及分析诊断思路 252

第三节　先天性囊肿 253

第四节　咽部肿瘤 255

第五节　咽部感染性疾病 257

第六节 腺样体肥大 ··260
第七节 咽部异物 ··261

第七章 喉部 ···263
第一节 正常影像学表现 ···263
第二节 读片方法及分析诊断思路 ···264
第三节 喉部肿瘤 ··264
第四节 喉气囊肿 ··267
第五节 喉部外伤 ··268
第六节 喉异物 ···269

第八章 颈部 ···271
第一节 正常影像学表现 ···271
第二节 读片方法及分析诊断思路 ···272
第三节 颈部先天性病变 ···273
第四节 颈部淋巴结病变 ···275
第五节 颈血管鞘区病变 ···279
第六节 甲状腺病变 ··283
第七节 甲状旁腺病变 ···290

第一篇

头颈部疾病影像诊断图谱

总　论

1895 年 11 月 7 日德国物理学家伦琴发现了 X 线,后来被应用于人体的疾病检查,从此奠定了医学影像学的基础。

随着科技的快速发展,20 世纪 50 年代,相继推出了超声成像和放射性核素 - 闪烁成像,20 世纪 70 年代推出了 X 线计算机体层成像(CT)和磁共振成像(MR),以及发射体层显像(单光子发射体层成像:SPECT,正电子发射体层成像:PET)、PET-CT 和 PET-MR 的推出,极大地拓展了原来的诊断范畴,形成了包括常规 X 线诊断、超声诊断、放射性核素显像诊断、CT 和 MR 诊断的医学影像诊断学。

近年来,随着设备的不断完善和提高,又出现了磁源成像(MSI)、分子影像学等,影像诊断从形态辨别发展到既有形态又有功能和代谢改变的综合诊断体系。

图像的数字化不但改变了原有的成像模式,还改变了图像存档与传输系统(PACS),使远程会诊和计算机辅助检测和辅助诊断(CAD)成为现实。

20 世纪 70 年代介入放射学的诞生,随着技术的不断成熟,通过导管,不但实现了疾病的诊断,同时还完成了疾病的治疗,使医学影像学的范畴得到了进一步的拓展。

现在的医学影像科已经成为了医院内设备资金占有最大、人员众多、科技含量最高,兼有诊断和治疗功能的大型临床科室;成为了临床医学中发展最快、作用重大、不可缺少的骨干学科;影像设备的档次成为了医院实力的重要标志。

第一节　X 线 成 像

X 线是波长极短的电磁波,具有穿透性、荧光效应、感光效应和电离效应。X 线是利用阴极管内灯丝产生的自由电子,通过操作台的控制,在变压器产生的高压作用下,高速撞击对面的阳极钨靶产生的。

X 线穿过人体,利用不同组织间密度和厚度的差异,形成黑白不同层次的自然对比图像,其优点是空间分辨率较高。

普通 X 线成像,是模拟成像,灰度和对比度固定,无法调节。

计算机 X 线成像(CR),由影像板(IP)代替了胶片暗盒,IP 板经过扫描、计算机处理形成数字化图像。

数字 X 线成像(DR),包括数字 X 线荧光成像(DF)、数字减影血管造影和胃肠造影、乳腺成像、口腔曲面全景等(图 1-1~ 图 1-6);平板探测器代替 IP 板直接转换成像,比 CR 更加

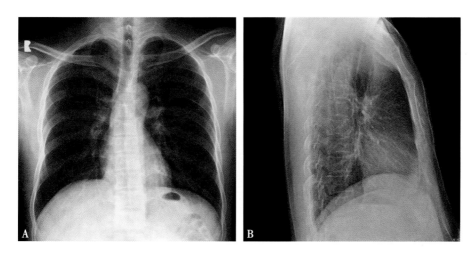

图 1-1　普通 X 线平片

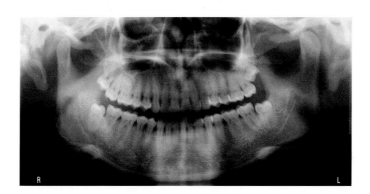

图 1-2　曲面断层片

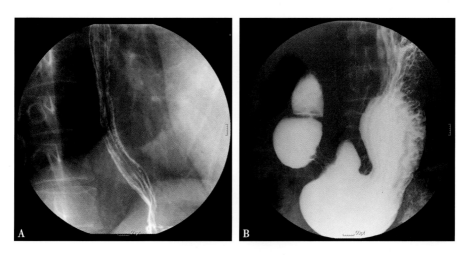

图 1-3　消化道造影

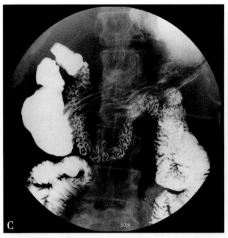
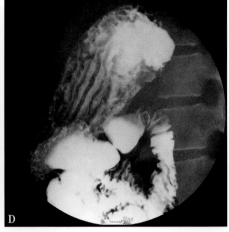

图 1-3（续）

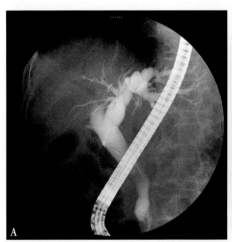
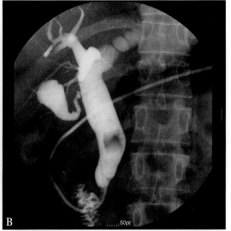

图 1-4　胰胆道造影

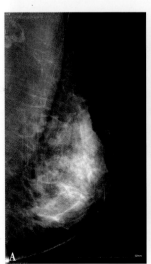
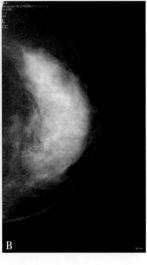

图 1-5　乳腺钼靶摄影

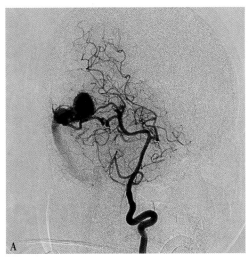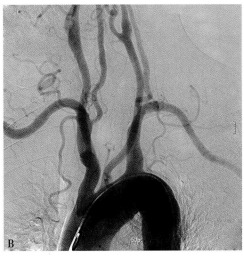

图 1-6　DSA 血管造影

快捷方便；同时通过灰阶处理和窗技术调节可以便捷地优化图像的质量。

尽管新的成像技术不断涌现，百年历史的 X 线仍然是最基本的检查方法。骨骼系统和胸部检查中 X 线多为首选，基于 X 线的胃肠造影检查也十分方便、可靠。

第二节　计算机体层成像

CT 是利用 X 线对人体进行断层扫描，以探测器接受信息，经过计算机处理重建形成图像。从 1972 年 CT 问世，经过普通 CT、单排螺旋 CT、4 排、8 排、16 排、32 排、64 排、128 排、256 排、320 排螺旋 CT、宝石 CT、双源 CT 等，快速更新换代；并出现了可以通过一次扫描，多能量成像的能谱 CT。

CT 图像并非是真正的解剖断面图像，而是一定数量、不同像素按照矩阵排列的灰阶图像，具有较高的密度分辨率。用不同的灰阶来显示组织密度的高低，代表 X 线的吸收系数，用 CT 值来表示，单位是 HU，水的 CT 值为 0HU，骨骼为 1000HU，空气为 –1000HU。为了更好地显示组织结构，可以设定观察组织的平均 CT 值为窗位，设定观察组织层次的范围为窗宽。为了更好地显示病变，除了普通扫描外还可以通过注射造影剂，进行增强扫描（CE）来增加组织间的对比度；为了显示细微结构，还可以进行高分辨 CT（HRCT）扫描。当一个层面内含有两种密度不同而走行与扫描层面相平行的组织时，测得的 CT 值为它们的平均值，不代表任何一种组织，此现象称为部分容积效应，可影响病变的显示和诊断。

CT 图像是数字化图像，因此可以应用计算机软件进行各种后处理。其中二维显示技术包括电影显示、多平面重建、曲面重建；三维重建包括最大强度投影（MIP）、最小强度投影（MIP）、表面遮盖显示（SSD）、容积再现技术（VRT）、CT 仿真内镜（CTVE）和组织透明投影（TTP）（图 1-7~ 图 1-12）。其他技术包括肺结节分析、骨密度分析、心脏分析、CT 灌注分析等。

CT 检查突出的优点是具有很高的密度分辨率，应用广泛，而后处理软件的不断开发，使其应用领域不断扩大，通过增强扫描完成的灌注成像还可以反映组织和病变的功能。但对

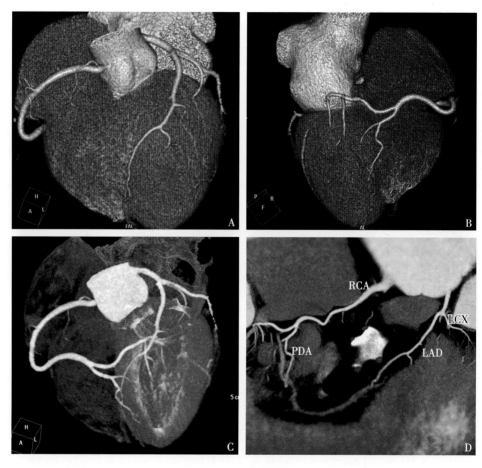

图 1-7 CT 冠脉成像

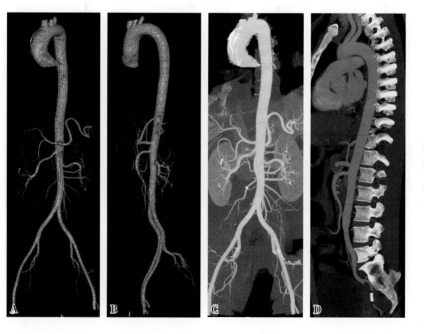

图 1-8
CT 血管
成像

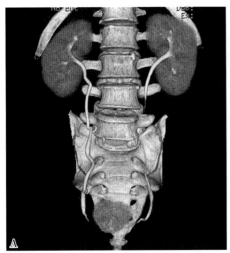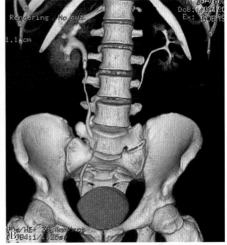

图 1-9　CT 尿路成像

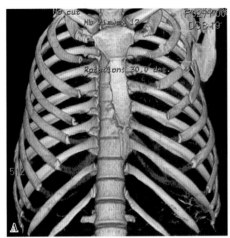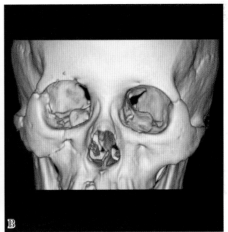

图 1-10　CT 三维成像

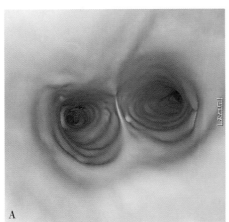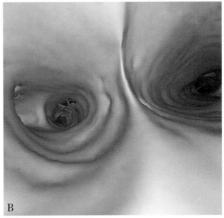

图 1-11　CT 内镜成像

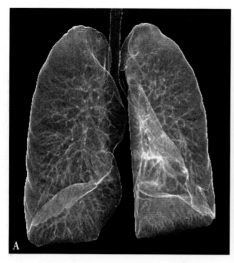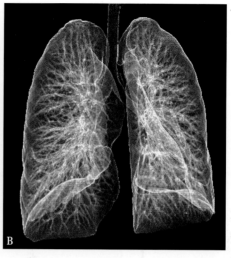

图 1-12 CT 透明成像

胃肠黏膜的显示、对软组织和韧带等的显示仍然有一定的限度;电离辐射的影响,较多的射线剂量也限制了它的使用范围。

第三节 磁共振成像

磁共振成像是利用人体内的氢原子核在磁场中受到射频(RF)脉冲的激励产生共振,其信号经过计算机处理形成重建图像。1977 年第一台全身 MR 问世,设备由磁体、梯度系统、射频系统和计算机系统组成。磁体有永磁型和超导型;磁场强度经过了 0.35T、0.5T、1.0T、1.5T、3T,如今 9.4T 的样机已经研制成功。梯度系统的 X、Y、Z 三组线圈提供空间定位的三维编码,为了提高梯度磁场强度,出现了双梯度系统。射频系统由发射脉冲的发射线圈和采集 MR 信号的接收线圈组成,接收通道从 4、8、16、32 至 64 等,采集速度不断增加。

原子核接受脉冲激励后,纵向恢复到原始状态所需时间为纵向弛豫时间(T1),主要反映组织间 T1 值差别的为 T1 加权像(T1WI);横向弛豫时间为 T2,主要反映组织间 T2 值差别的为 T2 加权像(T2WI);主要反映组织间质子密度差别的为质子密度加权像(PDWI)。为了获得不同的 MR 图像效果,采用了不同的序列技术,包括自旋回波(SE)、梯度回波(GRE)、反转恢复(IR,有短时间反转恢复 STIR 和液体衰减反转恢复 FLAIR)、平面回波成像(EPI)。

人体组织在 T1WI、T2WI 上有不同的信号显示,比如水在 T1WI 上为低信号在 T2WI 上为高信号;而骨组织由于缺乏氢,均为低信号。由于血液的流动,采集不到信号呈无信号黑影,成为流空效应;顺磁性物质的造影剂通过改变弛豫时间,可以达到对比增强效果。

MR 的优势是可以多形式成像(T1WI、T2WI 等)、多方位成像(横断面、冠状面、矢状面等);利用血管的流空效应不使用造影剂的血管成像(MRA);利用重 T2WI 技术,使富含水的液体呈高信号的磁共振水成像;MR 功能成像(fMR)包括扩散加权成像(DWI)、灌注加权成像（PWI）和脑功能活动成像,它们分别体现了组织的分子扩散、血流灌注和去氧血红蛋白的变化;利用化学位移现象测定组织代谢的磁共振波谱（MRS）;可以反映组织走行的张量成像（DTI）（图 1-13~ 图 1-20）。

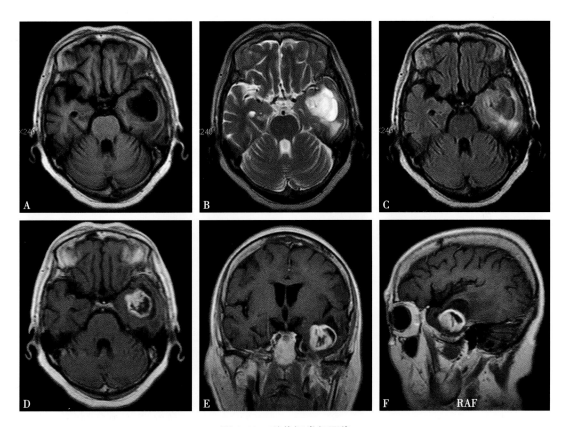

图 1-13　磁共振常规图像

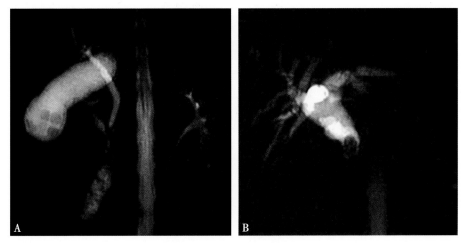

图 1-14　磁共振水成像

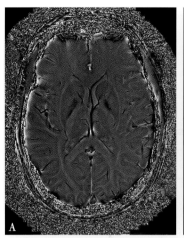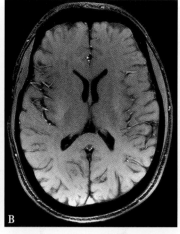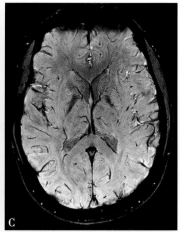

图 1-15 磁共振磁敏感成像

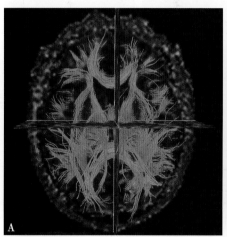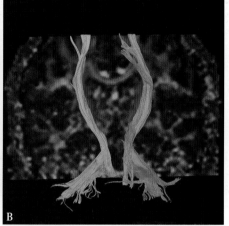

图 1-16 磁共振扩散张量成像

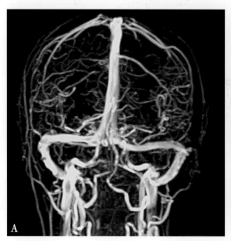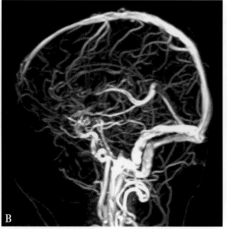

图 1-17 磁共振血管成像

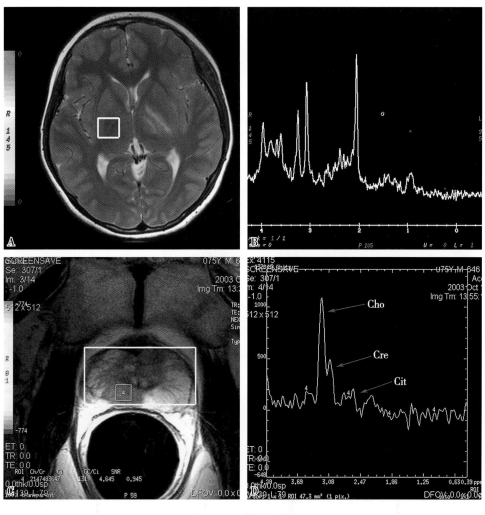

图 1-18　磁共振波谱

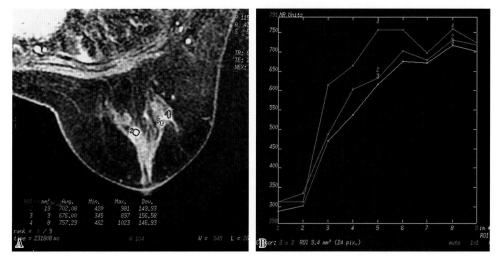

图 1-19　磁共振乳腺成像

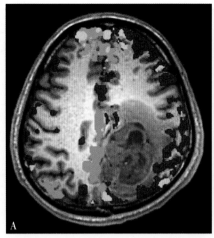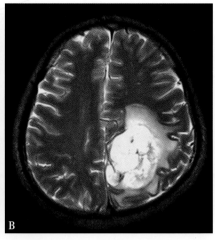

图 1-20　脑功能成像

第四节　不同成像方式的应用及诊断

只有充分了解各种检查方法的优势和局限性,才能合理使用。比如骨骼外伤检查应首选平片检查,复杂部位的骨骼损伤可以增加 CT 扫描结合重建图像,隐性骨折及韧带损伤选择 MR 检查;常规脑外伤出血做 CT 检查;超早期脑梗死选择 MR 的 DWI 或 CT 灌注检查;肺小结节使用高分辨力 CT;甲状腺病变首选超声;胃肠道病变造影检查很有价值,对于进一步观察病变分期或转移则要依靠 CT 或 MR。

为了很好地进行影像检查,申请单的详细填写非常重要,它是让影像医师了解检查目的的关键。患者的检查前准备也十分重要,比如造影检查的禁食,腹部检查的饮水,心脏检查的心率控制都是检查成功的重要因素。

疾病诊断要结合临床资料,包括年龄、性别、职业、家族史等,病灶分析包括部位、分布、数目、大小、边缘、密度或信号、邻近器官与结构的变化、动态等;诊断描述有明确诊断、可能诊断、诊断建议,由于病变千变万化,同病异影、同影异病在所难免,诊断的价值和限度也应该有所了解。

(丁建平　戚乐　张泽坤　王鹤　耿左军)

参 考 文 献

1. 郭启勇.实用放射学.第 3 版.北京:人民卫生出版社,2007
2. 白人驹,张雪林.医学影像诊断学.第 3 版.北京:人民卫生出版社,2010
3. 金征宇.医学影像学.第 2 版.北京:人民卫生出版社,2010
4. 吴恩惠,冯敢生.医学影像学.第 6 版.北京:人民卫生出版社,2008
5. Haaga JR. CT and MRI of the Whole Body. 5th ed. Philadelphia:Mosby,2009

第二篇

神经系统疾病

第 一 章

神经系统解剖及诊断思路

第一节　中枢神经系统断面解剖

一、横断面图像

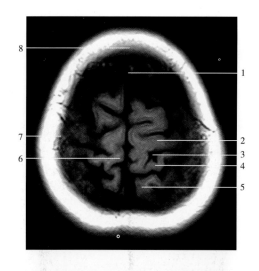

图 2-1-1　横断面图像 1

1. 上矢状窦；2. 中央前回；3. 中央沟；4. 中央后回；
5. 顶上小叶；6. 中央旁小叶；7. 顶骨；8. 额骨

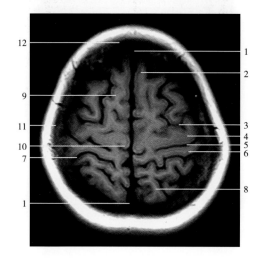

图 2-1-2　横断面图像 2

1. 上矢状窦；2. 额上回；3. 中央前沟；4. 中央前回；
5. 中央沟；6. 中央后回；7. 中央后沟；8. 顶上小叶；
9. 辐射冠；10. 中央旁小叶；11. 顶骨；12. 额骨

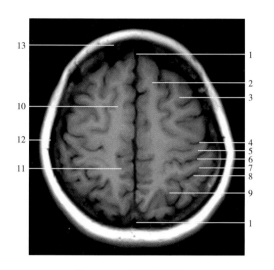

图 2-1-3　横断面图像 3

1. 上矢状窦；2. 额上回；3. 额中回；4. 中央前沟；5. 中央前回；6. 中央沟；7. 中央后回；8. 中央后沟；9. 顶上小叶；10. 辐射冠；11. 中央旁小叶；12. 顶骨；13. 额骨

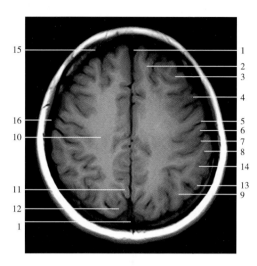

图 2-1-4　横断面图像 4

1. 上矢状窦；2. 额上回；3. 额中回；4. 额下回；5. 中央前沟；6. 中央前回；7. 中央沟；8. 中央后回；9. 顶上小叶；10. 辐射冠；11. 楔前叶；12. 楔叶；13. 角回；14. 缘上回；15. 额骨；16. 顶骨

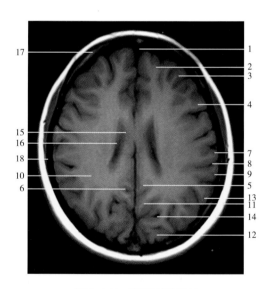

图 2-1-5　横断面图像 5

1. 上矢状窦；2. 额上回；3. 额中回；4. 额下回；5. 扣带回；6. 扣带沟；7. 中央前回；8. 中央沟；9. 中央后回；10. 辐射冠；11. 楔前叶；12. 楔叶；13. 角回；14. 顶枕沟；15. 胼胝体；16. 侧脑室中央部；17. 额骨；18. 顶骨

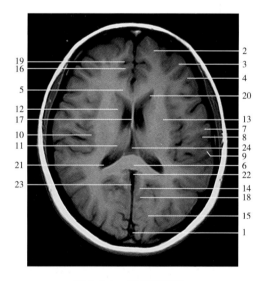

图 2-1-6　横断面图像 6

1. 上矢状窦；2. 额上回；3. 额中回；4. 额下回；5. 胼胝体膝部；6. 胼胝体压部；7. 中央前回；8. 中央沟；9. 中央后回；10. 岛叶；11. 背侧丘脑；12. 尾状核头；13. 壳；14. 楔前叶；15. 楔叶；16. 扣带回；17. 透明隔；18. 顶枕沟；19. 扣带沟；20. 侧脑室前角；21. 侧脑室后角；22. 下矢状窦；23. 直窦；24. 中间帆腔

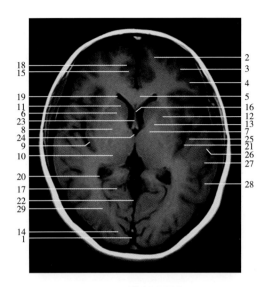

图 2-1-7　横断面图像 7

1. 上矢状窦；2. 额上回；3. 额中回；4. 额下回；5. 胼胝体膝部；6. 内囊前肢；7. 内囊膝部；8. 内囊后肢；9. 岛叶；10. 背侧丘脑；11. 尾状核头；12. 壳；13. 苍白球；14. 楔叶；15. 扣带回；16. 透明隔；17. 顶枕沟；18. 扣带沟；19. 侧脑室前角；20. 侧脑室后角；21. 外侧裂池；22. 直窦；23. 穹隆柱；24. 三脑室；25. 颞横回；26. 颞上回；27. 颞中回；28. 颞下回；29. 视辐射

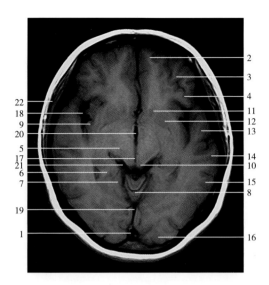

图 2-1-8　横断面图像 8

1. 上矢状窦；2. 额上回；3. 额中回；4. 额下回；5. 大脑脚；6. 海马；7. 海马旁回；8. 小脑蚓；9. 岛叶；10. 下丘；11. 尾状核头；12. 壳；13. 颞上回；14. 颞中回；15. 颞下回；16. 楔叶；17. 中脑水管池；19. 直窦；20. 三脑室；21. 四叠体池；22. 颞肌

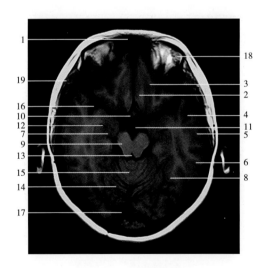

图 2-1-9　横断面图像 9

1. 额窦；2. 直回；3. 眶回；4. 颞上回；5. 颞中回；6. 颞下回；7. 海马；8. 舌回；9. 中脑；10. 视交叉；11. 鞍上池；12. 侧脑室下角；13. 中脑水管；14. 小脑半球；15. 小脑蚓；16. 外侧裂池；17. 窦汇；18. 泪腺；19. 颞肌

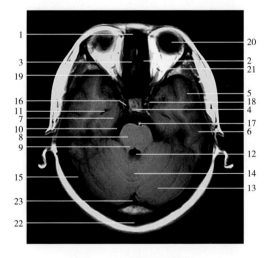

图 2-1-10　横断面图像 10

1. 额窦；2. 筛窦；3. 直回；4. 垂体；5. 颞中回；6. 颞下回；7. 海马；8. 脑桥基底部；9. 脑桥被盖部；10. 桥池；11. 侧脑室下角；12. 四脑室；13. 小脑半球；14. 小脑蚓；15. 横窦；16. 颈内动脉；17. 基底动脉；18. 海绵窦；19. 视神经；20. 玻璃体；21. 球后脂肪；22. 枕外隆突；23. 枕内隆突

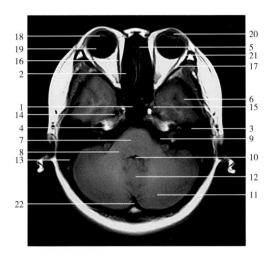

图 2-1-11　横断面图像 11

1. 蝶窦;2. 筛窦;3. 颞骨岩部;4. 岩尖脂肪;5. 鼻中隔;6. 颞下回;7. 脑桥基底部;8. 小脑中脚;9. 桥小脑角池;10. 四脑室;11. 小脑半球;12. 小脑蚓;13. 乙状窦;14. 颈内动脉;15. 海绵窦;16. 内直肌;17. 外直肌;18. 晶状体;19. 玻璃体;20. 前房;21. 肌锥外间隙;22. 枕内隆突

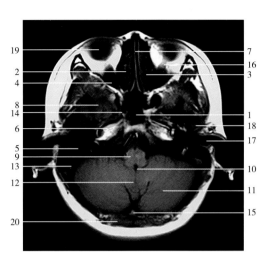

图 2-1-12　横断面图像 12

1. 蝶窦;2. 筛窦;3. 筛泡;4. 上颌窦;5. 颞骨岩部;6. 岩尖脂肪;7. 鼻中隔;8. 颞下回;9. 延髓;10. 四脑室;11. 小脑半球;12. 小脑蚓;13. 乙状窦;14. 颈内动脉;15. 枕内隆突;16. 下直肌;17. 外耳道;18. 下颌头;19. 玻璃体;20. 头半棘肌

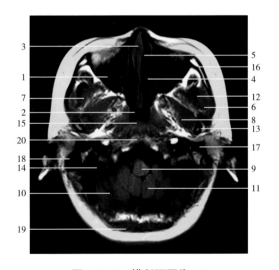

图 2-1-13　横断面图像 13

1. 上颌窦;2. 鼻咽部;3. 鼻中隔;4. 下鼻甲;5. 鼻腔;6. 咬肌;7. 颞肌;8. 翼外肌;9. 延髓;10. 小脑半球;11. 小脑扁桃体;12. 冠突;13. 髁突;14. 颈内静脉;15. 咽扁桃腺;16. 颧弓;17. 外耳道;18. 乳突;19. 头半棘肌;20. 枕骨斜坡

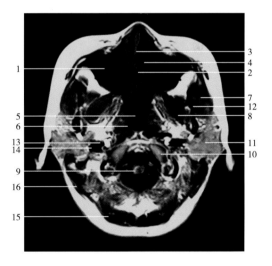

图 2-1-14　横断面图像 14

1. 上颌窦;2. 鼻腔;3. 鼻中隔;4. 下鼻甲;5. 鼻咽部;6. 咽隐窝;7. 咬肌;8. 翼外肌;9. 颈髓;10. 寰椎;11. 腮腺;12. 下颌支;13. 颈内动脉;14. 颈内静脉;15. 头半棘肌;16. 头夹肌

二、矢状面图像

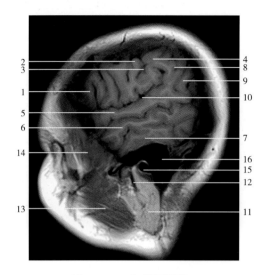

图 2-1-15 矢状面图像 1

1. 额下回；2. 中央前回；3. 中央沟；4. 中央后回；5. 颞上回；6. 颞中回；7. 颞下回；8. 缘上回；9. 角回；10. 外侧裂池；11. 腮腺；12. 颈外静脉；13. 咬肌；14. 颞肌；15. 外耳道；16. 乳突

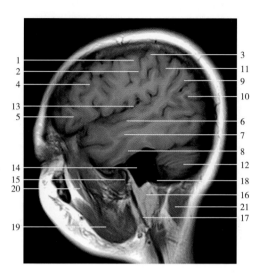

图 2-1-16 矢状面图像 2

1. 中央前回；2. 中央沟；3. 中央后回；4. 额中回；5. 额下回；6. 颞上回；7. 颞中回；8. 颞下回；9. 缘上回；10. 角回；11. 顶上小叶；12. 小脑半球；13. 外侧裂池；14. 乳突；15. 下颌骨髁突；16. 腮腺；17. 颈外静脉；18. 乙状窦；19. 咬肌；20. 颞肌；21. 头夹肌

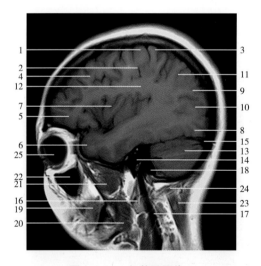

图 2-1-17 矢状面图像 3

1. 中央前回；2. 中央沟；3. 中央后回；4. 额中回；5. 额极；6. 颞极；7. 岛叶；8. 枕叶；9. 缘上回；10. 角回；11. 顶上小叶；12. 辐射冠；13. 小脑半球；14. 乳突；15. 横窦；16. 腮腺；17. 颈内静脉；18. 乙状窦；19. 咬肌；20. 翼内肌；21. 翼外肌；22. 上颌窦；23. 头夹肌；24. 头上斜肌；25. 眼球

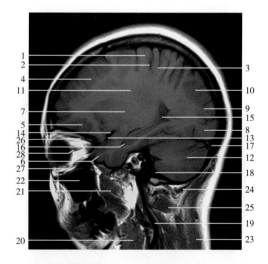

图 2-1-18 矢状面图像 4

1. 中央前回；2. 中央沟；3. 中央后回；4. 额中回；5. 眶回；6. 颞极；7. 壳；8. 枕叶；9. 楔叶；10. 顶上小叶；11. 辐射冠；12. 小脑半球；13. 外侧裂池；14. 大脑中动脉；15. 侧脑室三角；16. 侧脑室下角；17. 横窦；18. 乙状窦；19. 颈内动脉；20. 翼内肌；21. 翼外肌；22. 上颌窦；23. 头夹肌；24. 头上斜肌；25. 头下斜肌；26. 上睑提肌及上直肌；27. 下直肌；28. 视神经

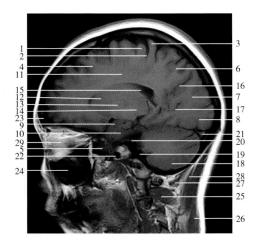

图 2-1-19　矢状面图像 5

1.中央前回;2.中央沟;3.额中回;4.额上回;5.颞叶;6.楔前叶;7.楔叶;8.枕叶;9.杏仁体;10.海马旁回;11.辐射冠;12.尾状核头;13.内囊后肢;14.背侧丘脑;15.侧脑室体;16.顶枕沟;17.距状沟;18.小脑半球;19.桥小脑角池;20.三叉神经根;21.横窦;22.颈内动脉;23.额窦;24.上颌窦;25.头下斜肌;26.头夹肌;27.头上斜肌;28.头半棘肌;29.内直肌

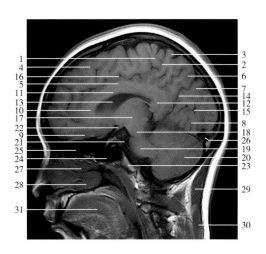

图 2-1-20　矢状面图像 6

1.中央前回;2.中央沟;3.中央后回;4.额上回;5.扣带回;6.楔前叶;7.楔叶;8.舌回;9.直回;10.胼胝体膝部;11.胼胝体体部;12.胼胝体压部;13.侧脑室体;14.顶枕沟;15.距状沟;16.扣带沟;17.背侧丘脑;18.大脑脚;19.脑桥;20.小脑半球;21.脚间池;22.视束;23.斜坡;24.蝶窦;25.筛窦;26.横窦;27.中鼻甲;28.下鼻甲;29.头半棘肌;30.头夹肌;31.舌

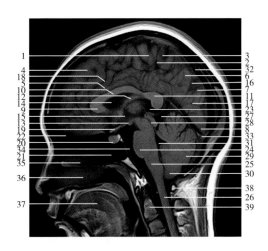

图 2-1-21　矢状面图像 7

1.中央前回;2.中央沟;3.中央后回;4.额上回;5.扣带回;6.楔前叶;7.楔叶;8.舌回;9.胼胝体膝部;10.胼胝体体部;11.胼胝体压部;12.穹隆体;13.乳头体;14.侧脑室;15.三脑室;16.顶枕沟;17.距状沟;18.扣带沟;19.视交叉;20.垂体;21.蝶窦;22.筛窦;23.背侧丘脑;24.脑桥;25.延髓;26.颈髓;27.四叠体池;28.中脑导水管;29.小脑半球;30.小脑扁桃体;31.四脑室;32.上矢状窦;33.窦汇;34.基底动脉;35.中鼻甲;36.下鼻甲;37.舌;38.寰椎;39.枢椎

三、冠状面图像

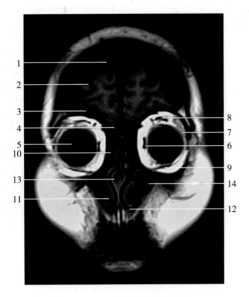

图 2-1-22　冠状面图像 1

1. 额上回；2. 额中回；3. 眶回；4. 直回；5. 玻璃体；6. 内直肌；7. 外直肌；8. 上直肌及上睑提肌；9. 下斜肌；10. 筛窦；11. 下鼻甲；12. 下鼻道；13. 鼻中隔；14. 上颌窦

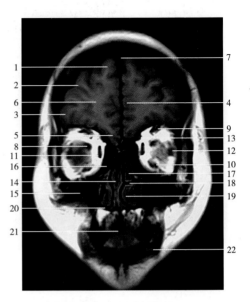

图 2-1-23　冠状面图像 2

1. 额上回；2. 额中回；3. 额下回；4. 扣带回；5. 直回；6. 辐射冠；7. 上矢状窦；8. 视神经；9. 上直肌及上睑提肌；10. 下直肌；11. 内直肌；12. 外直肌；13. 上斜肌；14. 鼻中隔；15. 上颌窦；16. 筛窦；17. 中鼻甲；18. 中鼻道；19. 下鼻甲；20. 下鼻道；21. 舌；22. 颊肌

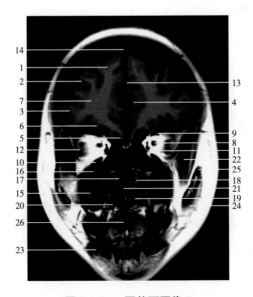

图 2-1-24　冠状面图像 3

1. 额上回；2. 额中回；3. 额下回；4. 扣带回；5. 直回；6. 眶回；7. 辐射冠；8. 视神经；9. 上直肌及上睑提肌；10. 下直肌；11. 内直肌；12. 外直肌；13. 大脑纵裂池；14. 上矢状窦；15. 上颌窦；16. 筛窦；17. 中鼻甲；18. 中鼻道；19. 下鼻甲；20. 下鼻道；21. 鼻中隔；22. 颞肌；23. 颊肌；24. 咬肌；25. 颧弓；26. 舌

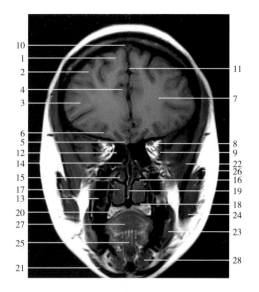

图 2-1-25　冠状面图像 4

1.额上回;2.额中回;3.额下回;4.扣带回;5.直回;6.眶回;7.辐射冠;8.视神经;9.外直肌;10.上矢状窦;11.大脑纵裂池;12.筛窦;13.上颌窦;14.上鼻甲;15.中鼻甲;16.中鼻道;17.下鼻甲;18.下鼻道;19.鼻中隔;20.腭骨;21.下颌骨;22.颞肌;23.颊肌;24.咬肌;25.颏舌肌;26.颧弓;27.舌;28.舌下腺

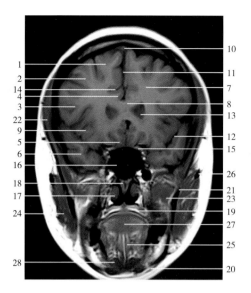

图 2-1-26　冠状面图像 5

1.额上回;2.额中回;3.额下回;4.扣带回;5.直回;6.颞极;7.辐射冠;8.胼胝体膝部;9.岛叶;10.上矢状窦;11.大脑纵裂池;12.外侧裂池;13.侧脑室前角;14.扣带沟;15.视神经;16.蝶窦;17.下鼻甲;18.鼻中隔;19.腭骨;20.下颌骨;21.下颌骨冠突;22.颞肌;23.翼外肌;24.咬肌;25.颏舌肌;26.颧弓;27.舌;28.颏舌骨肌

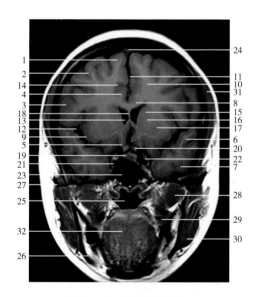

图 2-1-27　冠状面图像 6

1.额上回;2.额中回;3.额下回;4.扣带回;5.直回;6.颞上回;7.颞下回;8.胼胝体;9.岛叶;10.辐射冠;11.大脑纵裂池;12.外侧裂池;13.侧脑室前角;14.扣带沟;15.尾状核头;16.内囊;17.壳;18.透明隔;19.垂体;20.视交叉;21.颈内动脉;22.海绵窦;23.蝶窦;24.上矢状窦;25.鼻咽腔;26.下颌支;27.颧弓;28.翼外肌;29.翼内肌;30.咬肌;31.颞肌;32.舌肌

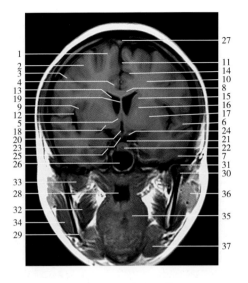

图 2-1-28 冠状面图像 7

1. 额上回；2. 额中回；3. 中央前回；4. 扣带回；5. 隔核；6. 颞上回；7. 颞下回；8. 胼胝体；9. 岛叶；10. 辐射冠；11. 大脑纵裂池；12. 外侧裂池；13. 侧脑室体部；14. 扣带沟；15. 尾状核头；16. 内囊；17. 壳；18. 伏隔核；19. 透明隔；20. 三脑室；21. 鞍上池；22. 垂体；23. 漏斗；24. 视束；25. 颈内动脉；26. 蝶窦；27. 上矢状窦；28. 鼻咽腔；29. 下颌角；30. 下颌头；31. 颞颌关节；32. 翼内肌；33. 翼外肌；34. 咬肌；35. 舌肌；36. 腮腺；37. 下颌下腺

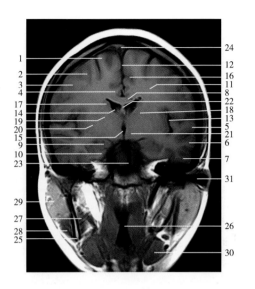

图 2-1-29 冠状面图像 8

1. 额上回；2. 中央前回；3. 中央后回；4. 扣带回；5. 颞上回；6. 颞中回；7. 颞下回；8. 胼胝体体部；9. 海马；10. 海马旁回；11. 辐射冠；12. 大脑纵裂池；13. 外侧裂池；14. 侧脑室体部；15. 三脑室；16. 扣带沟；17. 尾状核体；18. 内囊；19. 苍白球；20. 壳；21. 背侧丘脑；22. 透明隔；23. 基底动脉；24. 上矢状窦；25. 下颌支；26. 咽腔；27. 翼内肌；28. 咬肌；29. 腮腺；30. 下颌下腺；31. 外耳道

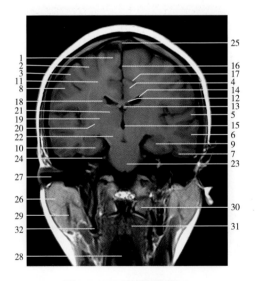

图 2-1-30 冠状面图像 9

1. 额上回；2. 中央前回；3. 中央后回；4. 扣带回；5. 颞上回；6. 颞中回；7. 枕颞外侧回；8. 顶上小叶；9. 海马；10. 海马旁回；11. 辐射冠；12. 胼胝体体部；13. 穹隆体；14. 侧脑室体部；15. 三脑室；16. 大脑纵裂池；17. 扣带沟；18. 尾状核体；19. 内囊；20. 壳；21. 背侧丘脑；22. 中脑；23. 脑桥；24. 三叉神经根；25. 上矢状窦；26. 腮腺；27. 外耳道；28. 口咽腔；29. 颈外静脉；30. 寰椎；31. 枢椎；32. 椎动脉

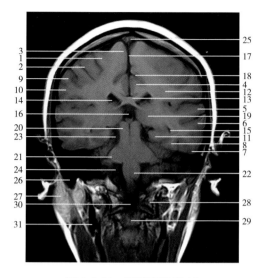

图 2-1-31　冠状面图像 10

1. 中央前回；2. 中央后回；3. 中央旁小叶；4. 扣带回；5. 颞上回；6. 颞中回；7. 颞下回；8. 枕颞内侧回；9. 顶上小叶；10. 缘上回；11. 海马旁回；12. 辐射冠；13. 胼胝体体部；14. 侧脑室体部；15. 侧脑室下角；16. 三脑室；17. 大脑纵裂池；18. 扣带沟；19. 背侧丘脑；20. 大脑脚；21. 小脑中脚；22. 延髓；23. 环池；24. 桥小脑角池；25. 上矢状窦；26. 乳突；27. 腮腺；28. 寰椎；29. 枢椎体；30. 齿状突；31. 颈内静脉

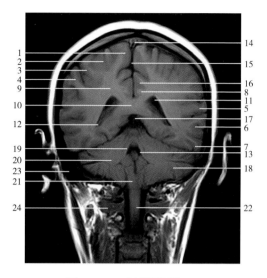

图 2-1-32　冠状面图像 11

1. 中央旁小叶；2. 中央后回；3. 顶上小叶；4. 缘上回；5. 颞上回；6. 颞中回；7. 颞下回；8. 扣带回；9. 辐射冠；10. 胼胝体压部；11. 侧脑室三角；12. 侧脑室下角；13. 四脑室；14. 上矢状窦；15. 大脑纵裂池；16. 扣带沟；17. 四叠体池；18. 小脑半球；19. 小脑上脚；20. 小脑中脚；21. 延髓；22. 颈髓；23. 乳突；24. 头下斜肌

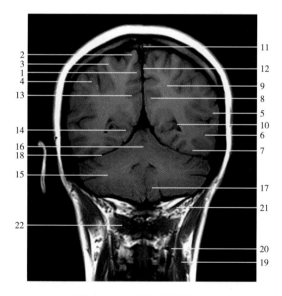

图 2-1-33　冠状面图像 12

1. 中央旁小叶；2. 中央后回；3. 顶上小叶；4. 缘上回；5. 颞上回；6. 颞中回；7. 颞下回；8. 扣带回；9. 辐射冠；10. 侧脑室后角；11. 上矢状窦；12. 大脑纵裂池；13. 扣带沟；14. 距状沟；15. 小脑半球；16. 小脑蚓；17. 小脑扁桃体；18. 小脑幕池；19. 头夹肌；20. 头半棘肌；21. 头后大直肌；22. 头下斜肌

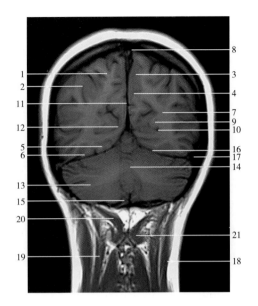

图 2-1-34 冠状面图像 13

1. 顶上小叶;2. 角回;3. 楔前叶;4. 楔叶;5. 枕颞内侧回;6. 枕颞外侧回;7. 辐射冠;8. 上矢状窦;9. 禽距;10. 侧脑室后角;11. 大脑纵裂池;12. 距状沟;13. 小脑半球;14. 小脑蚓;15. 小脑扁桃体;16. 小脑幕池;17. 横窦;18. 头夹肌;19. 头半棘肌;20. 头后大直肌;21. 头下斜肌

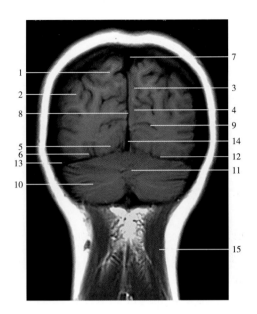

图 2-1-35 冠状面图像 14

1. 顶上小叶;2. 角回;3. 楔前叶;4. 楔叶;5. 枕颞内侧回;6. 枕颞外侧回;7. 上矢状窦;8. 大脑纵裂池;9. 距状沟;10. 小脑半球;11. 小脑蚓;12. 小脑幕池;13. 横窦;14. 直窦;15. 头夹肌

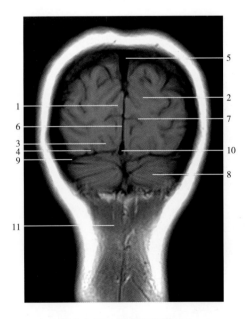

图 2-1-36 冠状面图像 15

1. 舌回;2. 楔叶;3. 枕颞内侧回;4. 枕颞外侧回;5. 上矢状窦;6. 大脑纵裂池;7. 距状沟;8. 小脑半球;9. 横窦;10. 直窦;11. 头夹肌

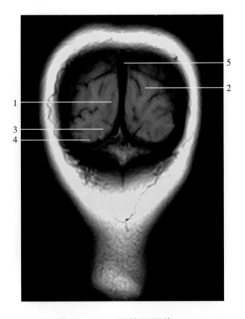

图 2-1-37 冠状面图像 16

1. 舌回;2. 楔叶;3. 枕颞内侧回;4. 枕颞外侧回;5. 上矢状窦

第二节　中枢神经系统读片方法和分析诊断思路

总的来说,中枢神经系统的影像诊断遵循一般的诊断原则,即熟悉正常、辨认异常、分析归纳、综合诊断。但神经系统也有自己的一些特点。熟悉这些特点会使诊断效率大大提高。

首先充分了解临床资料是得出正确影像诊断的前提。不同疾病有一定的好发年龄,而且不同性别,好发病变也不同。如脑部肿瘤中,成人好发的为胶质细胞起源的肿瘤,其恶性程度多与年龄呈正相关。而儿童好发胚胎性肿瘤。老年女性脑膜瘤的发生率则明显升高。一些特殊疾病有一定的接触史,也可能与所从事的职业及生长或居住地有一定的关系。还有一些疾病是由遗传所引起的,所以应该考虑到家族史。当然最重要的还有患者的症状、体征以及实验室检查。在神经系统中,神经定位体征以及脑脊液检查等专科检查信息对我们的诊断有重要的提示作用。疾病的不同时期可以有不同的影像学表现,如血肿的不同时期会有截然不同的 MR 信号特征或 CT 密度差异。

了解不同成像技术的特点是正确诊断的基础。如 CT 检查对骨质改变显示清楚。而MR 对软组织分辨力较高。FLAIR 序列能更好地分辨自由水和结合水,显示脑室旁及脑沟周围病变有得天独厚的优势。DWI 序列可以最早发现超急性脑缺血,并可以分辨囊肿的内容物。MRS 是目前常用的观察组织代谢成分的先进技术。脑血氧水平依赖成像(BOLD)可以观察局部脑区的代谢活动。CTA、MRA 和 DSA 都可以清楚显示头颈部血管,MRA 不受颅骨的影响,但 CTA 可以更好的观察动脉硬化的斑块性质。DSA 虽然有创,但仍然是绝大部分血管疾病诊断的金标准,而且可以同时进行介入治疗。

对影像的观察应遵循一定的顺序,既可从内到外,也可从外到内,还可以建立个性化读片顺序。不管顺序如何,按照严格的读片顺序会大大降低漏诊的机会。一般应该快速扫描一遍,得到一个总体印象;然后分部位按顺序观察。在观察的过程中注意运用左右对比,这对于一些微小病变的发现至关重要。当然了解曾经做过的检查也是不容忽视的,有时通过观察病变的演变过程,更有利于正确的诊断。

异常影像的特点是诊断疾病的关键所在。发现病变后一般从下列方面仔细观察:①病变的分布特点。以脑肿瘤为例,脑外肿瘤以脑膜瘤最常见;脑内肿瘤有的分布位置比较表浅(如脑内皮髓质交界区),有的分布位置则较深(如胶质瘤常位于脑内较深的部位)。②病变的数目。一般而言,颅内多发肿瘤,以转移瘤最为常见。③病变的形状。如鞍区病变,可见"束腰征"的,一般为垂体瘤。④病变的密度和信号强度。在一定程度反映病变的组织类型。如出现钙化、出血、坏死和囊变等。如囊变多见于毛细胞型星形细胞瘤、血管网状细胞瘤、节细胞胶质瘤等;而坏死多见于胶质母细胞瘤和转移瘤等。出血不同时期 MR 信号有不同的演变过程。⑤病变的边缘。一般情况下,良性肿瘤、陈旧性病变边缘锐利;而恶性肿瘤、病变进展阶段一般边缘较模糊。⑥病变的邻近器官和组织改变。如病变周围脑组织的水肿范围,恶性肿瘤一般表现为瘤周大片状水肿区。良性肿瘤一般瘤周轻微水肿,或者不伴瘤周水肿。⑦病变的强化特点。不仅可以显示平扫未显示的病变,而且可以使已显示的病变更清楚。可以依强化有无、强化程度与形式,来反映病变的血供和血 - 脑屏障形成的破坏情况。强化形式包括:均一强化、脑回样强化、环形强化、结节样强化、斑片状强化、壁结节强化、脑膜强化、室管膜强化、异常血管强化等,根据病变的强化特点,为诊断提供更多的信息。

中枢神经系统的占位经常需要鉴别病变位于脑内或脑外。脑内肿瘤起源于脑实质内；而脑外肿瘤起源于脑膜、神经及胚胎残留组织等，一般位于表浅部位；脑内肿瘤如果接触颅骨以窄基与硬膜相接触，与颅板夹角一般为锐角，而且颅骨一般无改变；而大多数脑外肿瘤以宽基底与硬膜相连，与硬膜夹角为钝角，可累及邻近颅骨；起源于脑膜的占位于增强扫描时可见异常增厚的硬脑膜呈"硬膜尾征"；再者，脑外肿瘤邻近的脑实质受压内移，而且受压内移的脑白质呈"脑白质塌陷征"；脑外肿瘤周围多见受压的脑脊液间隙，并可见血管影；脑外肿瘤还可继发静脉窦的闭塞；而脑内肿瘤则少见。

遇到某一种影像表现有多种可能时，应先考虑常见病、多发病，然后才考虑罕见病及少发病。如果同一患者出现多处病变，应该尽量用"一元论"解释，慎用两种诊断或者更多诊断来解释。做出诊断结论时，应尽量做到"四定"，即"定位"、"定量"、"定性"与"定期"。如不能确诊，应提出进一步检查的意见或其他建议。

（耿左军　李正良）

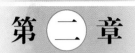
颅 内 肿 瘤

第一节　神经上皮肿瘤

一、毛细胞型星形细胞瘤

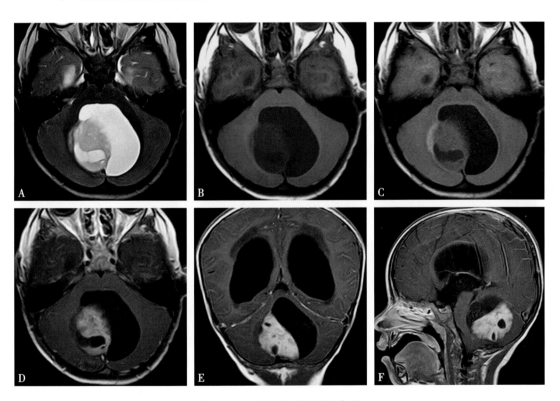

图 2-2-1　毛细胞型星形细胞瘤

女，3 岁，头痛一月余，加重伴步态不稳半个月。后颅窝中线区见一类圆形囊实性肿块，囊壁光滑，可见一较大壁结节，T2WI 呈高信号（A），T1WI 呈较低信号（B）；T2-FLAIR 可见瘤周轻度水肿（C）；增强扫描实质部分明显强化（D~F），囊壁无强化，第四脑室及中脑导水管受压变窄，幕上脑积水。小脑扁桃体下疝形成

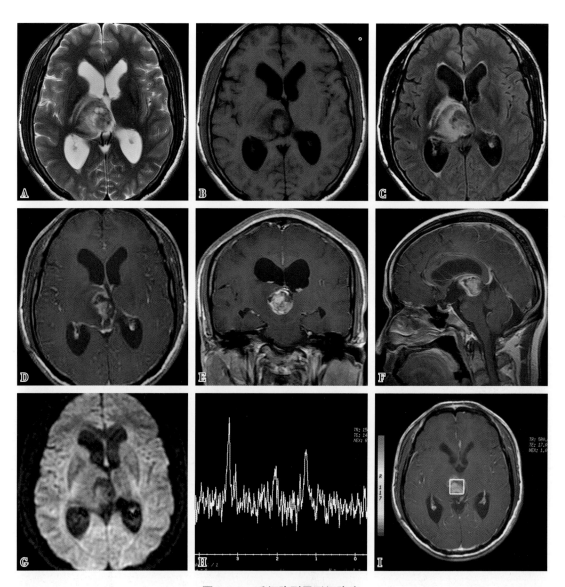

图 2-2-2 毛细胞型星形细胞瘤

男,41岁,右耳耳鸣一年余。右侧丘脑见一不规则混杂信号区,边界不清。T2WI 呈混杂稍高信号,其内可见多个囊变区(A);T1WI 呈稍低信号(B);T2-FLAIR 瘤周见轻度水肿(C);增强扫描实质部分不均匀强化(D~F);病灶占位效应明显,第三脑室受压,双侧侧脑室扩张、积水;DWI 显示病灶无明显弥散受限(G);MRS 显示病灶内 NAA 峰降低,Cho 峰升高,NAA/Cr 约 1.0,Cho/Cr 约 1.94(H、I)

〔诊断要点〕 ①毛细胞型星形细胞瘤属局限性星形细胞肿瘤,2007 年 WHO 分级为 Ⅰ级;②多见于儿童和青少年(10~20 岁),无性别差异;③好发部位为小脑半球、蚓部、第四脑室、脑桥、四叠体区、视交叉、下丘脑,大脑半球较少,以颞中部和基底节区多见;④临床表现为头痛、呕吐、共济失调、视觉损害及下丘脑功能减退;⑤预后较好,5 年生存率为 85%~100%;病灶边界清而无包膜,常伴囊变,有时囊变部分可超过瘤体本身将瘤体推向一侧形成壁结节;⑥T1WI 囊性部分呈低信号,实质部分为均匀或不均匀等信号;T2WI 囊性部分呈高信号,实质部分为稍高信号,肿瘤周围水肿较轻,占位效应与发病部位相关;⑦增强扫描实质部分大多可见强化,囊性部分不强化。

〔鉴别诊断〕

(1) 髓母细胞瘤:高度恶性,发病部位与毛细胞型星形细胞瘤相似,发病年龄相近。多为实质性肿块,囊变少见,增强扫描呈明显均匀强化。

(2) 血管网状细胞瘤:好发部位相同,好发于中老年人,典型征象为"大囊小结节",结节明显强化,囊壁不强化,部分伴有 Von Hippel-Lindau 综合征。

(3) 间变型星形细胞瘤:成年男性居多,好发于额、颞、顶叶白质区,瘤内可见出血,瘤周水肿及占位效应明显,增强扫描呈明显环形、结节状强化。

二、弥漫性星形细胞瘤

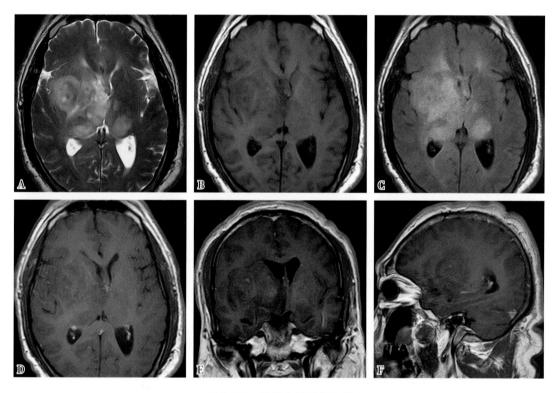

图 2-2-3 弥漫性星形细胞瘤

男,44 岁,左侧肢体无力 3 个月。右侧基底节区、外囊、双侧丘脑见弥漫性片状异常信号,边界不清。T2WI 呈稍高信号(A),可见多个小囊;T1WI 呈稍低信号(B);T2-FLAIR 呈稍高信号(C),病灶范围较 T2WI 广;增强扫描病灶大部分呈轻度斑点状、小片状强化(D~F)。病变占位效应明显,右侧岛叶外移,右侧侧脑室受压变窄,中线结构左移

〔诊断要点〕 ①常见的星形细胞肿瘤,占脑肿瘤的 5.6%;2003 年 WHO 分级为 Ⅱ 级;②好发于额叶、颞叶、顶叶、脑桥,以幕上多见(93%);③20~40 岁为发病高峰,可见于儿童,老年人少见;④临床主要症状为癫痫,发生在不同部位可产生不同症状和体征;⑤病变特征性不明显,可有囊变,出血、钙化坏死少见;瘤周水肿一般较轻;⑥多数肿瘤边缘轮廓不清,T1WI 呈等或略低信号,T2WI 呈均匀或不均匀高信号;增强扫描无或轻度强化,少数可见中度强化。

〔鉴别诊断〕

(1) 无钙化的少突胶质细胞瘤:进展慢、病史长。肿瘤多发生于大脑周边,以额叶、顶叶

多见,颞叶、枕叶次之;囊变多见。

(2) 单发转移瘤:有原发肿瘤病史,多数位于灰白质交界区,边界清楚;病灶很小即可出现较大范围的水肿。

(3) 脑梗死:病灶范围较大时常与供血区分布一致;DWI 病灶弥散明显受限。

(4) 脑炎:临床起病急,常伴相关感染症状,但有时较难鉴别,需要动态观察。

三、间变性(恶性)星形细胞瘤

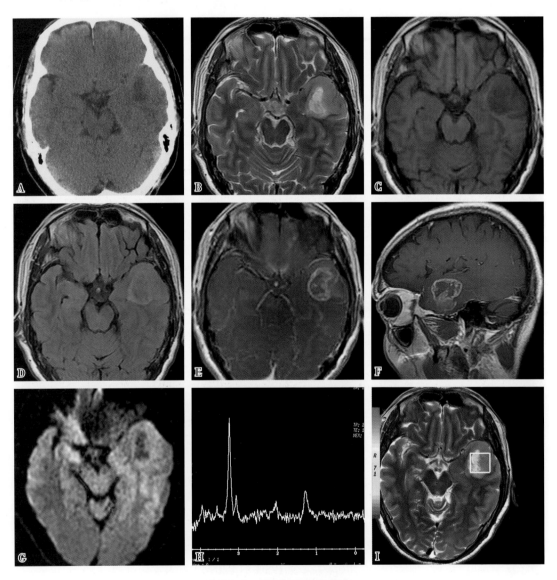

图 2-2-4 间变性星形细胞瘤

男,61 岁,突发意识不清 1 月余,反复言语不能 2 天。CT 平扫示左侧颞叶一不规则稍低密度影,累及皮质及皮质下白质(A);MR 平扫显示病灶 T2WI 呈稍高信号(B),T1WI 呈稍低信号(C),FLAIR 病灶范围显示更清楚(D),中央可见囊变、坏死,周围可见轻度水肿(B~D);增强扫描显示病灶呈花环状、结节状强化(E、F)。DWI 显示病灶中央呈低信号,边缘可见轻度弥散受限(G);MRS 显示实质部分 NAA 峰降低,Cho 峰明显升高,NAA/Cr 约 0.8,Cho/Cr 约 5.9(H、I)

〔诊断要点〕 ①2007 年 WHO 分级为Ⅲ级;②多见于 35~45 岁,男性居多;③好发于额叶、颞叶、额顶叶、颞顶叶的脑白质区,小脑罕见;④主要症状为癫痫发作和局部神经元损害症状;肿瘤生长迅速,可沿细胞外间隙、室管膜和脑脊液种植播散,有多发倾向;⑤肿块内常见囊变,可见出血,坏死少见;T1WI 边界不清,呈低 / 等混合信号;⑥T2WI 呈稍高信号,中央的坏死和囊变区呈更高信号;⑦周围可见指状水肿;⑧增强扫描强化较明显,呈不规则形、环形,可见附壁结节,少数呈斑片状、结节状强化;沿白质纤维束或室管膜、软脑膜种植传播的可见多部位异常强化区。

〔鉴别诊断〕

(1) 胶质母细胞瘤:两者通常很难鉴别。胶质母细胞瘤出血、坏死更常见,瘤周水肿和占位效应更明显;DWI 实质部分弥散受限更明显。

(2) 脑梗死:病灶范围较大时常符合供血区分布;DWI 呈高信号;周围无指状水肿,无明显占位效应;无囊变、坏死,慢性期可出现软化灶和周围胶质增生;急性期增强扫描可出现脑回样强化。

四、胶质母细胞瘤

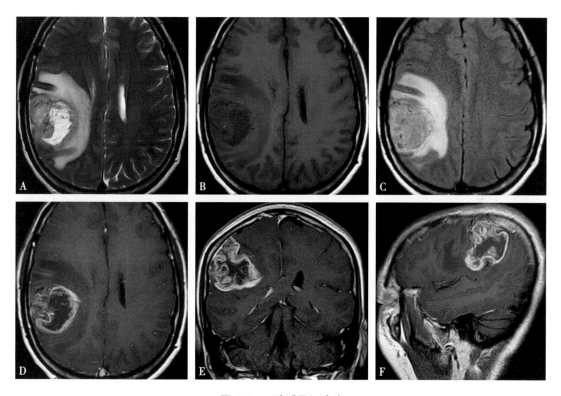

图 2-2-5 胶质母细胞瘤

女,50 岁,头痛 20 余天,左上肢乏力 5 天。右侧顶叶见一囊实混合性病灶,边界不清,形状不规则。T2WI 病灶呈稍高信号,内部可见囊变坏死区(A),T1WI 呈稍低信号(B);T2-FLAIR 显示病灶周围大片指状水肿(C);增强扫描显示病灶呈花环状、结节状强化,强化范围小于 T2WI 所示病灶范围(D~F)。病灶有占位效应,右侧侧脑室受压变窄,中线结构稍向左移

〔诊断要点〕 ①为最常见的弥漫性恶性星形细胞肿瘤,2007 年 WHO 分级为Ⅳ级;②好发年龄为 40~65 岁,30 岁以下少见;好发部位为额、颞叶深部白质区,基底节区和后颅窝也可累及;③起病急,病程短,症状明显,早期即可出现颅高压症状;④生长迅速,预后差;⑤肿瘤多

为不规则形,边界不清,无包膜或包膜不完整,肿瘤内信号不均匀,坏死、囊变和出血多见,钙化少见;⑥瘤周水肿重,占位征象明显;⑦肿瘤可侵犯两叶或两叶以上,可穿越中线,侵犯胼胝体和对侧半球,也可在脑内转移形成多发病灶;⑧肿瘤强化明显,可呈斑片状、结节状和环状强化。

〔鉴别诊断〕

(1) 单发转移瘤:有原发肿瘤病史;T1WI 示肿瘤与正常脑实质间分界清楚;T2WI 示肿瘤周围明显指状水肿(血管源性水肿);增强扫描环形强化多见。

(2) 无钙化的间变性少突胶质细胞瘤:起病缓慢、病程长。多发生于大脑周边,以额叶、顶叶多见,颞叶、枕叶次之;囊变多见。

(3) 淋巴瘤:两者发生部位相似;可多叶受累;可侵犯胼胝体累及对侧半球;病灶可多发。淋巴瘤以实性成分为主,出血、坏死、囊变、钙化较少;T1WI 呈稍低信号,T2WI 呈等 - 稍高信号,增强扫描明显均匀强化,形态较散,可见切迹征;瘤周水肿为血管源性水肿,指状水肿更明显。

(4) 脑脓肿:临床症状和脑脊液检查支持感染性病变;病灶周围水肿明显;增强扫描呈环形强化,囊壁光滑,尤以内壁光滑为其特征,可见特征性大环套小环征象;DWI 囊内弥散明显受限有助于鉴别。

五、室管膜瘤

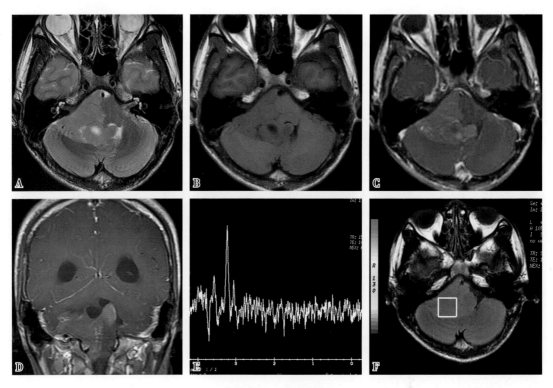

图 2-2-6　室管膜瘤

男,20 岁,间断性恶心、呕吐 3 个月余,颈部及枕部疼痛伴步态不稳 2 个月。第四脑室、右侧桥小脑角区见一分叶状肿块,边界清楚。T2WI 显示病灶呈等信号,左侧可见残留脑脊液环绕,内部可见囊变及血管流空影,周围无水肿(A);T1WI 显示病灶呈稍低信号(B);增强扫描呈明显不均匀强化(C、D);第四脑室大部分填充,右侧第四脑室外侧孔扩大,蔓延到桥小脑角池和小脑延髓池,呈"溶蜡状"(A、D);MRS 显示实质部分 NAA 峰消失,Cho 峰明显升高,Cho/Cr 约 3.5,MI/Cr 约 1.42(E、F)

〔诊断要点〕 ①儿童好发,多见于10~15岁;②肿瘤多位于第四脑室,亦可见于第三脑室、侧脑室和脑实质内;③病程和临床表现依肿瘤部位不同而异:发生于第四脑室者早期可出现颅高压症状;发生于侧脑室者病程较长,当肿瘤阻塞孟氏孔时造成脑积水,出现颅高压症状;发生于脑实质者,多以癫痫发作为首发症状;④肿瘤常呈分叶状,边界清楚。囊变多见,可伴有钙化和出血;⑤CT一般呈低密度,T1WI呈等-低信号,T2WI呈不均匀稍高信号,增强扫描呈不均匀、环形强化,脑室内肿瘤周围或一侧有脑脊液围绕,称残留脑脊液征;⑥肿瘤呈匍匐状生长,可完全充填第四脑室,形成与第四脑室相似的形态,可经侧孔蔓延到桥小脑池或向下进入小脑延髓池,形如"溶蜡状";⑦间变性(恶性)室管膜瘤强化明显,常见沿CSF播散的多发瘤灶。

〔鉴别诊断〕

(1) 髓母细胞瘤:两者发病年龄相似;髓母细胞瘤常发生于小脑蚓部和小脑半球。发生于小脑蚓部的髓母细胞瘤与室管膜瘤有时鉴别困难。髓母细胞瘤多为实质性肿块,CT检查呈高密度,出血、坏死、囊变、钙化少见;T2WI呈等信号,DWI弥散明显受限。

(2) 脉络丛乳头状瘤:好发于10岁之内儿童,5岁以下最多见;儿童好发于侧脑室三角区,成人好发于第四脑室;肿瘤边缘常呈颗粒样,类似"桑椹"。由于脑脊液过度分泌,早期即可引起交通性脑积水;肿瘤多呈分叶状或菜花状,增强后明显强化。

六、少突胶质细胞瘤

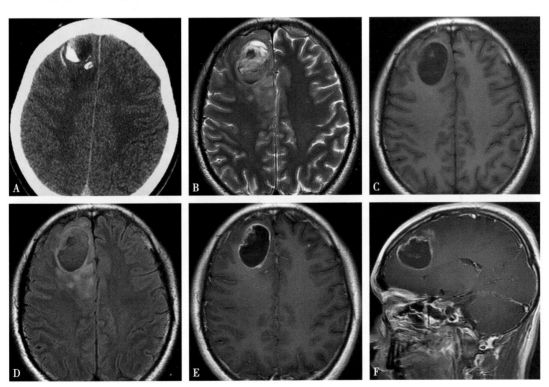

图 2-2-7 少突胶质细胞瘤

男,35岁,肢体抽搐10天,伴意识障碍;CT检查右侧额叶见一混杂密度肿块,低密度为主,周边见弧形及斑块状钙化(A)。MR显示右侧额叶类圆形囊性病灶,边界清晰,T2WI呈混杂高信号(B);T1WI呈低信号(C);T2-FLAIR显示病灶周围水肿及轻度占位效应(D);增强扫描囊壁明显强化,可见结节状突起(E、F)

〔诊断要点〕 ①好发于成人,发病高峰 35~45 岁,儿童少见;②肿瘤多发生于大脑周边,额叶、顶叶多见,其次为颞叶、枕叶,其他部位少见;③首发症状为长时间局灶性癫痫;病情进展缓慢,5 年生存率为 74%;④CT 上钙化是少突胶质细胞瘤的特征,表现为点片状、条索状、团块状或脑回状;⑤囊变常见,出血、坏死少见;⑥MR 对钙化不敏感,肿瘤边界较清楚,瘤周水肿及占位效应较轻;⑦T1WI 呈混杂等、低信号,T2WI 呈混杂稍高信号,增强扫描多数强化不明显,少数呈不均匀强化;⑧间变(恶性)少突胶质细胞瘤钙化少、水肿重,占位效应明显,出血、坏死多见,增强扫描强化明显。

〔鉴别诊断〕

(1) 星形细胞瘤:两者发病部位有区别,星形细胞瘤好发于额叶、颞叶、额顶叶、颞顶叶的脑白质区,钙化少见。

(2) 神经节细胞瘤:较少见。发病年龄较轻,好发于颞叶,病灶主要位于皮质。病灶周围无水肿,占位效应较轻;增强后无强化或轻微强化。

(3) 海绵状血管瘤:CT 上可见钙化;MR 上由于病灶内反复出血信号混杂,呈"爆米花"样;瘤周常无水肿,增强扫描多数无强化。

(4) 钙化性动静脉畸形:由供血动脉、迂曲扩张的毛细血管团、增粗的引流静脉组成,CTA 或 MRA 有助于鉴别。

第二节 髓母细胞瘤

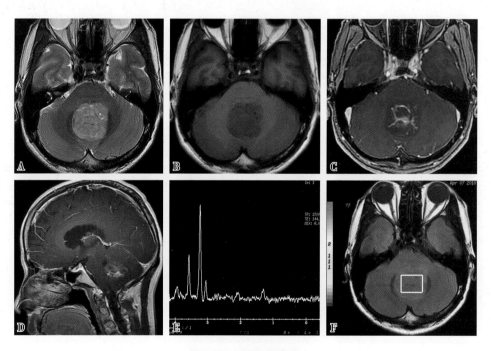

图 2-2-8 髓母细胞瘤

男,32 岁,间断呕吐伴颈部疼痛 10 天。小脑蚓部见一团状异常信号,部分突向第四脑室内。T2WI 显示病灶呈等信号,可见多个微囊及流空血管影(A);T1WI 显示病灶呈稍低信号(B);增强扫描呈不规则斑片状强化(C、D),第四脑室受压变窄,幕上脑室轻度扩张(D);MRS 显示实质部分 NAA 峰降低,Cho 峰明显升高,NAA/Cr 峰约 0.42,Cho/Cr 约 5.14,(E、F);可见升高的 MI 峰(E)

〔诊断要点〕 ①起源于第四脑室顶后髓帆原始神经上皮细胞的残余,胚胎发育期间移行成小脑外颗粒层;②好发于儿童(75%~85%),发病高峰5~15岁,男性略多;③肿瘤主要累及幕下后颅窝;④常见症状为头痛、呕吐、步态不稳、共济失调及视力减退,可见视乳头水肿,闭目难立征;⑤病程发展快,术后易复发,预后极差;⑥肿瘤边界清楚,病灶呈实质性,坏死、囊变、出血、钙化少见;⑦CT呈高密度,T1WI呈均匀略低信号,T2WI等信号,其内可见"微囊"样改变,增强扫描呈渐进性强化,强化差异大,可明显强化、部分轻度强化、甚或完全不强化。DWI检查价值很大,由于恶性程度高,病灶弥散受限非常明显;⑧肿瘤早期易通过脑脊液广泛播散,也可通过血管周围 Virchow-Robin 间隙转移。

〔鉴别诊断〕

(1) 星形细胞瘤:发病年龄相似;发生于小脑半球和小脑蚓部的星形细胞瘤囊变多见,增强扫描囊壁和壁结节呈轻中度强化。

(2) 室管膜瘤:肿瘤起源及发病部位不同;生长方式不同,室管膜瘤呈塑形生长,可通过第四脑室外侧孔蔓延到桥小脑角区和延髓周围;囊变、钙化多见;CT一般呈低密度,T2WI呈高信号,DWI弥散受限不明显。

第三节 脑 膜 瘤

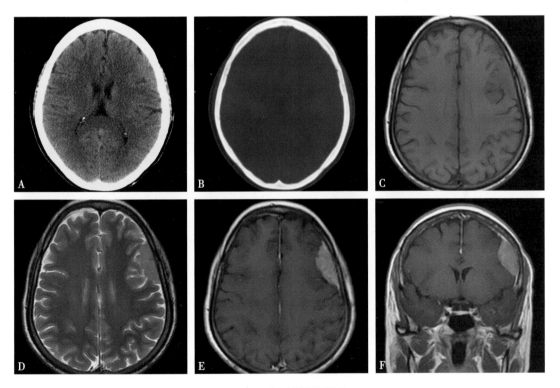

图 2-2-9 左侧额部脑膜瘤

女,55岁,头晕、头痛数年。CT横断位显示左额部凸面一梭形占位性病变(A),边界清,形态规则,呈稍高密度;骨窗显示周围骨质无硬化(B);MR显示病灶信号均匀,T1WI呈稍低信号(C);T2WI呈等信号(D),病灶以宽基底与硬脑膜相连,周围环以脑脊液信号,脑皮质塌陷;增强后病灶明显均匀强化(E),冠状位(F)可见明显"脑膜尾征"

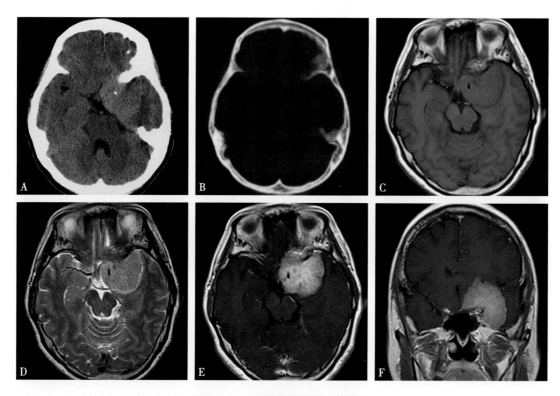

图 2-2-10 左蝶骨嵴（鞍区）脑膜瘤

女,55 岁,结肠癌术后行头颅检查。CT 横断位显示左侧蝶骨嵴占位(A),密度稍高,边界清楚;骨窗显示蝶骨左侧骨质增生性改变(B);横断位 T1WI(C)病灶呈稍低信号,包绕左侧大脑中动脉;T2WI 呈等信号(D),周围环以脑脊液,脑皮质塌陷;增强后病灶明显均匀强化(E);冠状位(F)显示"脑膜尾征"

〔诊断要点〕 ①脑膜瘤多见于中老年女性;②好发于大脑凸面、矢状窦旁、蝶骨嵴;③定位于脑外非常重要,主要依据:以宽基底与硬脑膜相连,周围见脑脊液环绕,皮质塌陷;④病灶密度均匀,一般在 CT 图像上呈稍高密度,出血、坏死少见,钙化常见,周围骨质常见增生性改变;MR 平扫信号均匀,T1WI 呈等或稍低信号,T2WI 呈等信号,增强后明显均匀强化,可见"脑膜尾征"。

〔鉴别诊断〕

(1) 血管外皮瘤:常呈分叶状,常有坏死和囊变,周围流空血管影较明显,以窄基底与硬脑膜相连,骨质破坏较常见。

(2) 星形细胞瘤:大脑凸面脑膜瘤需与此病鉴别,其强化程度不如脑膜瘤明显,密度或信号不均匀。

(3) 垂体瘤:鞍上脑膜瘤需与此病鉴别,垂体瘤从鞍内向鞍上生长,密度/信号欠均匀,出血、坏死及囊变较常见。

第四节 垂 体 瘤

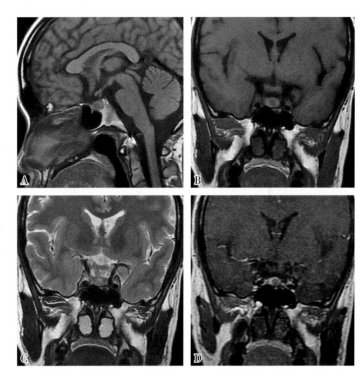

图 2-2-11 垂体微腺瘤

女,23 岁,泌乳半年。矢状位 T1WI 显示腺垂体小圆形低信号影(A),垂体柄稍后移,冠状位 T1WI 显示病灶位于垂体中央(B),垂体中央部分稍膨隆,冠状位 T2WI 呈稍高信号(C),界限不清,动态增强扫描早期(D)正常垂体明显强化,其内病灶轻度强化,呈相对低信号,病灶边界清楚

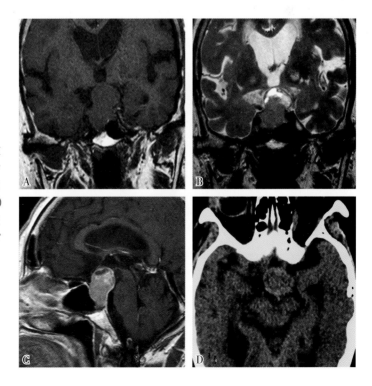

图 2-2-12 垂体大腺瘤

女,73 岁,泌乳半年。冠状位 T1WI(A)与 T2WI(B)显示蝶鞍扩大,肿块不规则,呈"束腰征"。信号不均匀,T2WI 可见囊变;矢状位增强(C)显示肿块实性部分明显强化,囊变区不强化,垂体柄前移;横断位 CT 平扫显示鞍区混杂密度肿块(D)

〔诊断要点〕 ①垂体瘤直径≤1cm者称为垂体微腺瘤;直径>1cm者称为垂体大腺瘤;②微腺瘤多有分泌功能,以泌乳素瘤最多见,好发于青年女性;③大腺瘤一般无分泌功能,发病高峰约40岁以上;④微腺瘤病灶较小,诊断主要观察增强图像上病灶强化高峰晚于正常垂体,动态增强早期表现为相对低信号;⑤大腺瘤易发生出血、囊变、坏死,间接征象包括:蝶鞍扩大,垂体柄移位,鞍底下陷,当肿瘤向上突入鞍上池时,在鞍隔区受硬膜限制,呈"束腰征"。

〔鉴别诊断〕

(1) Rathke裂囊肿:微腺瘤主要与此疾病鉴别,信号与脑脊液一样,有时T1WI呈高信号,动态增强无强化。

(2) 颅咽管瘤:约半数以上发生于20岁以前,主要位于鞍上区,肿瘤以完全囊性或部分囊性多见,多有钙化,垂体瘤钙化少见。

第五节 颅咽管瘤

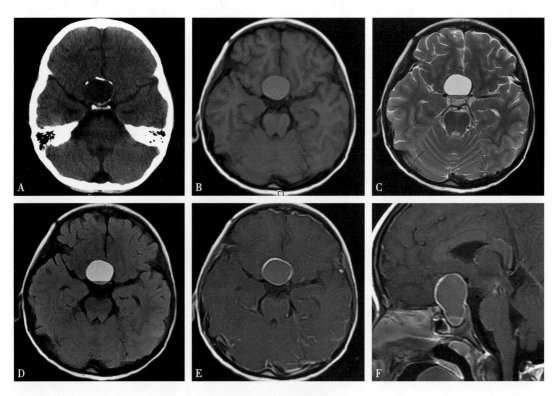

图 2-2-13 颅咽管瘤

男,6岁,发热、呕吐3天,抽搐6次。CT显示鞍上池一囊性肿块,边界清楚,病变周围壳样钙化(A);MR显示鞍上囊性类圆形病灶;病变T1WI呈稍高信号(B),T2WI及T2-FLAIR呈高低混杂信号并见液-液平面(C、D),增强扫描呈环形强化(E、F)

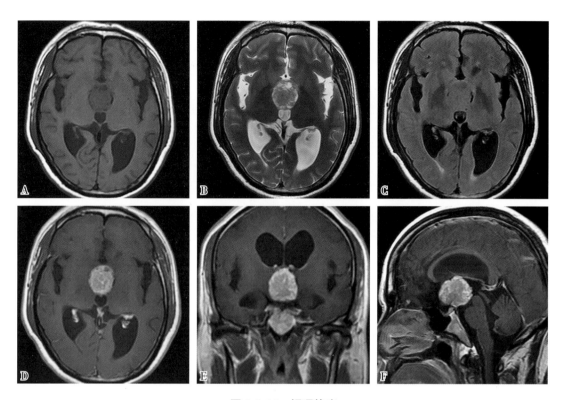

图 2-2-14 颅咽管瘤

男,60 岁,头痛 1 年余,记忆力下降、双下肢乏力半年余。MR 显示鞍上类圆形实性肿块,边界清楚;病变 T1WI 呈等信号(A),T2WI 呈不均匀稍高信号(B),其内见多个小囊状长 T1 长 T2 信号,中心见斑片状低信号(A、B),T2-FLAIR 呈等信号(C),增强扫描呈明显不均匀强化(D~F)

〔诊断要点〕 ①颅咽管瘤可见于任何年龄,但有两个发病高峰,约一半见于 5~15 岁儿童,另一个发病高峰是 40~60 岁;②鞍上是颅咽管瘤的好发部位,约占 75%;③病灶边界清楚,符合良性肿瘤生长特点;④CT 显示肿瘤内壳状钙化;儿童颅咽管瘤钙化高达 80% 以上,钙化形态多种多样,可呈壳状、点状、斑片状、不规则团块状,颅咽管瘤有 3 个 80%:约 80% 是囊性、约 80% 有钙化、约 80% 有强化;⑤T1WI 囊液可呈高信号,与其内含有蛋白或出血有关,肿瘤实质部分及囊壁强化;⑥小儿颅咽管瘤常见类型为牙釉质型,多呈囊性;成人颅咽管瘤常见类型为乳头型,实性较多见。

〔鉴别诊断〕
(1) 垂体瘤:位于鞍内,无钙化,以实质性病变为主,多有蝶鞍扩大。
(2) Rathke 裂囊肿:部位相同,无钙化,无实质成分,增强后无强化。
(3) 生殖细胞瘤:实质性病变为主,一般无钙化,出血常见,常经脑脊液播散转移。

第六节 松 果 体 瘤

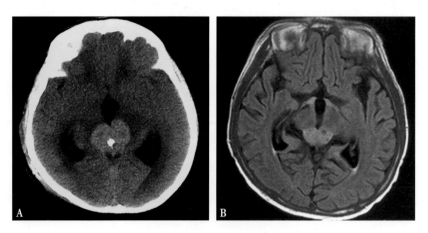

图 2-2-15 松果体区生殖细胞瘤

男,17岁,多饮多尿半年余,头痛、乏力、步态不稳一周余;CT显示松果体区稍高密度软组织肿块,边界清楚,内见高密度钙化,侧脑室及第三脑室扩张、积水(A);放疗后MR图像T2-FLAIR显示病灶明显缩小,双侧侧脑室及第三脑室扩张、积水减轻(B)

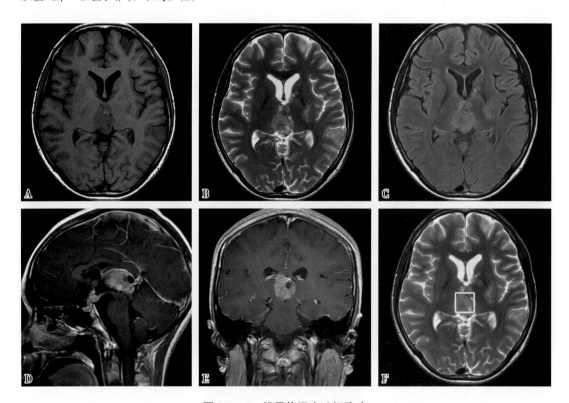

图 2-2-16 松果体区生殖细胞瘤

男,16岁,反复恶心、呕吐4个月。MR显示松果体区、左侧内囊膝部、后肢及左侧豆状核不规则异常信号,T1WI呈混杂稍低信号,T2WI、T2FLAIR均呈混杂信号(A~C),增强扫描后病变呈不规则明显强化(D、E),鞍上可见类似结节。MRS显示病灶Cho峰及脂质峰明显升高(F、G),SWI见病灶内广泛微出血(H)

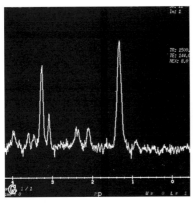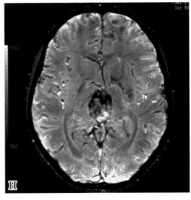

图 2-2-16(续)

〔诊断要点〕　①病变好发于儿童、青少年,年龄 <25 岁的患者占 80%~90%,男性较多见;②最好发于松果体区,占松果体区肿瘤的 50% 以上;③肿瘤呈实质性;④肿瘤沿三脑室两侧壁浸润生长,使三脑室后部呈"V"形狭窄,尖端向后,整个肿瘤呈蝴蝶状,这是松果体区生殖细胞瘤较具有特征性的表现;⑤CT 呈稍高密度肿块;⑥MR:T2WI 呈稍低信号,是其典型表现,增强后明显强化,符合生殖细胞瘤血供丰富的特点;⑦肿瘤内常有微出血,SWI 有助于诊断。

〔鉴别诊断〕

(1) 松果体细胞瘤:部位相同,CT 密度及 MR 信号相似,多见于女性,多见散在斑点状钙化,无蝴蝶状改变特点。

(2) 转移瘤:有原发肿瘤病史,CT、MR 表现可相似,多见于 40 岁以上的成人,可多发,多有水肿,多有坏死囊变,呈环形强化。

第七节　听神经瘤

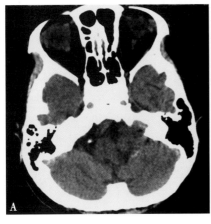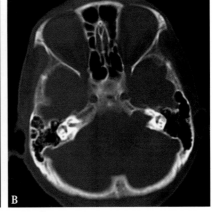

图 2-2-17　听神经瘤

女,69 岁,左侧听力下降 10 年,伴左侧面部麻木 7 个月;CT 平扫显示左侧桥小脑角区混杂密度病变,边界清楚,桥小脑角池闭塞,相邻脑池扩大(A);骨窗显示左侧内听道扩大(B)

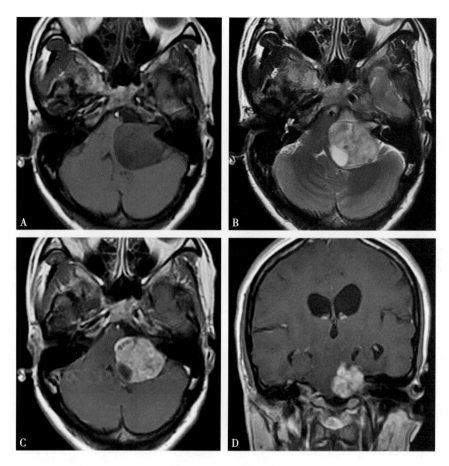

图 2-2-18 听神经瘤

女,48 岁,左侧听力进行性下降 4 年;MR 显示左侧桥小脑角区占位性病变,信号不均匀,实质部分 T1WI 呈低信号(A),T2WI 呈稍高信号(B),内见小类圆形长 T1 长 T2 囊变区,增强扫描病变实质部分明显强化,囊变区无明显强化(C、D),病变延伸至内听道内

〔诊断要点〕 ①好发年龄为 40~60 岁,常见的临床表现包括感音神经性耳聋、耳鸣及走路不稳;②占桥小脑角区肿瘤的 70%~80%,多为单侧,双侧听神经瘤多见于神经纤维瘤病-Ⅱ型;③肿瘤可仅局限于内听道内,也可从桥小脑角区延伸至内听道内;④肿瘤常与硬脑膜呈锐角相交,边界清楚,大部分可见内听道扩大;⑤肿瘤内囊变多见,实质部分于 CT 平扫多呈等密度或略低密度,MR T1WI 多呈略低信号或等信号,T2WI 呈高信号,囊变区 CT 上呈低密度,MR 上呈长 T1、长 T2 信号;⑥增强扫描肿瘤实质成分多明显强化,囊变区无强化。

〔鉴别诊断〕

(1) 脑膜瘤:不累及内听道,囊变少见,CT 平扫呈等或略高密度,MR T1WI 呈等信号,T2WI 呈等或略高信号,增强扫描多呈均匀明显强化。

(2) 表皮样囊肿:常为分叶状或不规则状,有"见缝就钻"的特点,CT 平扫多为低密度,MR 上呈长 T1 长 T2 信号,增强扫描多无明显强化。

(3) 三叉神经瘤:首发的临床表现为三叉神经痛、面部麻木、咀嚼肌萎缩,影像学检查可见岩骨尖骨质吸收或破坏,内听道无改变,肿瘤可跨颅中、后窝生长呈哑铃状。

第八节 转移瘤

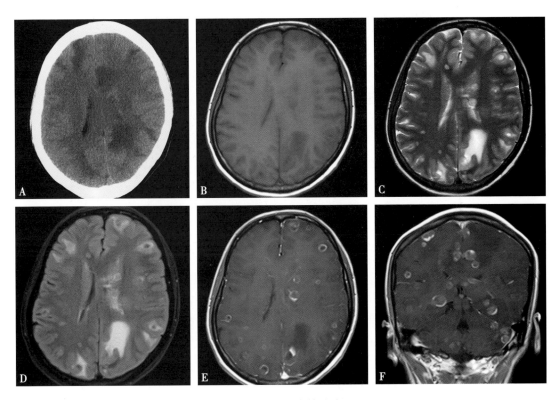

图 2-2-19 颅内转移瘤

女,43 岁,左侧乳腺癌术后 2 年,发现肺转移瘤 1 年,头痛 2 天;CT 平扫显示两侧大脑半球、多发等或稍低密度结节影,周边见指状水肿(A);MR 上病灶及瘤周水肿显示更为清楚,病灶主要位于皮髓质交界处,T1WI 上呈稍低信号(B),T2WI、T2-FLAIR 图像上呈稍高信号(C、D);增强扫描两侧大脑半球、小脑半球可显示更多的病灶,病灶呈环形强化(E、F)

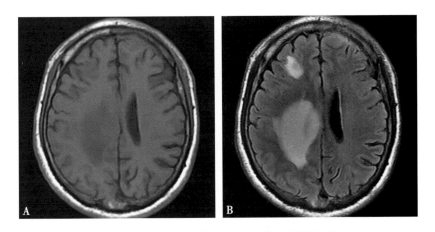

图 2-2-20 颅内多发转移瘤及左侧额部脑膜转移瘤

男,58 岁,确诊肺癌 1 月余;MR 显示右侧大脑半球多发类圆形异常信号影,T1WI 呈等/低混杂信号(A),T2-FLAIR 显示病灶周边指状水肿(B),增强扫描 T1WI(C)和 T2-FLAIR(D)病灶呈环形强化,并可见左侧额部脑膜增厚、强化

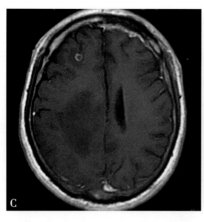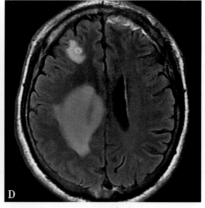

图 2-2-20(续)

〔**诊断要点**〕 ①发病年龄多在 50 岁以上,85%~90% 有原发肿瘤病史,常见的原发肿瘤包括肺癌、乳腺癌、黑色素瘤、肾癌及消化道来源的恶性肿瘤等;②病变常为多发,大小不一;③发病部位以幕上多见,并多位于皮髓质交界区;④病变常伴明显的瘤周水肿,多呈指样,且水肿范围常与病灶大小不成比例;⑤CT 平扫病变多数为等密度或低密度,少数为高密度;⑥病变多数于 MR T1WI 呈低信号,T2WI 呈高信号,少数可在 T2WI 上呈等或低信号;⑦增强扫描可显示更多的病变,病变可呈结节状、团块状或环状强化;⑧病灶出血较常见。

〔**鉴别诊断**〕

(1) 多发性脑脓肿:常有感染病史及相应的临床表现,多呈均匀的薄壁环状强化。

(2) 结核瘤:常有相应的病史、临床表现及脑脊液检查结果,多表现为薄壁环状强化,伴有脑基底池强化,可有钙化。

(3) 多发性脑膜瘤:多位于脑外,与硬脑膜相连或位于脑室内,水肿无脑转移瘤明显,CT 平扫呈等或略高密度,多呈均匀明显强化。

(黄　飚)

参 考 文 献

1. 郭启勇 . 实用放射学 . 第 3 版 . 北京:人民卫生出版社,2007

2. 白人驹,张雪林 . 医学影像诊断学 . 第 3 版 . 北京:人民卫生出版社,2010

3. 金征宇 . 医学影像学 . 第 2 版 . 北京:人民卫生出版社,2010

4. 吴恩惠,冯敢生 . 医学影像学 . 第 6 版 . 北京:人民卫生出版社,2008

5. Haaga JR. CT and MRI of the Whole Body.5th ed.Philadelphia:Mosby,2009

6. 兰宝森 . 中华影像医学(头颈部卷). 北京:人民卫生出版社,2002

7. Som PM,Curtin HD.Head and neck imaging.4th ed.St Louis:Mosby-year book,Inc,2003

8. 曹朋,史克珊,李钢 . 胶质瘤瘤周水肿的磁共振波谱和弥散张量成像研究进展 . 中华神经医学杂志,2011,10(6):643-645

9. 余云湖,朱涛 . 儿童髓母细胞瘤基础研究进展 . 中华神经外科疾病研究杂志,2011,10(5):475-476

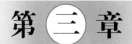

第三章

颅 脑 损 伤

第一节 脑挫裂伤

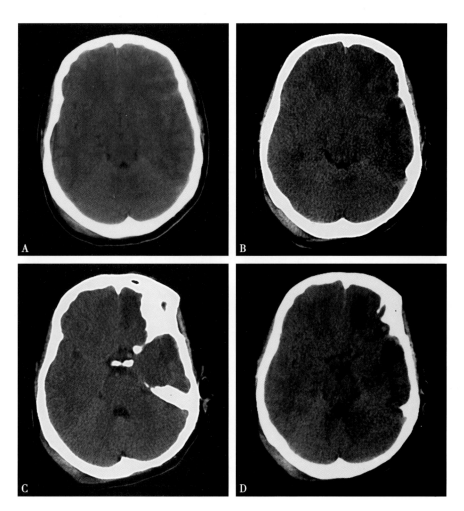

图 2-3-1 脑挫裂伤

男,35 岁,车祸外伤,昏迷。图中 A、B 为外伤后 4 小时颅脑 CT 平扫,仅表现为左颞叶混杂密度,左侧外侧裂池显示不清且密度增高,图中 C、D 为 12 小时后复查,左侧额颞叶不规则低密度影,内散在斑片状高密度影,CT 值约 56HU,边缘不清

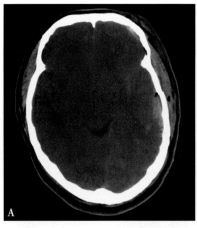
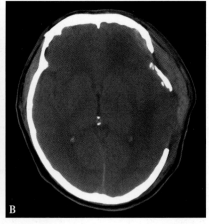

图 2-3-2 脑挫裂伤吸收后

男,25 岁,车祸伤,意识不清。图中 A 为受伤 4 小时颅脑 CT 平扫示:左侧额颞叶不规则低密度影,CT 值约 20HU,其内散在斑片状高密度,邻近脑沟内密度增高,左侧颞部骨板下梭形高密度,边缘清晰,左侧额颞部颅板下可见类圆形气体影。B 为同一患者,受伤第 10 天行左颞部硬膜外血肿清除术后复查 CT,原左颞叶散在斑片状高密度影,仅见片状低密度,CT 值约 24HU

〔诊断要点〕 ①有明确的外伤病史,首选检查方法为 CT;②急性期主要表现为脑内低密度病灶,伴有点片状高密度出血,CT 值在 19~82HU;③随着病情进展,部分病例逐渐出现脑水肿,表现为脑挫裂伤灶周围的低密度改变;④部分病例表现为脑池、纵裂、脑沟等处的高密度改变提示蛛网膜下腔出血,这也是脑挫裂伤的一种直接征象。

〔鉴别诊断〕 本病有明确的外伤病史,典型的临床及影像表现,诊断较明确,鉴别诊断不难。需注意的是吸收期改变须与肿瘤及梗死鉴别,询问临床病史及既往史即可确诊。

第二节 弥漫性脑损伤

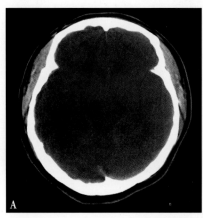
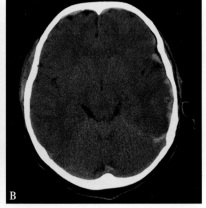

图 2-3-3 弥漫性脑损伤

男,45 岁,车祸昏迷 2 小时,颅脑 CT 平扫图中 A 示脑基底池及脑沟、裂结构消失,环池及前纵裂池内见铸型密度增高,B 为 2 天后复查 CT 示:右侧额颞部骨板下新月形高密度影为硬膜下血肿,部分脑沟、裂、池显示,左侧颞叶散在多发类圆形高密度影为挫裂伤

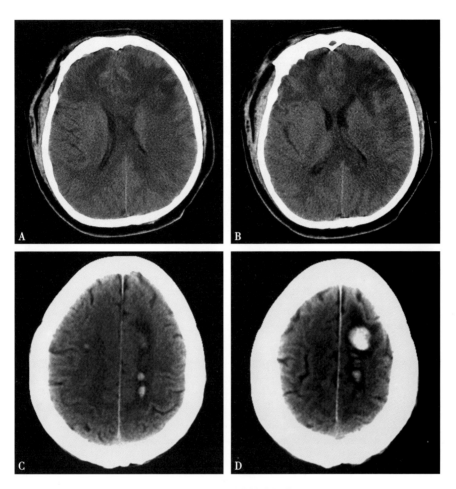

图 2-3-4 弥漫性轴索损伤

男,51岁,车祸外伤,CT示双侧额叶区白质密度减低,内见条状或不规则形略高密度影,灰白质界限不清(A、B),双侧半卵圆中心(左侧为著)散在多发类圆形高密度影,周围见低密度影环绕(C、D)

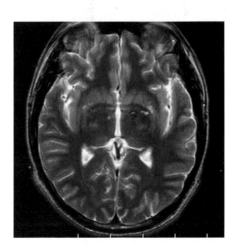

图 2-3-5 弥漫性轴索损伤

男,25岁,骑摩托车时摔伤近20天。MR T2WI示幕上脑白质及双侧颞枕叶皮质信号弥漫性减低

〔诊断要点〕 ①首选检查方法为CT,表现为脑内多部位散在挫裂伤或血肿,临床表现较重。②弥漫性轴索损伤CT表现为双侧脑白质弥漫性低密度影,内可见散在高密度出血,灰白质界限不清;常累及深部半卵圆中心、内囊等结构。严重者脑干、胼胝体亦呈低密度。③脑室、脑池和脑沟变窄、消失,无中线结构移位。④MR检查弥漫性轴索损伤表现为脑白质、灰白质交界处和胼胝体散在分布不对称的圆形或片状长/等T1、长T2信号。急性期小灶出血T2WI呈低信号,周围可见高信号水肿,T1WI呈等信号;亚急性期和慢性期T1WI显示清晰,呈高信号。

〔鉴别诊断〕 本病早期临床表现危重而影像表现细微、不典型,须仔细观察白质区异常形态的低密度影及散在的小灶出血,短期复查有助于诊断。对弥漫性脑损伤的诊断,MR比CT敏感,而T2W1又优于T1WI,尤其对非出血性弥漫性脑白质损伤,CT敏感性低,MR常可明确诊断。

第三节 颅 内 血 肿

一、挫裂伤血肿

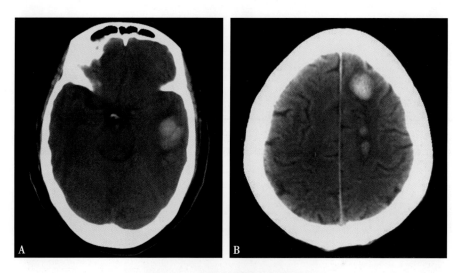

图 2-3-6 左侧额颞叶挫裂伤血肿

男,36岁,顶部重物砸伤1天;CT平扫图中A示左侧颞叶见团块状高密度影,CT值约68HU,边缘不规则,周围见环状低密度带,左侧侧脑室受压,中线结构轻度右移。B为6小时后复查,同侧额顶叶亦出现血肿

〔诊断要点〕 ①首选CT检查,临床外伤病史明确,脑实质内圆形或不规则形的均匀高密度影,CT值在40~100HU,边缘清楚锐利,周围往往有环状低密度水肿带,并伴有占位效应。②4~7天高密度血肿由周边向中心缩小,渐变为低密度影。③部分患者外伤时或外伤后数小时内CT检查结果为阴性,24小时后出现脑内血肿,为外伤性迟发性脑血肿,故对早期CT结果阴性、但病情进行性加重者应当严密随访观察。④MR图像上血肿信号变化与血肿期龄有关,急性期呈等T1、短T2信号,亚急性期呈短T1、长T2信号,慢性期呈长T1、长T2信号。

〔鉴别诊断〕 根据 CT 图像上边界清楚的高密度区,形态为类圆形或不规则形,结合外伤病史,诊断不难。亚急性期血肿在 MR 的 T1、T2 加权像上为特征性高信号则更有利于诊断。

二、硬膜外血肿

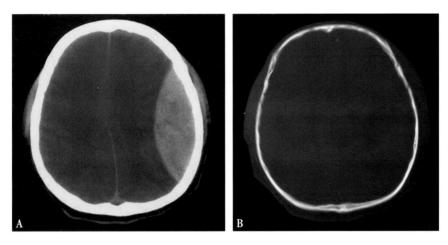

图 2-3-7 左侧颞顶部急性硬膜外血肿

男,45 岁,左侧颞部砸伤,CT 图 A 示左颞顶部骨板下见"双凸透镜"或"梭形"均匀高密度影,CT 值约 67HU,边缘清楚光滑,左侧颞顶部脑质受压内移,中线结构右移;骨窗图 B 示:相应左侧颅骨线状透亮影为线性骨折

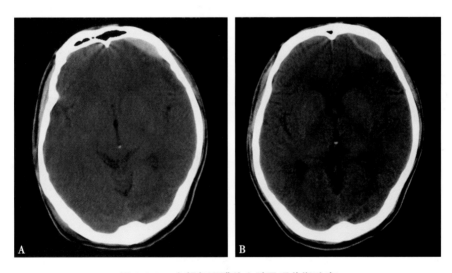

图 2-3-8 左额部硬膜外血肿及吸收期改变

男,45 岁,图中 A 为外伤后头疼,CT 示左额部骨板下梭形高密度影,CT 值约 56HU,内缘光滑。图中 B 为 20 天后复查,血肿密度减低,内缘硬膜呈弧线样高密度影,显示清晰

〔诊断要点〕 ①CT 为首选的检查方法。最好发部位为颞顶区,其次为额顶矢状窦旁,可单侧或双侧。②因硬膜与颅骨粘连紧密,故血肿的范围局限,在颅骨内板下方呈"双凸透镜"形或"梭形"边缘清楚的高密度影,少数血肿可呈半月形或新月形,边界清晰锐利,CT 值在 40~100HU。③血肿有占位效应,表现为脑质移位,病变侧脑室受压、变形和移位,中线结构移位。④可跨越脑膜反折处如大脑镰和天幕,但一般不会跨越硬脑膜附着点如颅缝。⑤MR

检查硬膜外血肿的形态边缘和 CT 相仿,血肿的信号强度改变与血肿的期龄有关,血肿急性期 T1WI 呈等信号,血肿内缘可见低信号的硬膜,T2WI 呈低信号,亚急性期和慢性期 T2WI 呈高信号。

〔鉴别诊断〕

(1) 硬膜下血肿:CT 表现形状大多呈新月状,可超过颅缝,甚至可占据整个大脑半球的硬脑膜下腔。

(2) 硬膜外积脓:CT 增强扫描在颅骨与脑之间有时可见一增强带,代表被感染增厚的硬膜。

三、硬膜下血肿

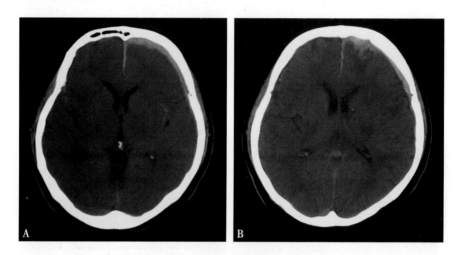

图 2-3-9 左额颞部急性硬膜下血肿

男,35 岁,摔伤 1 小时后剧烈头痛,图 A、B 示左额颞部骨板下新月形、边缘欠清且不光整的高密度影,CT 值约 60HU;B 为同时伴左侧额叶脑挫裂伤血肿形成

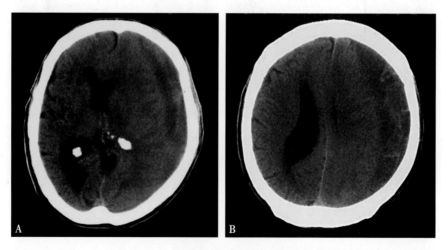

图 2-3-10 左侧额颞顶部亚急性硬膜下血肿

男,58 岁,左侧颞部砸伤 13 天;图 A、B 示左侧额颞顶部骨板下新月形带状稍低密度影,CT 值在 25~55HU,密度不均,见混杂等密度和低密度影,左侧额顶叶脑质受压内移,脑沟变浅,灰白质交界区内移,中线结构右移

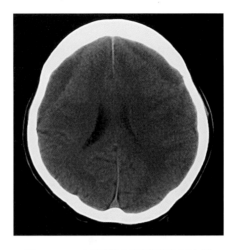

图 2-3-11 两侧额部慢性硬膜下血肿

男,58 岁,无明显外伤病史,仔细追问,3 个月前头部有轻微碰撞史;CT 示双侧额部骨板下带状稍低密度影,CT 值约 38HU,两侧额叶脑质受压内移,脑沟变浅,中线结构居中

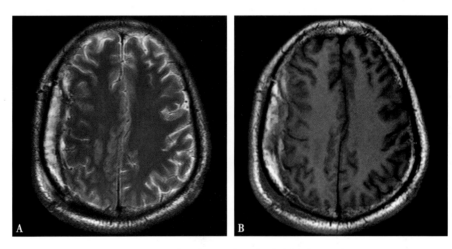

图 2-3-12 右侧额颞顶部亚急性期硬膜下血肿

男,54 岁,头外伤后。MR 示右侧额颞顶部弧形短 T1、长 T2 信号,边缘清楚

〔**诊断要点**〕 急性硬膜下血肿表现为:①新月形高密度影,范围较广;②常伴脑挫裂伤,占位效应明显。亚急性硬膜下血肿表现为:①新月形或内缘平直形高或等密度影,或有分层,上半部为低密度,下半部为高密度;②灰、白质界面内移,脑沟消失;③脑室系统变形,中线结构向对侧移位。慢性硬膜下血肿表现为:①新月形或梭形等或低密度影;②密度高低因出血时间、血肿大小、吸收速度、再次出血等情况不同而有多种表现;③占位效应明显,易引起脑水肿;④MR 检查硬膜下血肿的形态边缘和 CT 相仿。血肿的信号强度改变与血肿的期龄有关,急性期 T2WI 呈低信号,T1WI 呈等信号,随后 T1WI、T2WI 均可呈高信号,随着时间推移,高铁血红蛋白变成血黄素,T1WI 信号低于亚急性者,但高于脑脊液,T2WI 仍为高信号。

〔鉴别诊断〕

(1) 硬膜外血肿:往往有中间清醒期,血肿多在着力部位,形状大多呈"双凸透镜"形或梭形,范围较局限不超过颅缝。脑组织挫伤及脑水肿较硬膜下血肿少见。

(2) 硬膜下积液:形态呈新月形,常为水样密度,MR 呈新月形长 T1、长 T2 信号,与慢性硬膜下血肿鉴别较困难。

第四节 硬膜下积液

硬膜下积液

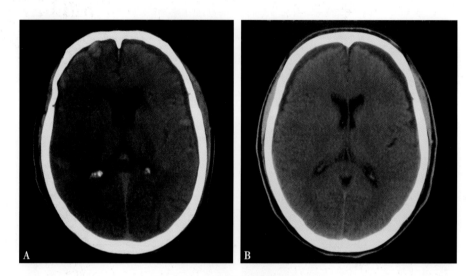

图 2-3-13 两侧额颞部硬膜下积液

男,45 岁,摔伤,后枕部着地 2 小时,CT 检查图 A 示双侧额颞部骨板下可见新月形低密度影,右侧额叶及两侧颞叶可见多发片状高密度为脑挫裂伤;B 为 2 个月后复查,CT 双侧额颞部骨板下新月形低密度影范围增加,CT 值约 7HU,原挫裂伤已吸收

〔诊断要点〕 ①CT 为首选的检查方法。有外伤史,多发生在受力的对冲部位;②CT 表现为颅骨内板下方新月状低密度区,密度近于脑脊液,CT 值为 0~10HU;③占位效应不明显,中线结构多无移位;④MR 表现为新月形长 T1、长 T2 信号,信号强度接近于脑脊液,部分病例在 T1WI 上可表现为高信号,可能与积液内蛋白含量高有关。

〔鉴别诊断〕

(1) 慢性硬膜下血肿:①血肿多在对冲部位,单侧多见;②血肿往往伴脑组织明显挫伤,CT 值较硬膜下积液高。易引起脑水肿,占位效应明显;③血肿有包膜,增强扫描可有强化;④磁共振表现血肿 T1WI 和 T2WI 一般为高信号,而积液与脑脊液信号一致,表现为 T1WI 低信号,T2WI 高信号,即可鉴别。

(2) 硬膜下积脓:CT 检查其形态及密度大致与硬膜下积液相仿,增强后扫描,软脑膜、蛛网膜增厚呈线样强化。

第五节 脑外伤后遗症

一、脑萎缩

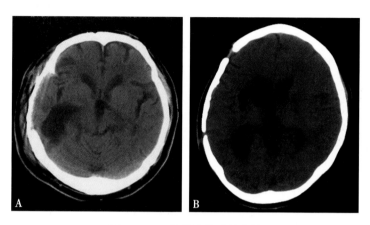

图 2-3-14 幼儿外伤后脑萎缩

男,4岁,外伤后行右侧颞部硬膜下血肿清除术后6个月,图A、B示右侧基底节区条状低密度软化灶,脑沟增宽、脑室扩大,右侧为著

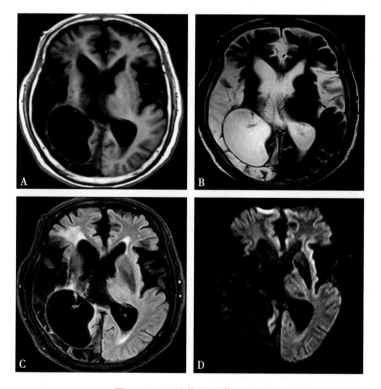

图 2-3-15 外伤后脑萎缩 MR

男,40岁,右侧颞叶挫裂伤血肿吸收后,MR 示右侧颞叶软化灶 T1WI 为脑脊液样低信号(A),T2WI 呈脑脊液样高信号(B),T2-FLAIR 为低信号(C),DWI 为低信号(D),脑室系统扩张,脑沟裂增宽,右侧大脑半球脑回体积缩小

〔**诊断要点**〕 CT 为首选的检查方法。①幼儿期头外伤可使脑发育停滞,CT 显示患侧脑沟及脑室扩大,中线结构向患侧移位,岩骨升高或颅壁增厚等。②成人表现为外伤局部或全脑与年龄不对称的脑沟、脑池、脑裂、脑室系统的扩大。

〔**鉴别诊断**〕 非外伤性脑萎缩:表现为全脑脑沟加深、增宽,脑室对称性扩大,不是外伤后局限性不对称的脑沟加深、增宽及脑室扩大。

二、脑穿通畸形囊肿

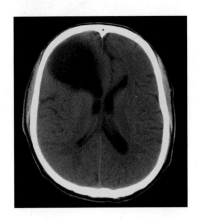

图 2-3-16 外伤后脑穿通畸形囊肿
男,25 岁,右侧额叶类楔形低密度影,边缘清楚,CT 值约 9HU,为软化灶;低密度影与右侧侧脑室相通,局部右侧脑室前脚有扩大

〔**诊断要点**〕 ①由于颅内血肿、脑挫裂伤后脑组织坏死、吸收而形成的软化灶并与侧脑室相通,形成穿通畸形囊肿;②CT 表现为境界清楚的低密度区,相应脑室扩大,并与病变相通;③部分伴有邻近脑质萎缩。

〔**鉴别诊断**〕
(1) 蛛网膜囊肿:占位效应明显,邻近脑室受压移位明显。
(2) 脑积水:脑室对称性扩大,不伴有脑沟、脑回加深增宽。

三、脑积水

1. 外伤后阻塞性脑积水

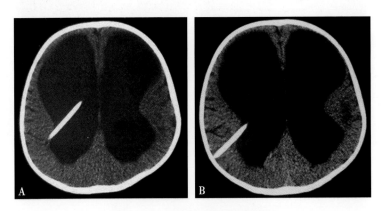

图 2-3-17 外伤后阻塞性脑积水
男,1 岁,外伤后两侧脑室明显扩张向外膨隆,对应部位脑实质受压、体积减少,第三、四脑室未见扩张,图中高密度影为引流管(A、B)

2. 外伤后交通性脑积水

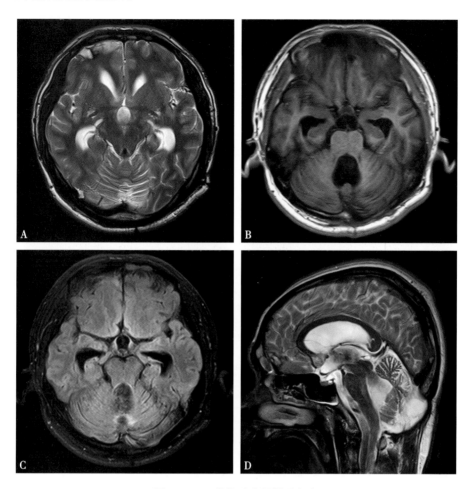

图 2-3-18　外伤后交通性脑积水

女,54 岁,外伤 6 个月后 MR 示:幕上幕下脑室系统明显扩张,不伴有大脑半球脑沟裂的增宽(A~D)

〔诊断要点〕

(1) 交通性脑积水:外伤后血凝块阻塞蛛网膜颗粒绒毛,使脑脊液吸收障碍而发生。表现为脑室对称性扩大,不伴有脑沟、脑裂加深增宽。

(2) 阻塞性脑积水:阻塞性脑积水则是阻塞部位以上的脑室扩大,其以下脑室正常。

〔鉴别诊断〕 非外伤性脑萎缩:既往无外伤病史,脑室对称性扩大,邻近脑沟、脑裂加深增宽明显,蛛网膜下腔增宽。

四、软化灶

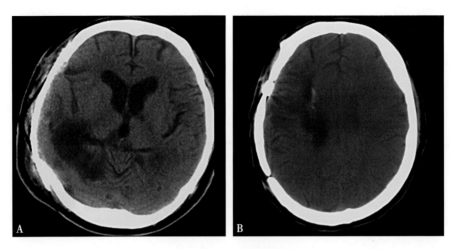

图 2-3-19　外伤性软化灶

男,45 岁,外伤及手术后,CT 检查图中 A 为右颞枕叶挫裂伤血肿吸收后局部低密度影,边缘清晰,CT 值约 12HU,邻近脑沟加深,侧脑室后角扩大。B 为右基底节区挫裂伤血肿吸收后局限性低密度影,右侧脑室扩大,右侧颞骨骨板缺如为术后改变

〔诊断要点〕　①有明确的外伤病史,CT 表现为边界清楚、局限性低密度区,CT 值近似脑脊液,脑软化邻近的脑室扩大,脑沟加深,呈负占位效应。②MR 图像上 T1WI 为脑脊液样低信号,T2WI 为高信号,T2-FLAIR 压水为低信号,DWI 为低信号。

〔鉴别诊断〕

(1) 蛛网膜囊肿:占位效应明显,相应脑组织受压移位。

(2) 脑积水:脑室对称性扩大,但不伴脑沟、脑回加深增宽,阻塞性脑积水则显示阻塞部位以上脑室扩大,以下脑室正常。

（杨春燕　张泽坤　贾晓英　王 磊）

参 考 文 献

1. 金征宇 . 医学影像学 . 第 2 版 . 北京:人民卫生出版社,2010

2. 白人驹,张雪林 . 医学影像诊断学 . 第 3 版 . 北京:人民卫生出版社,2010

3. 吴恩惠,冯敢生 . 医学影像学 . 第 6 版 . 北京:人民卫生出版社,2008

4. 郭启勇 . 实用放射学 . 第 3 版 . 北京:人民卫生出版社,2007

5. Haaga JR. CT and MRI of the Whole Body. 5th ed. Philadelphia:Mosby,2009

6. 兰宝森 . 中华影像医学(头颈部卷). 北京:人民卫生出版社,2002

7. Som PM,Curtin HD. Head and neck imaging. 4th ed. St Louis:Mosby-year book,Inc,2003

8. 刘瑞民,张剑宁.204 例急性颅脑损伤临床分析 . 中华神经外科疾病研究杂志 .2012,11(4):350-351

9. 周开宇,金杭煌,杨伯捷 . 钢筋穿刺致颅脑损伤六例 . 中华创伤杂志,2012,28(7):610-612

第 ④ 章

脑血管疾病

第一节 脑 梗 死

一、缺血性脑梗死

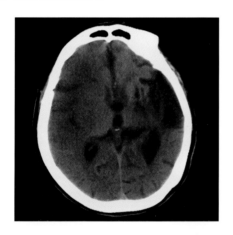

图 2-4-1　早期脑梗死

女,77 岁,意识不清 2 小时。CT 示右侧豆状核轮廓模糊并密度减低,表现为"岛带征"。左侧颞叶片状低密度影,接近脑脊液密度,边界清晰,为既往缺血性脑梗死后遗表现

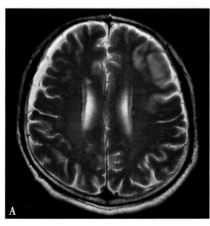
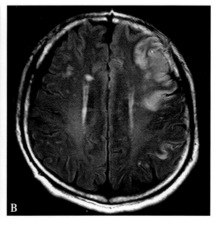

图 2-4-2　左侧额顶叶急性期脑梗死

男,57 岁,右侧肢体无力伴言语不利 10 小时。MR 示左侧额顶部皮质及皮质下"脑回状"稍长 T1(C)、稍长 T2(A)、高 FLAIR 异常信号(B),信号较均匀,边缘模糊,DWI 呈明显高信号(D)

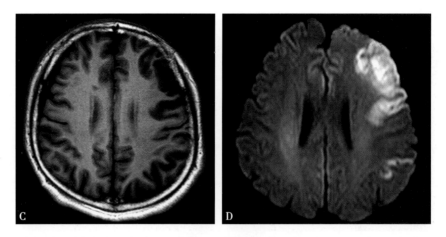

图 2-4-2（续）

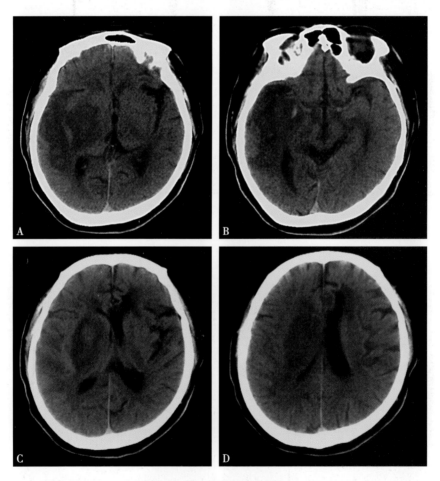

图 2-4-3 脑梗死合并出血

男，54 岁，左侧肢体无力 17 小时。图 A~D CT 示右侧颞叶、基底节区、放射冠大片状密度减低影，边界模糊，CT 值 16~22HU，内可见点片状高密度出血影（A、B）邻近脑室受压，病变范围与闭塞血管供血区一致，同时累及皮质及髓质。图 B 可见右侧大脑中动脉密度增高（致密征）

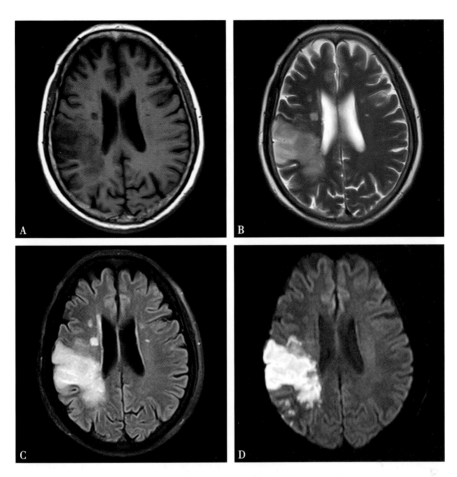

图 2-4-4 亚急性脑梗死

男,75 岁,意识障碍伴左侧偏瘫 44 小时。MR 示右侧颞枕叶异常信号,T1WI 为稍低
信号,T2WI 高信号(B),T2-FLAIR 为高信号(C),DWI 为明显高信号(D)

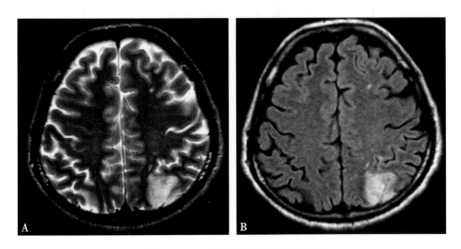

图 2-4-5 左侧顶叶亚急性期脑梗死

男,31 岁,头痛,左上肢麻木 1 周。MR 示左侧顶叶片状长 T2(A)、高 FLAIR 异常信号(B),
信号较均匀,边缘较清楚

〔诊断要点〕 ①缺血性脑梗死多数病例于 24 小时内行 CT 检查无阳性发现,少数病例于血管闭塞后 6 小时可显示大范围低密度区。部分病例发病早期仅显示动脉致密征(大脑中动脉或颈内动脉等较大动脉某一段,由于栓塞或血栓形成而密度增高)。②大脑中动脉闭塞的其他早期表现为岛带区(脑岛、最外囊和屏状核)灰白质界面丧失,此即岛带征,豆状核轮廓模糊或密度减低。③缺血区脑质密度明显减低,其部位及范围与闭塞血管供血区一致,同时累及皮质及髓质,多呈底向外的三角形或扇形。④MR 表现:超急性期(6 小时以内):常规 MR T1WI、T2WI 及 T2-FLAIR 序列呈阴性,DWI 为高信号,PWI 为低灌注状态。急性期(6~24 小时):MR 示 T1WI 低信号,T2WI 高信号,T2-FLAIR 高信号,DWI 和 PWI 同超急性期。亚急性期(1 天至 2 周):MR 常规序列信号强度同急性期,DWI 信号强度逐渐下降。慢性期(2 周后):MR 示 T1WI 低信号,T2WI 高信号,T2-FLAIR 低信号,DWI 呈低信号。

〔鉴别诊断〕 在 CT 上脑梗死主要与胶质瘤、转移瘤、脑炎及脑脱髓鞘病等病变鉴别。

(1)脑肿瘤占位效应较梗死明显,胶质瘤多呈不规则强化,转移瘤常多发呈环状和(或)均一强化,可资鉴别。

(2)脑炎多位于皮质或皮髓质交界区,呈片状强化,可并发脑膜炎的表现,脓肿形成后呈环形强化,此外,临床有发热等表现,且起病较梗死缓慢。

(3)脑脱髓鞘疾病,病灶主要累及脑白质,常对称分布于侧脑室周围,活动期可有斑片状强化,DWI 呈高信号,激素治疗通常有效。

二、出血性脑梗死

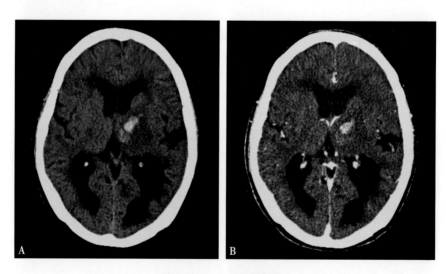

图 2-4-6 出血性脑梗死

女,70 岁,走路不稳,口角歪斜 2 天。图 A 示左侧丘脑区扇形低密度影内出现不规则的斑片状高密度影,代表梗死区内出血,图 B 为增强后低密度区内无明显强化

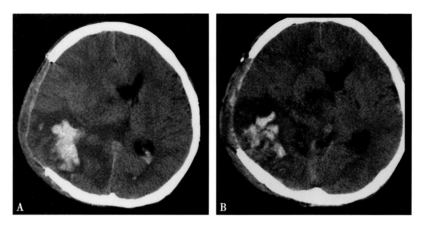

图 2-4-7　外伤性出血性脑梗死

男,45 岁,头部外伤,硬膜外血肿清除术后 2 天。图 A、B 为右侧颞枕、丘脑出现扇形低密度影,其内见不规则斑片状高密度影

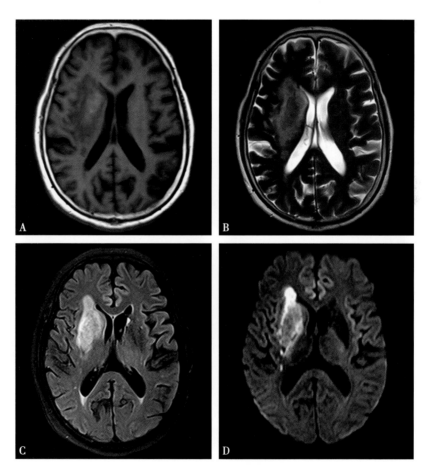

图 2-4-8　出血性脑梗死

女,63 岁,意识障碍伴左侧偏瘫 14 小时。MR 示右侧基底节区异常信号,呈稍长 T1(A)、稍长 T2(B)、高 FLAIR 信号(C),信号不均匀,内可见片状短 T1、稍短 T2 信号,提示其内出血,出血区于 DWI 表现为等/低信号(D),而梗死区为明显高信号

〔诊断要点〕 ①CT 平扫显示在三角形或扇形低密度梗死区内出现不规则的斑片状高密度影,代表梗死区内出血。②MR 表现比 CT 敏感,能发现不引起临床症状显著变化的小出血灶,出血灶的信号特征与脑内血肿 MR 信号演变规律一致。出血灶急性期典型表现为 T2WI 呈低信号,但一般稍高于脑内血肿信号,亚急性期出血灶呈 T1WI 高信号、T2WI 高信号。慢性期在 T2WI 像或梯度回波图像上可见因含铁血黄素沉着而形成的特征性低信号。

〔鉴别诊断〕

(1) 高血压性脑出血:出血有好发部位,血肿部位不按供血区分布,而出血性梗死的低密度区与病变血管供应区一致。

(2) 肿瘤出血发生在肿瘤囊变或坏死区中可见血液平面,周围水肿带常不规则,占位效应明显,增强后肿瘤强化。

三、腔隙性脑梗死

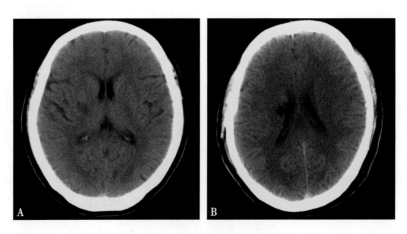

图 2-4-9 右侧放射冠腔隙性梗死

女,48 岁,左侧肢体无力 3 天。图 A、B 示右侧放射冠类圆形低密度病灶,CT 值约 23HU,边界清晰,直径小于 15mm,右侧脑室略受压

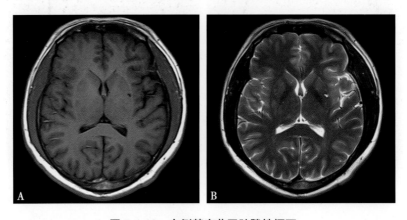

图 2-4-10 右侧基底节区腔隙性梗死

女,67 岁,左侧肢体无力伴言语障碍 5 小时。CT 检查未见明显梗死灶。MR 示右侧基底节豆状核区异常信号,T1WI 为稍低信号(A),T2WI 为稍高信号(B),T2-FLAIR 为稍高信号(C),DWI 为明显高信号(D),直径小于 15mm

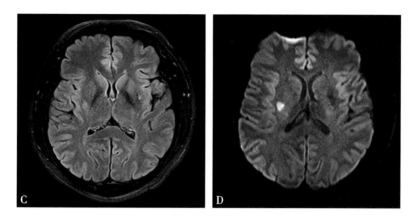

图 2-4-10(续)

〔**诊断要点**〕 ①CT 显示为基底节区或丘脑区类圆形低密度病灶,边界清楚,直径为 10~15mm。②梗死区密度随时间逐渐减低,4 周后接近脑脊液密度,并出现萎缩性改变。③MR 表现:各期表现同缺血性脑梗死。

〔**鉴别诊断**〕 腔隙性脑梗死主要与脑炎及脑脱髓鞘病等病变鉴别。鉴别要点同缺血性脑梗死。

第二节 颅 内 出 血

一、高血压性脑出血

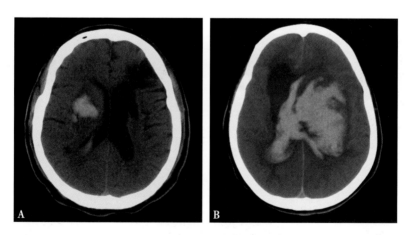

图 2-4-11 高血压脑出血血肿

图 A 为右侧基底节区团块状高密度影,边缘清楚、不规则,CT 值约 64HU,周围环绕窄带状低密度水肿带。B 为左侧基底节放射冠区出血,并破入脑室系统,表现为双侧侧脑室内铸型高密度影

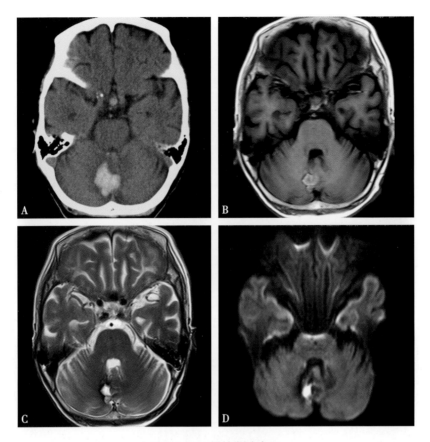

图 2-4-12　慢性期脑出血

男,66 岁,突发恶心呕吐 4 小时入院。A 为入院当时 CT 示右侧小脑蚓部出血。B~D 为治疗 1 个月后复查
MR。T1WI(B)血肿呈等 / 高信号,T2WI(C)呈高信号,周边环绕低信号环,DWI(D)呈高信号,血肿信号
不均匀,边界清晰

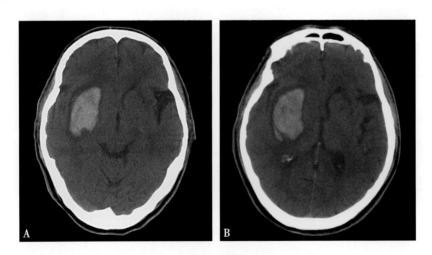

图 2-4-13　不同时期脑出血的 CT 表现

男,67 岁,突发昏迷。图 A 为发病 9 小时后,CT 示右侧基底节类梭形高密度影,CT 值为 66HU,周围环绕低密
度水肿带。图 B、C 分别为 8 天、20 天后复查,可见血肿的高密度影从周边开始逐渐减低,CT 值逐渐降低,血
肿边缘模糊,体积缩小,周围低密度区增宽。图 D 为 2 个月后复查,可见原病变区表现为轮廓清楚的低密度区

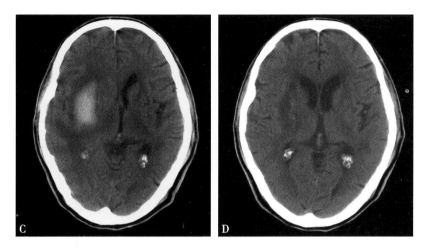

图 2-4-13(续)

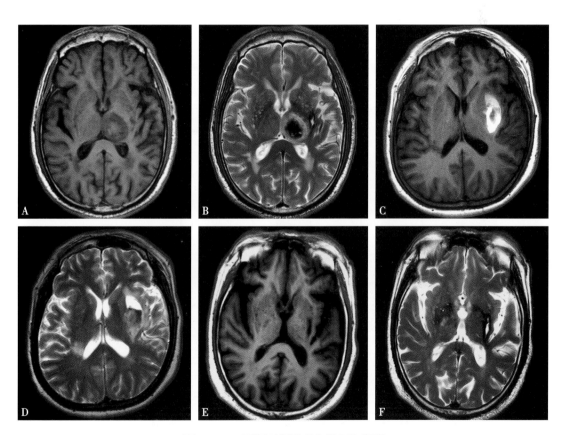

图 2-4-14 不同时期脑出血的 MR 表现

图 A、B,男,69 岁,右侧肢体无力 2 天。MR 示左侧丘脑类圆形病变,T1WI(A)呈中心高信号,周边低信号,T2WI(B)呈周边高信号,中心极低信号,提示为急性期脑出血。图 C、D,男,38 岁,言语不清 7 天,加重伴左侧肢体无力 4 天。MR 示左侧基底节区片状高/低混杂信号影,中心呈长 T1、等/稍长 T2 信号,周边呈短 T1、长 T2 信号,提示为亚急性期脑出血。图 E、F,男,60 岁,言语不能,吞咽困难。MR 示左侧基底节区长条状长 T1、长 T2 异常信号,周边可见短 T2 信号环绕,提示为慢性期脑出血

〔**诊断要点**〕 ①CT 为首选检查方法。急性期血肿 CT 表现为均匀一致的高密度影,边界清楚,平扫时 CT 值为 50~80HU,血肿周围常有一环形低密度水肿带环绕,占位效应明显,邻近脑室、脑池受压变窄中线结构移向对侧。吸收期表现为血肿 CT 值逐渐降低,边缘模糊,占位效应逐渐减轻。若为等密度血肿,增强扫描可见环形强化。囊变期约在 1~2 个月后,较小的血肿可完全吸收不留痕迹,大的则残留囊腔,CT 表现为轮廓清楚的低密度区,一般无占位效应。②血肿在不同时期,MR 信号强度不一,急性期(<3 天),主要为去氧血红蛋白,血肿在 T1WI 为等信号,T2WI 为低信号。亚急性期(3 天至 4 周),TIWI 开始出现高信号,由周边开始,逐渐向内发展,血肿至 6~8 天,T2WI 亦呈高信号,从周边向中央扩散。慢性期(≥4 周),呈长 T1、长 T2 信号,在 T2WI 上,血肿与水肿之间出现条状低信号环,提示血肿进入慢性期。

〔**鉴别诊断**〕

(1) 出血性梗死:血肿在梗死灶内,低密度范围较出血范围大,且与病变血管供应区一致。

(2) 肿瘤出血:发生在肿瘤囊变或坏死区中可见血液平面,周围水肿带常不规则,占位效应明显,增强后肿瘤可强化,以此予以鉴别。

二、蛛网膜下腔出血

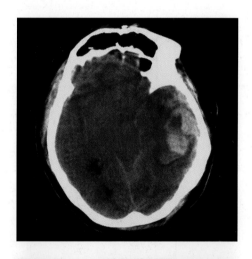

图 2-4-15 蛛网膜下腔出血并左额颞部脑血肿
女,59 岁,昏迷、呕吐。CT 示左侧颞叶脑沟、右侧外侧裂池、前纵裂池内线状密度增高影,并于左侧额颞部可见团块状高密度血肿

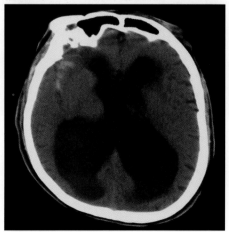

图 2-4-16 蛛网膜下腔出血并脑积水
男,66 岁,头部外伤蛛网膜下腔出血:CT 示右侧外侧裂池密度增高,双侧侧脑室及三脑室扩大,为脑积水表现

〔诊断要点〕　①蛛网膜下腔出血（SAH）CT 为首选检查方法。表现为脑沟、脑池内密度增高，出血量大时呈铸型，急性期 MR 难以显示，亚急性期（发病后 7~30 天）CT 高密度影已消失；MR 示 T1 及 T2 加权像均呈高信号。慢性反复性 SAH 在高场强的 T1 和 T2 加权像上，可见大脑、小脑、脑干、颈髓表面及脑室管膜上清晰的低信号镶边，较具特征性。②间接征象有：脑积水、脑水肿、脑梗死、脑内血肿、脑室内出血、脑疝等。

〔鉴别诊断〕　征象典型，一般诊断较容易。

三、血管瘤并出血

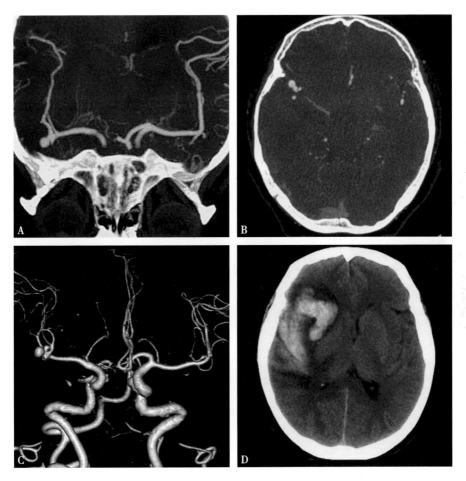

图 2-4-17　动脉瘤并出血

女，68 岁，突发昏迷。A 为 CTA 之 MIP 图，B 为 CTA 轴位，C 为 VRT 图，示右侧大脑中动脉 M2 分叉部动脉瘤，呈结节样突起与动脉相连，D 为 CT 平扫，示右侧颞叶及外侧裂池区团块状高密度出血，周围环以低密度水肿带

〔诊断要点〕　①动脉瘤破裂出血常常表现为蛛网膜下腔出血，CT 的直接征象表现为脑沟、脑池内密度增高，出血量大时呈铸型。②间接征象有：脑积水、脑水肿、脑梗死、脑内血肿、脑室内出血、脑疝等。

〔鉴别诊断〕　征象典型，DSA 及 CTA 找到动脉瘤一般可明确诊断。

第三节 脑血管畸形

一、动静脉畸形

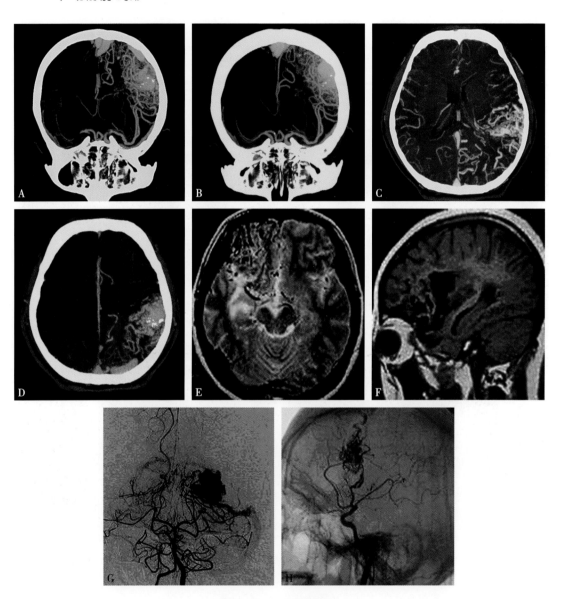

图 2-4-18 动静脉畸形

图 A~D,男,56 岁,CTA 示左颞枕叶混杂密度病灶,内可见钙化,病灶强化明显,呈畸形杂乱血管团,左侧大脑中动脉为供血动脉,上矢状窦区可见粗大引流静脉与病灶相通。图 E、F,女,68 岁,右侧额叶动静脉血管畸形,T2WI 轴位及 T1WI 矢状位示右额叶病灶内可见粗大迂曲的流空血管。图 G、H 静脉畸形 DSA 示:脑内异常染色及静脉过早显影,畸形血管团和粗大引流静脉呈簇状,与扩张、迂曲的动脉、静脉相连

〔诊断要点〕 ①无并发症时,平扫呈等密度病灶,增强扫描呈虫曲状、点状、条索状及小片状强化。②伴发血肿时,平扫可呈高密度、低密度及低/等/高混杂密度病灶,前者提示为急性血肿,后两者提示为慢性血肿;增强扫描可显示供血动脉、引流静脉及畸形血管团,部分病例呈环形强化。③MR 可显示病灶的大小、部位,可直接见到粗大的供血动脉、引流静脉、畸形血管团,以及并发的出血、囊变、血栓形成等。④DSA 表现为一簇畸形血管团,与扩张、迂曲的供血动脉和引流静脉相连,引流静脉过早显影,邻近血管显影不良或变细。⑤CTA 和DSA 较直观,MRA 因畸形血管血流缓慢显示不如前两者明显。

〔鉴别诊断〕 有钙化的动静脉畸形,应与少突胶质细胞瘤、转移瘤、寄生虫感染、结核等鉴别。动静脉畸形增强扫描及 MR 表现具有特征性,故不难鉴别。

二、海绵状血管瘤

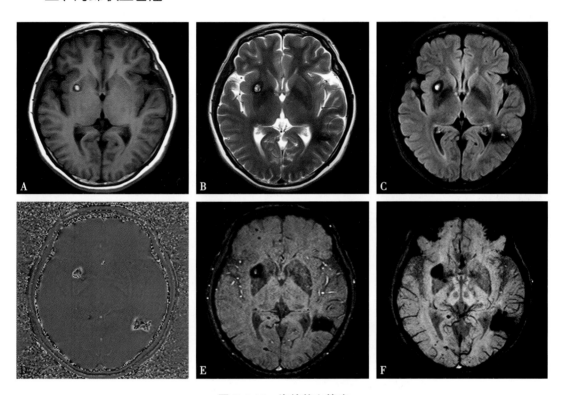

图 2-4-19　海绵状血管瘤

女,头晕,体检发现。A 为 T1WI 图,示右侧基底节结节样高信号,周围见等/低信号环绕。B、C 为 T2WI 及 FLAIR 像,表现为高信号为主的混杂信号,周围见低信号"黑环征",同层左侧颞叶可见一类似病灶。D 为病灶在 SWI 上校正的相位图。E 为 SWI 图,病灶以低信号为主,内见高信号影。F 为 SWI 的 MIP 图像,病灶为低信号

〔诊断要点〕 ①MR 为首选检查方法,可发生于任何年龄,幕上多见;②CT 平扫表现为无水肿及占位效应的高密度结节,可有钙化,大量出血少见;③MR 可精确显示病灶的大小、部位,T1WI 呈类似"爆米花"样混杂信号,T2WI 为高信号为主的混杂信号,周围"黑环征"为含铁血黄素沉着,具有特征性;④SWI 可提高海绵状血管瘤检测的敏感性,常表现为低信号为主。

〔鉴别诊断〕

(1) 脑膜瘤:起源于硬膜的海绵状血管瘤 MR 平扫和强化信号特点均与之相似,鉴别困

难,但脑膜瘤强化常有"脑膜尾征"。

(2) 静脉畸形:强化或 MR 显示一条或多条引流静脉可予以鉴别。

三、脑静脉畸形

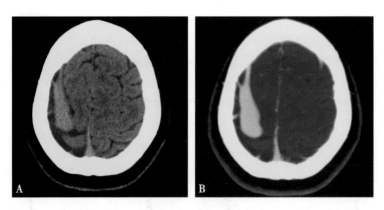

图 2-4-20　静脉畸形

无特殊症状,体检发现。图 A 为 CT 平扫示右侧顶叶皮质浅层骨板下蚯蚓状略高密度畸形静脉血管。图 B 为 CT 增强扫描畸形静脉血管明显强化,外侧可见多条小静脉与之相连

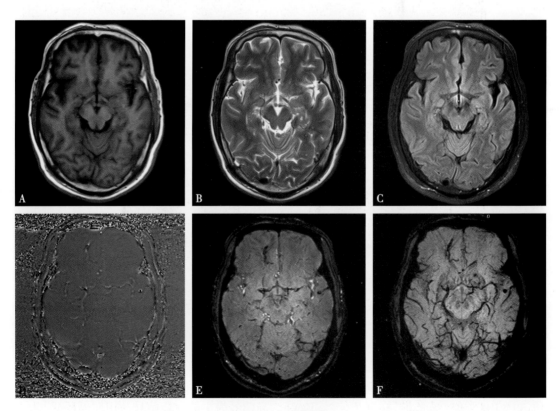

图 2-4-21　静脉畸形

女,54 岁,头部不适。A 为 T1WI,右侧额叶静脉畸形表现为稍低信号,B、C 为 T2WI 及 FLAIR,表现为稍高信号,D 为校正 SWI 相位图,表现为条状高信号,E、F 分别为 SWI 及 SWI——mIP 图,表现为低信号畸形静脉血管及其髓质静脉和引流静脉

〔**诊断要点**〕 ①无或极少含动脉成分,有人认为是不含动脉的 AVM,引流静脉可入静脉窦(浅型)或入室管膜静脉(深型)。②无症状或非特异性症状,少数合并海绵状血管瘤者可出血。③CT 显示率较低,表现为稍高密度结节或条状影,可有钙化。强化显示引流静脉(放射状小静脉或单枝支/数支粗大静脉)有助于诊断,但显示率约 85%。④MR 上多表现为长 T1、长 T2 信号,周围无水肿和占位效应,SWI 成像技术具有高的敏感性及特征性,表现为条状低信号,周围可见多支低信号血管与之相连。

〔**鉴别诊断**〕 海绵状血管瘤:DSA 及 CTA 上看到增粗扭曲的静脉血管影一般诊断静脉畸形较容易。无含铁血黄素环可与海绵状血管瘤鉴别。

四、毛细血管扩张症

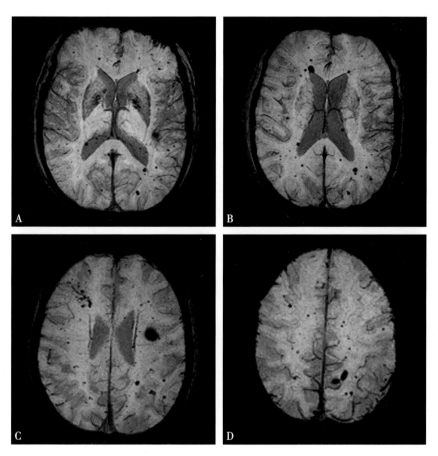

图 2-4-22 毛细血管扩张症

女,54 岁,体检发现,MR-SWI 显示脑内沿血管走行区散在圆形低信号影(A~D)

〔**诊断要点**〕 ①MR 检查比较重要,常位于皮质、脑干、基底节等,病灶小,通常在几到十几个毫米,多发为其特点;②在 CT 及常规自旋回波序列 T1、T2 加权像常无异常表现,少数患者在 T1、T2 加权像表现为稍低信号;③在磁敏感成像上病灶呈多发明显低信号,为其特征性表现。

〔**鉴别诊断**〕 磁敏感成像具有特征性,鉴别较容易。

五、颈动脉海绵窦瘘

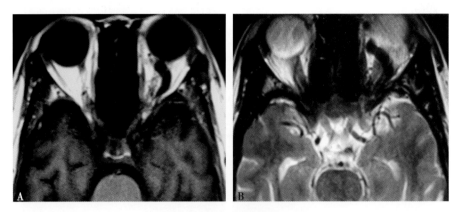

图 2-4-23 颈动脉海绵窦瘘

男,24 岁,外伤后眼球突出,MR 示左侧眼上静脉增粗及流空效应(A、B)

〔**诊断要点**〕 ①常继发于外伤后颅底骨折,临床表现为搏动性突眼、结膜充血、脑缺血 / 出血、鼻出血等。②CT 和 MR 显示海绵窦增大,出现异常流空效应,眼球突出,眼上、下静脉 迂曲扩张。增强 CT 检查扩张的眼上静脉明显强化,通过眶上裂连于海绵窦。③颅底骨折后, 刺破颈动脉壁,不但可瘘入海绵窦,还可瘘入蝶窦,造成外伤后持续间断性鼻出血及搏动性 头痛,CT 和 MR 可发现蝶窦内新旧不一的血肿,颈内动脉海绵窦段形态不规则等。

〔**鉴别诊断**〕 常需与眶内肿瘤相鉴别,根据其突眼与体位有关等病史及其 CT 强化扫描 特点,一般较易鉴别。

六、烟雾病(Moyamoya 病)

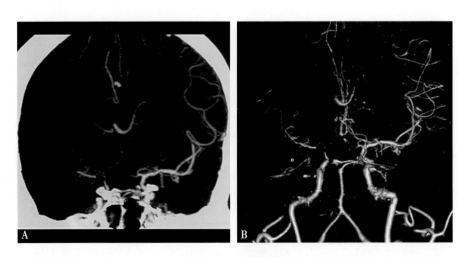

图 2-4-24 烟雾病

男,48 岁,间断意识丧失。A 为 CTA 图示右侧大脑前、中动脉狭窄、局部闭塞,周围可见杂乱不规则走行的 代偿血管影,B 为 VR 图,C、D 为 DSA 图,示颈内动脉虹吸段狭窄或闭塞,继发颅底动脉环侧支循环形成和 穿支动脉扩张,呈网状或雾状

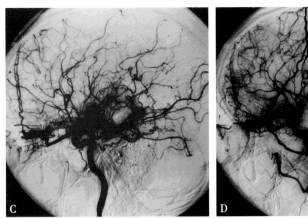
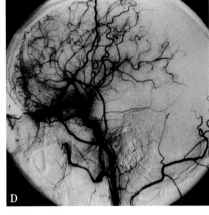

图 2-4-24（续）

〔**诊断要点**〕 ①好发于青少年,主要表现为颅内继发性改变的症状。②CT 平扫主要显示颅内继发性改变如梗死、出血等。MR 特征性表现是颅底动脉环周围侧支循环和基底节穿支动脉扩张形成的异常流空的血管网。③DSA、CTA 和 MRA 可显示颈内动脉虹吸段狭窄或闭塞、一支或多支颅底动脉狭窄或闭塞及异常血管网。

〔**鉴别诊断**〕

(1) 动脉硬化导致的脑梗死:烟雾病脑梗死的特点是梗死灶多位于皮质或皮质下。

(2) 高血压脑出血、动脉瘤或脑动静脉畸形出血:烟雾病脑出血发病年龄多为青年人,常表现为脑室内或脑室旁出血。高血压脑出血多见于 50 岁以上高血压患者,出血部位以基底节、丘脑居多,多呈肾形或类圆形;动静脉畸形出血一般位于脑皮质边缘,且常出现条索状、团状钙化影。

第四节　颅内动脉瘤

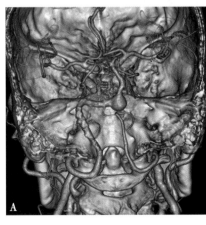
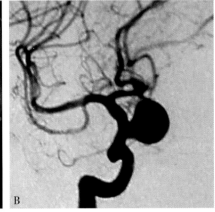

图 2-4-25　动脉瘤

无明显临床症状,因体检发现。图 A 为 CTA 的 VR 图像,于基底动脉起始部外侧见一囊状影,以狭颈与基底动脉相连,图 B 为另一患者 DSA,于颈内动脉见一梭形或囊状结节,以狭颈与动脉干相连

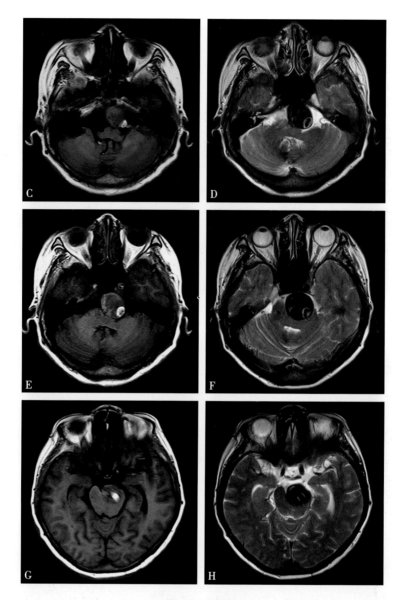

图 2-4-25(续)

图 C~H 为另一例患者,MR 示基底池左侧较大的血管流空影,在 T1WI(图 C、E、G)及 T2WI(图 D、F、H)上均以低信号为主

〔诊断要点〕 ①CTA、MRA、DSA 是诊断动脉瘤的首要检查方法,动脉瘤于 CTA 与 DSA 上表现为梭形或囊状结节,可有蒂与动脉干相连。②MRA 可显示 3~5mm 大小的动脉瘤,主要表现为结节样血管流空影与动脉相连。

〔鉴别诊断〕

(1) 出血:以出血为首发征象时,临床怀疑动脉瘤可行血管成像(DSA、CTA、MRA)证实动脉瘤的存在,征象典型一般无需鉴别。

(2) 高密度肿瘤和囊肿:MR 具有重要鉴别价值,动脉瘤瘤腔流空信号与其他肿瘤明显不同,而血栓 T1WI 高信号和含铁血黄素沉积也较具特征性。

第五节 皮质下动脉硬化性脑病

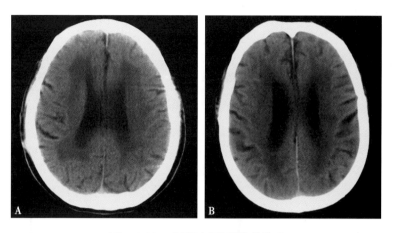

图 2-4-26 皮质下动脉硬化性脑病

男,72 岁,记忆力下降,反应迟钝。图 A、B 示双侧脑室旁白质密度对称性减低,伴腔隙性脑梗死及脑萎缩

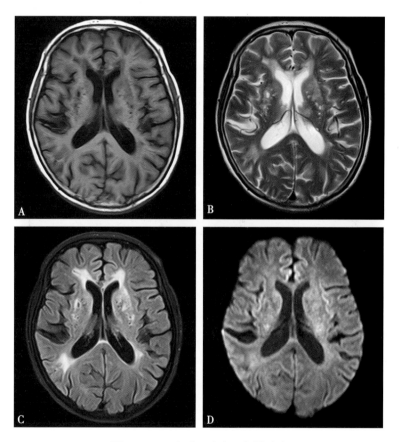

图 2-4-27 皮质下动脉硬化性脑病

女 69 岁,MR、MRA 示脑内多发腔隙性梗死、软化灶、双侧脑室旁白质变性、脑萎缩(A~D)、脑动脉硬化(E、F),临床有痴呆症状为典型皮质下动脉硬化性脑病的表现

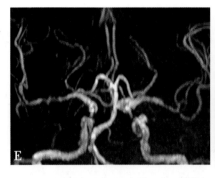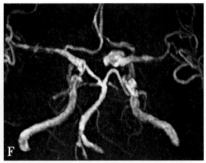

图 2-4-27（续）

〔**诊断要点**〕　①CT 脑室周围及中央半卵圆区呈对称性低密度，以侧脑室前角周围明显，白质密度明显低于灰质，两者的 CT 值相差较大；②多伴有腔隙性脑梗死及脑萎缩的征象；③MR：双侧半卵圆中心及脑室旁深部脑白质呈长 T1、长 T2 信号，无占位效应，异常信号大小不等，形状不规则，边缘不清楚，常伴有脑梗死及脑萎缩的征象。

〔**鉴别诊断**〕　根据病史和 CT 与 MR 所见，皮质下动脉硬化性脑病不难诊断，有时尚需与多发性硬化鉴别，两者甚为相似，但根据各自的特征及临床表现不难区别。

（杨春燕　王　亚　张泽坤　任国山）

参 考 文 献

1. 郭启勇 . 实用放射学 . 第 3 版 . 北京：人民卫生出版社，2007

2. 白人驹，张雪林 . 医学影像诊断学 . 第 3 版 . 北京：人民卫生出版社，2010

3. 金征宇 . 医学影像学 . 第 2 版 . 北京：人民卫生出版社，2010

4. 吴恩惠，冯敢生 . 医学影像学 . 第 6 版 . 北京：人民卫生出版社，2008

5. Haaga JR. CT and MRI of the Whole Body. 5th ed.Philadelphia：Mosby，2009

6. 兰宝森 . 中华影像医学（头颈部卷）. 北京：人民卫生出版社，2002

7. Som PM，Curtin HD. Head and neck imaging. 4th ed. St Louis：Mosby-year book，Inc，2003

8. 余传庆，张梅，朱蕾，等 . 缺血性脑血管病患者脑动脉狭窄与血压变异性的相关性 . 中华神经医学杂志，2012，11（6）：613-618

9. 王本国，林棉，杨楠，等 . 急性缺血性脑血管病合并脑微出血的临床特征研究 . 中华神经医学杂志，2011，10（3）：284-288

10. 罗伟，韩德清，孙培永 . CTA、DSA 在出血性脑血管病诊治中的对比研究 . 中华神经外科疾病研究杂志，2010，9（6）：529-532

第五章

颅内感染性疾病

第一节　颅内化脓性感染

脑脓肿

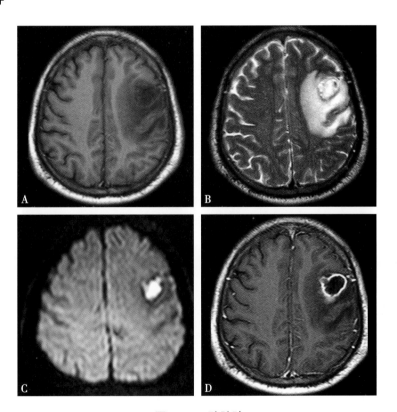

图 2-5-1　脑脓肿

MR 横轴位示左额顶叶片状异常信号,T1WI 呈低信号;其内见圆形更低信号区(A);T2WI 呈高信号,内可见更高信号区,病变周围可见水肿带(B);DWI 病变内呈高信号(C);增强扫描壁较光滑,呈环状强化(D)

〔诊断要点〕　①脑脓肿常常是由原发感染病灶经血行传播至脑部引起的感染性疾病,常伴发热,抗炎治疗有效。②幕上多见,颞叶居多,耳源性脑脓肿多见于颞叶或小脑;鼻源性脑脓肿多见于额叶;血源性脑脓肿常为多发性,可分布于大脑各部。病程可分为急性炎症期、化脓坏死期和脓肿形成期。③CT 示急性炎症期呈大片状低密度灶,边缘模糊,伴占位效应,增强无强化;化脓坏死期为病灶中心更低密度,周围低密度水肿围绕,呈轻度不均匀强化;脓肿形成期,平扫呈等密度环,内为低密度并可见气泡影,呈环形强化,其壁完整、光滑、密度均匀或多房分隔。④MR 能清楚分辨脑脓肿的典型结构即脓腔、脓壁和水肿区三部分。T1WI 脓腔和其周围水肿为低信号,两者之间的脓肿壁为等信号环形间隔;T2WI 脓腔和其周围水肿为高信号,脓肿壁为等或低信号;DWI 上脓腔呈高信号。⑤增强扫描,往往呈圆形或椭圆形环形强化,环壁厚薄一致,内、外缘均光整,无结节,环形强化反映了富血供的脓肿壁。

〔鉴别诊断〕

(1) 胶质细胞瘤:临床无发热症状。瘤周水肿及占位效应重,环形强化时壁不规则,且厚薄不均,并可见壁结节。DWI 图像上胶质瘤一般为低信号。

(2) 转移瘤:多可找到原发病灶,脑内病变常多发,较小病变其周边可见明显水肿带,且临床表现不同,病灶特点为小瘤节大水肿。

第二节 颅内结核

一、结核性脑膜炎

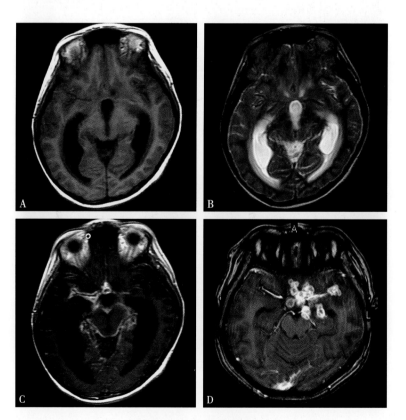

图 2-5-2 结核性脑膜炎

MR 横轴位 T1WI 示脑基底池闭塞,结构显示不清(A);双侧脑室后角扩大呈脑积水改变(B);增强扫描脑基底池明显异常强化,呈"五角星"状(C);亦可表现为多发的大小不等的结节样和环形强化(D)

〔诊断要点〕 ①好发于免疫抑制的患者,多见于发展中国家;②常有低热、盗汗等全身结核中毒症状。腰穿脑脊液压力高,呈毛玻璃状,细胞及蛋白含量中度升高,糖与氯化物降低;③结核性脑膜炎后期,约半数在近颅底部、鞍区出现散在钙化斑点;④MR 上结核性脑膜炎病变以脑底部明显,视交叉池和桥前池结构分辨不清;脑基底池在 T1WI 呈低信号,T2WI 呈高信号,因充填渗出物致脑基底池闭塞;⑤增强扫描脑基底池可明显异常强化,呈"五角星"状。

〔鉴别诊断〕

(1) 正常软脑膜强化:应与结核性脑膜炎早期较轻的病变鉴别。正常情况下,软脑膜可轻度强化,但厚度 <1mm,且光滑呈非连续线样改变,除海绵窦外,较少出现在脑基底部。

(2) 其他感染性脑膜炎:如细菌性、真菌性及病毒性脑膜炎,与结核性脑膜炎相比较少见,但病毒性脑膜炎脑实质内常有斑片状病灶,脑脊液细菌培养对诊断与鉴别诊断具有重要的意义,确诊必须结合临床资料。

二、结核瘤

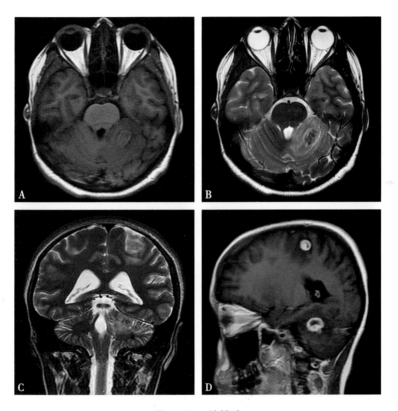

图 2-5-3 结核瘤

干酪性液性中心结节 T1WI 为等信号,外周可伴有低信号环(A);T2WI 病灶中心为低信号,结节周围水肿较轻(B、C);增强后病灶呈环状强化,表现为典型的"环靶征"(D)

〔诊断要点〕 ①典型结核瘤表现为病灶中心 CT 上为低密度,可见高密度点状钙化,构成典型结核靶样征;瘤周可见更低密度,提示水肿合并占位效应,晚期结核瘤可见钙化,呈结节状,也可仅其壁部分出现钙化,呈断续的环状或破碎的蛋壳状;②结核瘤多位于基底池附近和大脑皮层下,中央坏死区及外周水肿带 T1WI 呈低信号,T2WI 呈略高信号,钙化灶

T1WI 和 T2WI 均呈低信号；MR 平扫 T1WI 呈低信号，T2WI 呈高信号，增强后病灶均匀强化，周围脑组织水肿较重，直径最大达 30mm；③部分干酪性实性中心结节 T1WI 为低或等信号，T2WI 为稍高或等信号，外周可伴有低信号环，结节周围水肿较轻；④增强后可见多发的大小不等的结节样和环形强化，部分表现为典型的"环靶征"。

〔鉴别诊断〕

（1）胶质瘤：成胶质细胞瘤单发多见，花簇样环状增强，瘤周水肿重；结核瘤常多发且常有脑膜增厚、增强，水肿相对较轻。

（2）化脓性脓肿：壁光滑锐利，增强均匀；而结核瘤壁欠光滑，增强后环壁厚薄不均，其内还可见小的未增强的低信号区。

（3）脑囊虫病：常见偏心头节，病灶小，壁薄，血清免疫学检查有助于鉴别。

（4）转移瘤：表现为大脑灰白质交界区多发病灶，圆形或卵圆形，T1WI 呈低信号，T2WI 呈高信号，周围水肿明显，有原发恶性肿瘤病史。

第三节　颅内寄生虫病

一、脑囊虫病

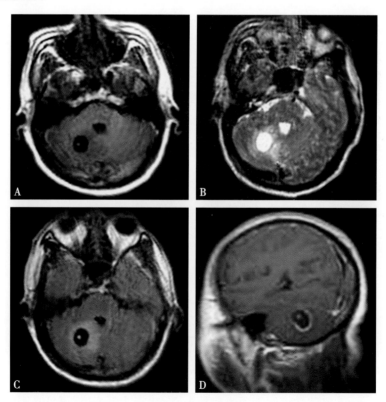

图 2-5-4　脑囊虫病

右侧小脑内囊性病灶，T1WI 呈低信号，内可见一等信号小结节影（A），T2WI 呈均匀高信号（B），T2 抑水病灶信号同 T1WI，病灶周围不规则水肿带呈长 T1 长 T2 信号，T2 抑水呈稍高信号（C）；增强扫描囊壁呈环形强化，囊内容物无强化（D）

〔诊断要点〕 ①脑囊虫病是最常见的脑寄生虫感染性疾病,是猪囊尾蚴寄生于人脑所引起的疾病;②查体可见皮下结节,多位于头部及躯干部。囊虫补体结合试验可为阳性;③CT 上可见多发、散在、结节样钙化,钙化灶通常较小、较圆、且大小均匀。少数钙化也可较大,呈不规则团块状;④脑实质型脑囊虫病 MR 表现有一定特征,多呈圆形,大小为 2~8mm 的囊性病变,其内有偏心的小点状影附在囊壁上,代表囊虫头节,脑囊虫存活期水肿轻;囊虫死亡时,头节显示不清,周围水肿加剧,占位明显,此时可出现"白靶征",即在 T2WI 上囊肿内囊液及周围水肿呈高信号,而囊壁与囊内模糊不清的头节呈低信号,低信号为囊虫逐渐纤维化、机化和钙化。"黑靶征"是指在 T1WI 上囊肿内除有一点状高信号之外,均呈低信号。脑室、脑池和脑沟内的囊虫,大小为 2~8mm 小圆形,呈长 T1、长 T2 信号,头节多未见。对邻近脑实质有压迹。有的呈大囊病变,分叶状,有间隔,偶见头节位于边缘。脑膜型脑囊虫,多是脑沟内囊虫与脑膜粘连形成;⑤增强扫描囊壁可增强,亦可不增强。

〔鉴别诊断〕

(1) 细菌性脑脓肿:与脑囊虫脓肿形态相似,但炎性症状较明显,如发热、头痛。

(2) 脑转移瘤:多为欠规则的厚环状强化,实质成分较多,瘤周水肿较明显;临床上以中老年人多见,有原发肿瘤史,多可鉴别。

二、脑棘球蚴病

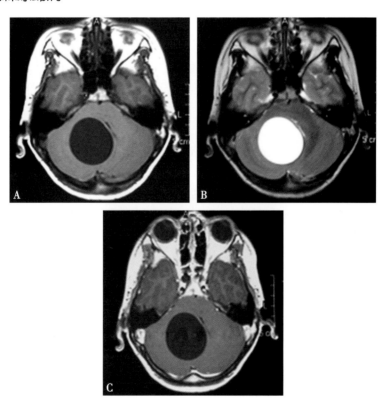

图 2-5-5 囊性脑棘球蚴病

MR 横轴位示右侧小脑半球圆形囊性病变,T1WI 呈低信号(A),T2WI 呈高信号,囊内信号均匀(B),增强扫描未见强化(C)

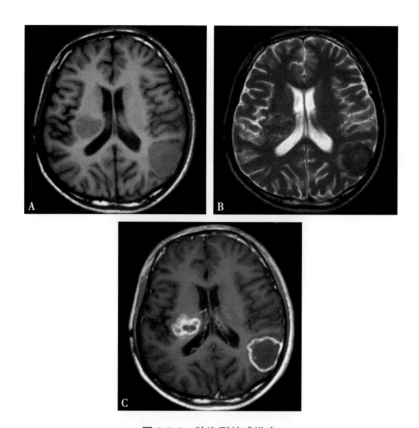

图 2-5-6 脑泡型棘球蚴病

横轴位示双侧大脑半球均可见团块状异常信号,T1WI 呈等信号(A),T2WI
呈低信号,周围可见稍高信号水肿带(B);增强扫描病灶周边可见异常强化(C)

〔**诊断要点**〕 ①脑棘球蚴病是因细粒棘球绦虫的幼虫寄生于颅内而发病。为牧区常见疾病之一。棘球蚴病常见的两种类型是细粒棘球蚴和泡状棘球蚴。②常见部位为颞叶及枕叶,偶见于脑室内或硬膜外。多为单发、单囊性,多发者少见。脑泡状棘球蚴呈外殖性生长,形成无数微小的子囊泡。在脑质内浸润性生长,其代谢产物刺激产生明显的反应性水肿。③皮内试验和脑脊液补体试验阳性。周围血象和脑脊液中可见嗜酸性粒细胞增高。常伴有颅外棘球蚴病,多见于肺和肝。④囊性脑棘球蚴病表现为脑内大小不等的圆形长 T1 长 T2 信号病灶,内部信号均匀一致,病灶周围一般无水肿带;增强扫描一般无强化。⑤脑泡型棘球蚴病表现为脑内多发等 T1 短 T2 簇状异常信号病灶,病变周围通常有类似脑肿瘤样的水肿带。T2WI 病灶信号为低信号,内见无数密集稍高信号的小囊泡影。Gd-DTPA 增强扫描后病灶均见不规则的异常环形强化。

〔**鉴别诊断**〕

(1) 脑细粒棘球蚴病(囊性棘球蚴病)需与脑脓肿、囊变胶质瘤、蛛网膜囊肿等相鉴别,主要通过病史及补体试验阳性鉴别。

(2) 脑泡球蚴病需与胶质瘤、颅内结核瘤、颅内肉芽肿性肿块(如颅内结节病)鉴别。总之,此病鉴别困难,主要通过病史及补体试验阳性鉴别。

(杨利霞)

参 考 文 献

1. 白人驹,张雪林.医学影像诊断学.第3版.北京:人民卫生出版社,2010

2. 郭启勇.实用放射学.第3版.北京:人民卫生出版社,2007

3. 吴恩惠,冯敢生.医学影像学.第6版.北京:人民卫生出版社,2008

4. 金征宇.医学影像学.第2版.北京:人民卫生出版社,2010

5. Haaga JR. CT and MRI of the Whole Body. 5th ed. Philadelphia:Mosby,2009

6. 兰宝森.中华影像医学(头颈部卷).北京:人民卫生出版社,2002

7. Som PM,Curtin HD. Head and neck imaging. 4th ed. St Louis:Mosby-year book,Inc,2003

第六章

颅脑先天畸形及发育异常

第一节 头颅先天畸形

一、脑膜脑膨出

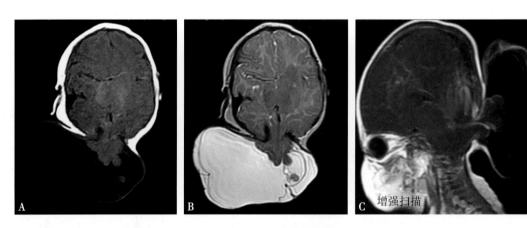

图 2-6-1　脑膜脑膨出

枕部可见巨大囊性病变，其内可见等 T1WI(A)等 T2WI(B)软组织信号，软组织与枕叶及小脑半球相连，信号一致，增强后与脑实质强化程度一致(C)

〔**诊断要点**〕　①脑膨出是一种因先天性颅骨缺损，中枢神经系统部分组织经此缺损向颅外疝出引起的先天性畸形。如果颅内疝出物只包括脑脊液和脑膜，则称为脑膜膨出；如果内容物为脑组织和脑膜，则称为脑膜脑膨出；如疝出物有脑组织、脑膜和脑室，则称为脑积水脑膜脑膨出；②男性好发颅前部脑膨出，女性多见颅后部脑膨出，约占 70%。神经系统症状轻者无明显神经系统症状，重者与发生的部位及受损的程度有关，可表现为智力低下，抽搐及不同程度的瘫痪，腱反射亢进，不恒定的病理反射；③一般沿头部中线发生，大小不等，呈半球状，质软，有搏动，啼哭等用力时张力增高，有逐渐增大趋势，不及时治疗常破裂而感染；④CT 不仅可显示颅骨缺损的形态，亦能显示膨出的软组织中是否含有脑脊液或脑组织，如合并脑膜脑膨出则可见与脑组织等密度的肿物膨出，可见脑室大小改变、移位、变形等。对颅底脑膨出者，冠状 CT 扫描显示更好；⑤磁共振(MR)检查可见颅骨缺损及由此膨出的脑脊液、脑组织、脑血管及硬脑膜组织信号的肿物。对颅骨缺损的分辨不如 CT 清晰，但对膨出的内容物分辨率较高。

〔鉴别诊断〕

（1）颅底膨出必须和其他鼻咽部肿块相区别，病灶和脑组织信号一致且相延续。

（2）前部脑膜膨出需与泪囊囊肿鉴别，前者自发性振动并有体位性改变，X 线和 CT 可发现骨性孔道。

二、蛛网膜囊肿

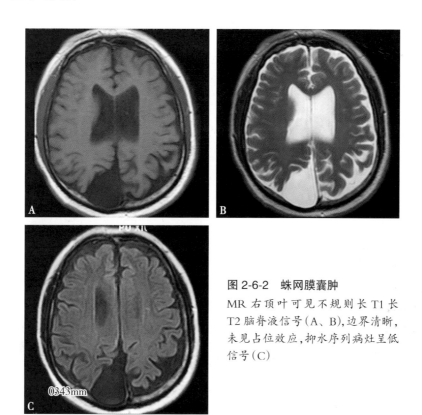

图 2-6-2　蛛网膜囊肿

MR 右顶叶可见不规则长 T1 长 T2 脑脊液信号（A、B），边界清晰，未见占位效应，抑水序列病灶呈低信号（C）

〔诊断要点〕 ①由蛛网膜形成的囊腔，内含脑脊液，囊壁由蛛网膜形成，囊腔与周围蛛网膜下腔不交通。一般为先天性，多见于儿童和青年，好发部位在外侧裂、交叉池、枕大池和脑表面。多无临床症状，幕下者可有相应的小脑症状。②蛛网膜囊肿表现为局部脑裂脑池的扩大，囊腔充满液体，液体信号与脑脊液完全一致。囊肿呈膨胀性生长，推压周围脑组织，囊肿较大时，可压迫局部颅骨变薄，儿童可见头颅增大。③ CT 示边缘锐利的圆形或卵圆形脑脊液样均匀低密度。④囊肿的 MR 信号与脑脊液信号一致，在 T1WI 上呈低信号、在 T2WI 上呈高信号，FLAIR 上呈完全低信号，DWI 亦呈低信号。⑤增强扫描囊肿无强化。

〔鉴别诊断〕

（1）表皮样囊肿：DWI 常呈高信号。

（2）血管网状细胞瘤：可见壁结节，增强后结节明显强化。

第二节 脑先天性发育异常

一、胼胝体发育不全

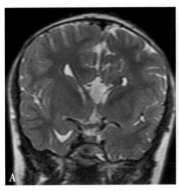
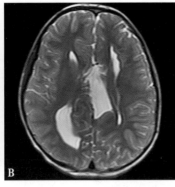
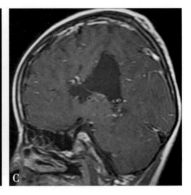

图 2-6-3 胼胝体发育不全

两侧脑室形态不规则,额角缩小、分离,第三脑室扩大、上抬(A、B),矢状位增强胼胝体未显示(C)

〔诊断要点〕 ①胼胝体发育不全并发的其他畸形还包括半球间脂肪瘤、Chiari 畸形Ⅱ型、Dandy-Walker 综合征、颅底脑膨出以及皮质异位症等。单纯胼胝体发育不全可无任何症状。②横轴位和冠状位示侧脑室前角扩大、分离。体部距离增宽,并向外突出,三角部和后角扩大,呈"蝙蝠翼"状。第三脑室扩大并向前上移位于分离的侧脑室之间,大脑纵裂一直延伸到第三脑室顶部。侧脑室枕角扩大,额角缩小。合并脂肪瘤时可见纵裂间负 CT 值肿块伴边缘钙化。③矢状位 T1WI 是最佳扫描序列,可清晰显示胼胝体发育情况。

〔鉴别诊断〕 MR 是显示本病变最佳的影像学检查方法。即使是不为 CT 显示的轻微胼胝体发育不全,MR 也可清晰显示,无须鉴别。

二、脑灰质异位

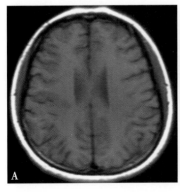
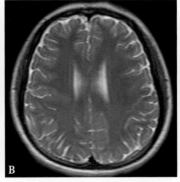
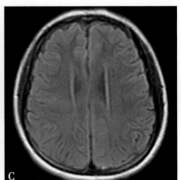

图 2-6-4 脑灰质异位

图 A~C 示右侧脑室旁白质内可见片状稍长 T1 稍长 T2 异常信号,与灰质信号相同

〔**诊断要点**〕 ①灰质异位症是指一些团块状的神经元组织（和一些神经胶质）异常分布于室管膜下或脑室周围白质内，常见于三角区周围。②异常神经元团块大小不等，可以从点状到大的不规则团块状，单发或多发。偶尔异位的灰质可位于半卵圆中心区。本病可伴有或不伴有其他畸形，多有癫痫和发育迟缓。③MR 表现为室管膜下或脑室周围白质内的异常团块，在所有序列上均与灰质信号一致，不强化。

〔**鉴别诊断**〕 灰质异位在 CT 上常不易诊断，MR 是最佳选择，易诊断，无须鉴别。

三、脑裂畸形

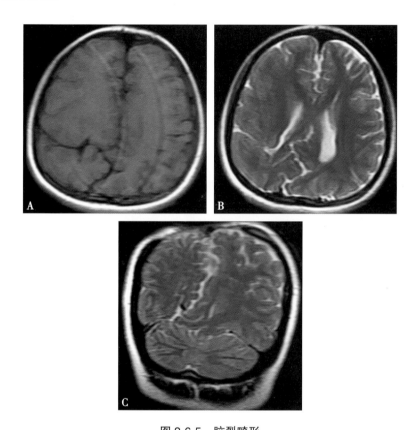

图 2-6-5　脑裂畸形

图 A~C 示右顶叶及顶后区可见宽窄不等呈脑脊液信号的裂隙，由脑室向外
延伸，裂隙旁可见嵌入的灰质团块

〔**诊断要点**〕 ①大部分脑裂畸形位于侧面，常累及中央前、后回区，多合并透明隔缺失。多数患者有顽固性癫痫；②裂隙边缘的灰质异常，如多小脑回，可合并灰质异位；③在 T1WI 上，双侧额后顶前区可见宽窄不等的呈脑脊液信号的裂隙，由脑室向外延伸，内窄外宽。裂隙表面覆以脑灰质，在裂隙附近可有较小的低信号团块嵌入脑白质内，此为灰质异位。

〔**鉴别诊断**〕

脑穿通畸形：脑实质的缺损与脑室相通，不能见到软脑膜与室管膜相连，无灰质异位。CT 难以确诊脑裂畸形，难以与脑穿通畸形鉴别，MR 是最佳选择，尤其显示灰质异位。

第三节 神经皮肤综合征

一、结节性硬化

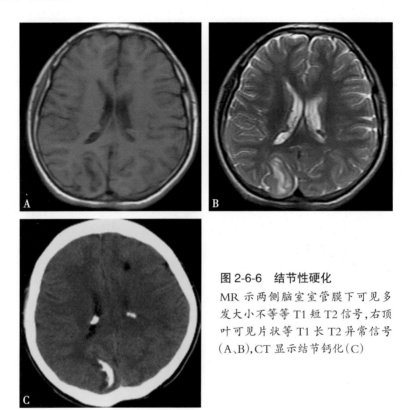

图 2-6-6 结节性硬化
MR 示两侧脑室室管膜下可见多发大小不等等 T1 短 T2 信号,右顶叶可见片状等 T1 长 T2 异常信号(A、B),CT 显示结节钙化(C)

〔诊断要点〕 ①患者多数于 10 岁前起病,男多于女;②面颊、鼻、额或两耳等处可见色素脱失斑或牛奶咖啡斑、色素性痣以及皮肤纤维瘤等;③皮质结节最常发生在额叶,其次是枕叶,致皮髓质交界不清楚。CT 呈低密度,钙化少见,结节在 T1WI 呈等信号,少数为低信号,在 T2WI 为高信号;④室管膜下结节,位于脑室边缘,向脑室内突入,大小不等,一岁后可出现钙化,部分表现为双侧对称、多发性。在 T1WI 显示较好,T2WI 显示不清。有时结节周围被厚薄不一的高信号环包绕;⑤增强扫描结节明显强化,并可见平扫不能显示的结节,常见脑室扩大;⑥少数合并脑内肿瘤,一般为室管膜下巨细胞星形细胞瘤,肿瘤基底紧连室管膜,向脑室内生长,CT 平扫为等/低密度的软组织肿块,囊变、坏死区呈低密度,钙化区呈高密度,边界清晰。MR 示 T1WI 呈等信号,T2WI 呈高信号,钙化区呈低信号。增强后中度或明显强化。

〔鉴别诊断〕 CT 在显示结节钙化较 MR 敏感,MR 能多方位成像,在检出 CT 呈等密度较小结节方面明显优于 CT,一般无须鉴别。

二、神经纤维瘤病

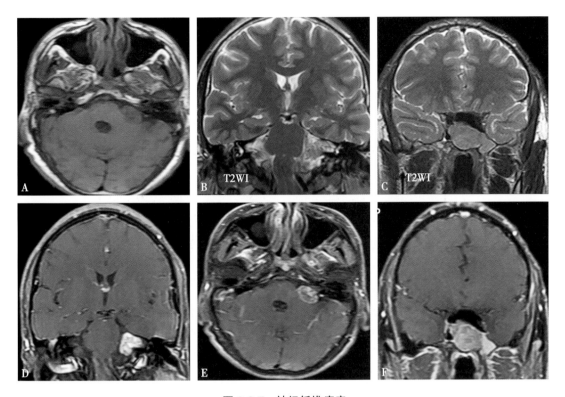

图 2-6-7　神经纤维瘤病

鞍区及其左侧可见等 T1 等 T2 异常信号(A~C),病灶信号均匀,左侧听神经明显增粗,可见长 T1 长 T2 异常信号,信号不均匀(A~C),增强后明显不均匀强化(D~F)

〔诊断要点〕 ①本病特征是一种发生于中枢及末梢神经的多发性肿瘤病变以及皮肤上有咖啡牛奶色素斑和血管、内脏受损;②皮肤常可见咖啡牛奶斑,多见于躯干和四肢,皮肤的神经纤维瘤表现为皮下结节,多数位于真皮和皮下组织,并波及结缔组织,病变界限不清,肿瘤无包膜;③临床表现绝大部分是由发生在中枢和外周神经上的神经纤维瘤、脑膜瘤、胶质瘤引起,出现耳鸣、耳聋、头晕、双目失明、突眼、视力下降,还可出现神经根痛、感觉异常、肢体或肌群无力等;④听神经瘤常为双侧性桥小脑角区的占位,双侧内听道扩大,肿瘤通常一侧较大,一侧较小,形态不规则,境界清晰,呈长 T1,混杂长 T2 信号,病变信号不均匀,增强后明显均匀强化;⑤常并发颅内脑膜瘤,多发,呈等 T1 等 T2 信号,增强后肿瘤明显均一强化,部分肿瘤可见"脑膜尾征";⑥并发颅内胶质瘤,表现为均匀或不均匀长 T1 长 T2 信号,肿瘤边界清晰或不清,增强后明显强化或不强化。

〔鉴别诊断〕 MR 能够多方位、多参数成像,清晰显示肿瘤数目、形态、位置等,与单发听神经瘤、颅内脑膜瘤、胶质瘤可明确鉴别。

三、脑三叉神经血管瘤病

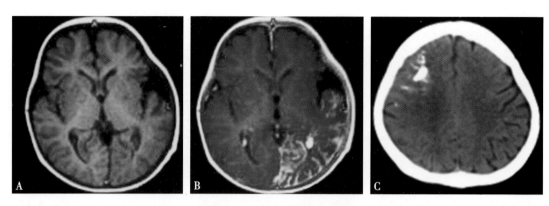

图 2-6-8　脑三叉神经血管瘤病

MR 示左侧颞枕叶 T1WI 显示局限性脑萎缩,信号未见明显异常(A);增强后呈脑回样明显强化,并可见异常扭曲增粗血管(B);CT 示右侧额叶呈脑回样、弧带状高密度钙化影,伴有同侧局部脑萎缩(C)

〔**诊断要点**〕 ①脑三叉神经血管瘤病又称颅颜面血管瘤病和软脑膜血管瘤病,也称为 Sturge-Weber 综合征,绝大多数为散发,无性别差异,很少有家族史。②该综合征主要包括沿三叉神经眼支分布的颜面葡萄酒色血管痣及软脑膜或脑实质内血管畸形,血管瘤略高于皮肤,呈紫色。颅内血管畸形主要为毛细血管和静脉畸形,面部与颅内血管病变通常位于同侧。③局部脑组织层状坏死、胶质增生、钙盐沉积及脑皮质局限性萎缩。④CT 示典型钙化位于顶枕皮质区,偶尔涉及额叶,分布广泛,钙化呈脑回样、弧带状或者波浪状,可伴有同侧大脑半球或局部脑萎缩,表现为局部脑沟加深、增宽,蛛网膜下腔扩大,脑裂池扩大。⑤MR 示异常血管呈流空信号,也可因其内有血栓形成而呈高信号,钙化部分呈低信号,MR 对发现脑白质内胶质增生和脱髓鞘改变优于 CT,在 T2WI 呈高信号。⑥增强后表现为脑回样强化。

〔**鉴别诊断**〕 本病的临床、CT 和 MR 表现特殊,一般无须与其他疾病鉴别。

(杨利霞)

参 考 文 献

1. 兰宝森. 中华影像医学(头颈部卷). 北京:人民卫生出版社,2002
2. Som PM, Curtin HD. Head and neck imaging. 4th ed. St Louis:Mosby-year book, Inc,2003
3. 金征宇. 医学影像学. 第 2 版. 北京:人民卫生出版社,2010
4. 白人驹,张雪林. 医学影像诊断学. 第 3 版. 北京:人民卫生出版社,2010
5. Haaga JR. CT and MRI of the Whole Body. 5th ed. Philadelphia:Mosby,2009
6. 郭启勇. 实用放射学. 第 3 版. 北京:人民卫生出版社,2007
7. 吴恩惠,冯敢生. 医学影像学. 第 6 版. 北京:人民卫生出版社,2008

第 七 章

新生儿脑疾病

第一节 新生儿缺血缺氧性脑病

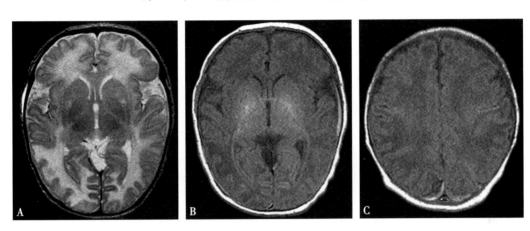

图 2-7-1 新生儿缺血缺氧性脑病

图 A~C:足月男孩,5 天,生后反应差并且呼吸暂停一次。双侧大脑半球脑实质弥漫性肿胀,白质为著。双侧壳核可见对称斑片状长 T2 信号(A),相应 T1WI 呈高信号,右侧明显(B)。双侧内囊后肢 T1WI 高信号消失(B),双侧中央前回皮质见脑回样 T1WI 高信号,左侧更显著(C)

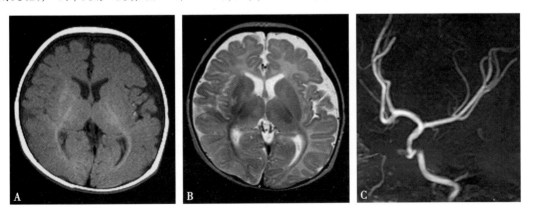

图 2-7-2 新生儿缺血缺氧性脑病

图 A~C:足月男孩,5 天,难产,生后窒息、青紫,左侧肢体肌张力高。T1WI 示右侧基底节区短 T1WI 信号(A),T2WI 示右侧颞枕叶脑质肿胀,信号增高,局部脑沟变浅(B)。MRA 提示右侧颈内动脉信号细弱,右侧大脑中动脉闭塞(C)

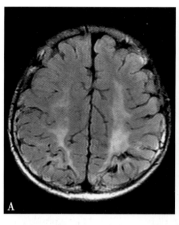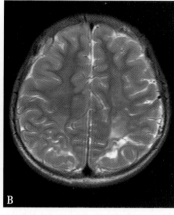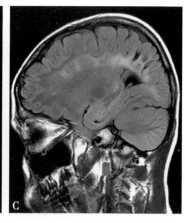

图 2-7-3 新生儿缺血缺氧性脑病后遗改变

图 A~C:5 岁男孩,足月顺产,生后有窒息史。以发作性抽搐 3 小时就诊,目前智力发育落后。双侧侧脑室旁及双侧半卵圆中心可见多发斑片状长 T2(B)、高 FLAIR 信号(A、C),边界较清楚。双侧顶枕部皮质及皮质下白质萎缩,可见 FLAIR 信号瘢痕形成,病变内多发囊性软化灶

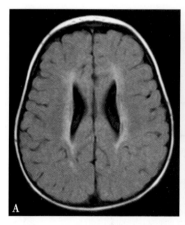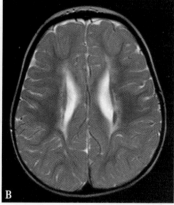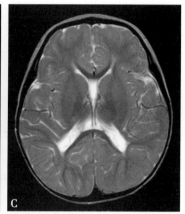

图 2-7-4 早产儿缺血缺氧性脑病后遗改变,脑室周围白质软化症(PVL)

图 A~C:2 岁男孩,孕 35 周早产儿,生后有窒息史,主诉运动发育落后,不会行走。双侧大脑半球白质较少,两侧侧脑室周围可见对称分布的晕状长 T2、高 FLAIR 异常信号,边界模糊,以双侧侧脑室体部旁白质为著(A、B)。双侧侧脑室后角变平且形态不规则,脑室系统稍扩张(C)

〔诊断要点〕 ①新生儿缺血缺氧性脑病(HIE)患儿多有围生期窒息、缺氧史。②影像学有多种改变,如脑实质,尤其是白质的肿胀,因为缺氧后层状坏死所致的基底节和大脑皮质的短 T1 信号,影像髓鞘形成造成双侧内囊后肢 T1 高信号消失,长时间窒息导致血管痉挛甚至闭塞出现脑梗死等。③足月儿白质损伤的好发部位为旁矢状区,早产儿好发于脑室周围。④部分患儿会有永久后遗改变,如脑软化、脑萎缩、脑室周围白质软化症(PVL)等,造成运动障碍、智力低下。⑤HIE 常伴颅内出血(本章第二节)。

〔鉴别诊断〕

(1) 新生儿宫内感染:多有孕期感染史,病灶常分布于双侧侧脑室室管膜下,内含不规则钙化。

（2）新生儿低血糖：临床多有血糖减低病史，病变多分布于双侧顶枕叶及基底核，双侧侧脑室前部及旁矢状区鲜有受累。急性期 DWI 呈高信号，ADC 值降低。

（3）遗传性脑白质病：临床上多有智力、运动倒退现象，实验室检查可发现酶或氨基酸代谢异常，病变呈持续进展，可有顿挫。影像学主要累及脑白质，随访中病变范围逐渐扩大。

第二节　新生儿颅内出血

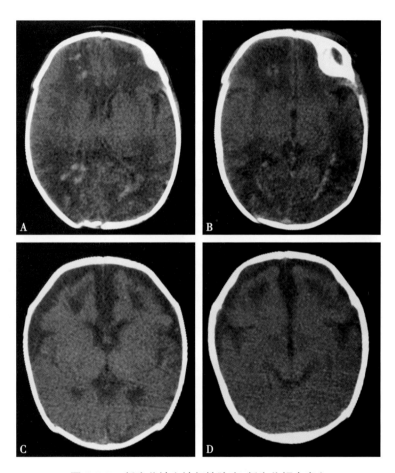

图 2-7-5　新生儿缺血缺氧性脑病、新生儿颅内出血

图 A~D：男孩，患儿宫内窘迫，生后不哭，呻吟、吐沫 3 小时，Apgar 评分 1 分钟 3 分、5 分钟 6 分、10 分钟 9 分，反应迟钝；图 A、B 为生后 8 天 CT 图像，示双侧额颞顶枕叶多发大片状低密度影，白质受累为著，CT 值约 10HU，内见多发散在斑片状高密度出血，两侧侧脑室内少许积血，两侧大脑半球部分脑沟密度增高，提示存在蛛网膜下腔出血。图 C、D 为生后 50 天，治疗后复查 CT 图像。两侧大脑半球低密度影范围较前明显缩小但密度更低，提示软化灶形成，脑实质内、脑室内及蛛网膜下腔出血均消失；双额颞部硬脑膜下积液（C、D）

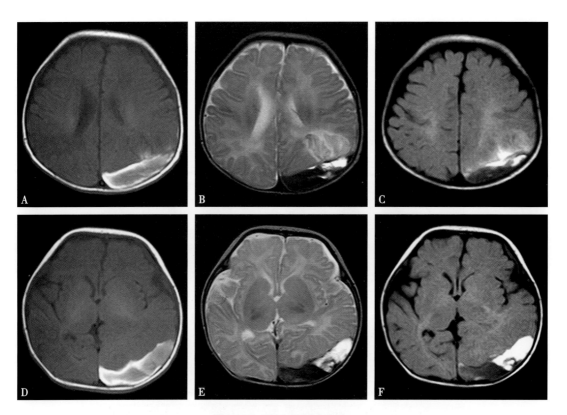

图 2-7-6 新生儿颅内出血

图 A~F:女孩,9 天,患儿主因呕吐、抽搐伴发热 2 天入院,临床提示晚发型维生素 K 缺乏。左顶枕叶脑实质内斑片状短 T1、长 T2、高 FLAIR 信号,周围脑质内见不规则水肿环绕(A~C)。左侧顶枕部硬膜下新月形混杂信号,以短 T1、短 T2、高 FLAIR 信号为主,间杂短 T2 信号,相邻皮质受压,灰白质交界内移。左侧侧脑室后角受压变窄。中线结构轻度向右偏移(D~F)

〔诊断要点〕 ①新生儿颅内出血主要由产伤和缺氧所致,早产儿多见。缺氧所致新生儿颅内出血发病率最高,其机制为:氧缺乏直接损伤脑组织和血管内皮,静脉压增高和脑血管自主调节功能受损等多种因素导致颅内出血。②不同病因所致的颅内出血部位不同。足月儿 HIE 多导致蛛网膜下腔出血,早产儿 HIE 多为脑室周围及脑室内出血。产伤造成硬膜下出血多见,外伤后骨折常伴硬膜外血肿。维生素 K 缺乏可引起上述各部位出血。③新生儿颅内出血的检查方法以超声最简便、快捷,MR 检查能准确定性并评估出血范围,CT 检查阳性发现率虽高,但辐射效应为其弊端。

〔鉴别诊断〕

(1) 静脉窦血栓:新生儿静脉窦血栓发病率很低,多伴有全身系统性疾患。影像学可见静脉窦或深浅静脉走行区的 CT 高密度影,MR 呈短 T1 信号,局部流空信号消失。受累静脉引流区脑实质可发生梗死、出血。MRV 检查对两者诊断有帮助。

(2) 脑血管畸形:畸形血管在 MR 可见流空信号,可伴发出血或梗死,出血部位与血管畸形发生部位有关,可以在脑实质、蛛网膜下腔或脑室内,血管成像可见异常血管团。

(耿左军 周立霞 高丽娟)

参 考 文 献

1. 郭启勇.实用放射学.第3版.北京:人民卫生出版社,2007

2. 白人驹,张雪林.医学影像诊断学.第3版.北京:人民卫生出版社,2010

3. 金征宇.医学影像学.第2版.北京:人民卫生出版社,2010

4. 吴恩惠,冯敢生.医学影像学.第6版.北京:人民卫生出版社,2008

5. Haaga JR.CT and MRI of the Whole Body.5th ed.Philadelphia:Mosby,2009

6. 兰宝森.中华影像医学(头颈部卷).北京:人民卫生出版社,2002

7. Som PM,Curtin HD. Head and neck imaging. 4th ed. St Louis:Mosby-year book,Inc,2003

8. 齐烨.低场强MRI诊断新生儿缺血缺氧性脑病价值.中华实用诊断与治疗杂志,2011,25(7):695-696

9. 蔡清,薛辛东,富建华.新生儿缺氧缺血性脑病磁共振的研究进展.中华儿科杂志,2010,48(3):227-231

第八章

脑变性疾病

第一节　Alzheimer 病

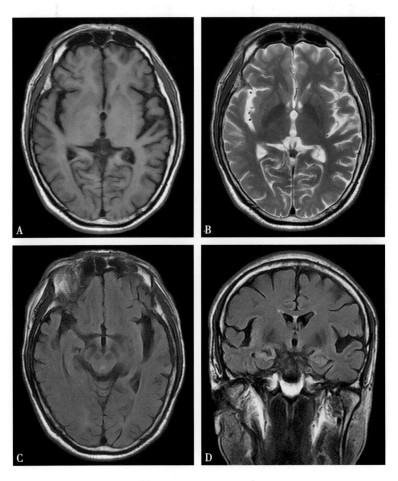

图 2-8-1　Alzheimer 病

图 A~D：男，54 岁，两年前家人发现患者经常上班出错，神清、语利，简单判断差，近记忆力差。两侧大脑皮质弥漫性脑萎缩，以内颞叶、岛叶及海马结构萎缩最明显（A、B），外侧裂及环池增宽，沟间距增大（C）。双侧海马体积明显缩小，以右侧为著，且 T2FLAIR 呈稍高信号（D）

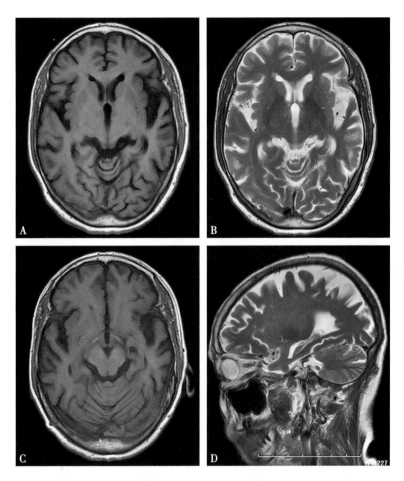

图 2-8-2　Alzheimer 病

图 A~D:女,62 岁,记忆力下降,行为异常进行性加重。两侧大脑半球皮质
变薄,两侧大脑半球凸面脑沟增多、加深,蛛网膜下腔增宽,大脑纵裂、两侧
外侧裂池等大部分脑池增宽(A~D);两侧海马缩小(A~C)

〔**诊断要点**〕　①通常起病缓慢,主要表现为记忆力下降、认识障碍、人格和行为改变。
②镜下见神经细胞消失、白质变性,伴大量的老年斑、神经纤维缠结和颗粒空泡变性,神经元
减少。③两侧大脑半球弥漫性萎缩,皮质变薄,主要累及两侧内颞叶,以海马结构为主,伴额
颞叶脑萎缩。④外侧裂、环池及脉络裂增宽。⑤MRS 示双侧海马区 NAA(N-乙酰天门冬氨酸)
峰值降低,有助于诊断。

〔**鉴别诊断**〕

(1) 额颞叶痴呆:以额叶、颞叶前部萎缩为著,可累及海马前部。进展较快,临床多伴有
行为异常。

(2) 血管性痴呆:患者多有脑梗死、脑出血病史。影像学弥漫性脑萎缩,海马萎缩的程度
低于 Alzheimer 病。脑实质内可见多发梗死灶、出血灶或两者形成的软化灶,发病部位以皮
质及皮质下白质、基底节区分布为主。

第二节　Parkinson 病

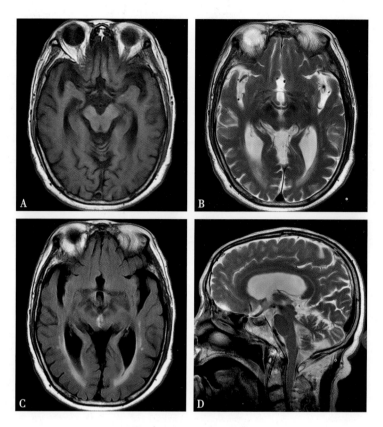

图 2-8-3　Parkinson 病

图 A~D：男，78 岁，行走困难 1 年，加重 10 天入院，查体见静止性震颤，肌张力增高。T2WI 可见黑质致密带与红核之间界限模糊，两者之间的高信号区（黑质网状带）变窄甚至消失；双侧侧脑室周围白质内见 T2FLAIR 高信号环绕，脑萎缩，脑室系统扩张

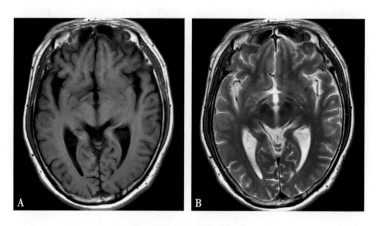

图 2-8-4　Parkinson 病

图 A~D：男，57 岁，全身无力、发颤 2 月余，既往无高血压、糖尿病，临床诊断为帕金森病。中脑红核与黑质致密带边缘模糊，两者间隙欠清晰（B），T2WI 薄层扫描（层厚 2mm）红核黑质致密带边缘模糊，两者之间高信号区变窄（D）

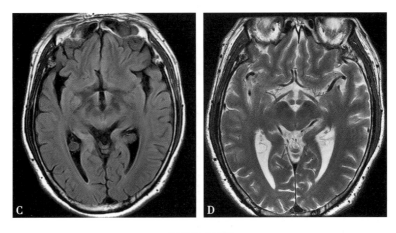

图 2-8-4(续)

〔诊断要点〕 ①PD 的诊断主要依赖病史、临床症状和体征,缺乏影像学的特异性;②在常规 MR,脑萎缩、侧脑室周围白质高信号、黑质网状带变窄等对 Parkinson 病的评估具有影像诊断价值;③有研究发现,部分 Parkinson 病患者壳核短 T2 信号改变,考虑为铁异常沉积等因素所致。

〔鉴别诊断〕

(1) 血管性帕金森病:①平均年龄在 65 岁以上;②与长期高血压和脑梗死有关;③临床症状以肌强直、少动为主,震颤少见,肌强直以铅管样改变为著,且多呈对称性;④MR 改变以多发性腔梗最为常见,主要分布于基底节区和双侧侧脑室周围。

(2) 多系统萎缩:临床表现可以和 Parkinson 病近似,可见脑萎缩,但脑桥、小脑及橄榄的萎缩异常显著,小脑中脚变细,MR 扫描脑桥内见交叉 T2 高信号即"十字征"。

第三节 Wilson 病

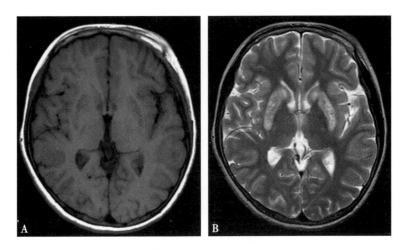

图 2-8-5 Wilson 病

图 A~D:男,12 岁,患儿主因不能书写 3 个月,走路不稳伴流涎 10 余天入院。双侧尾状核、豆状核呈对称性长 T1、长 T2、高 FLAIR 信号,边界略显模糊。眼科检查角膜见 K-F 环

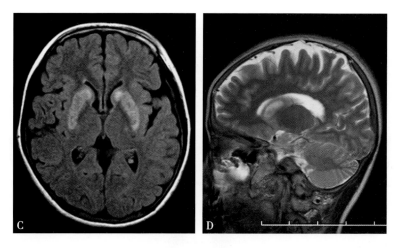

图 2-8-5(续)

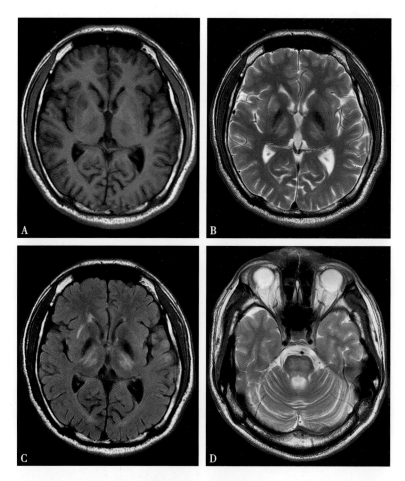

图 2-8-6　Wilson 病

图 A~F:男,27 岁,震颤 5 月余。双侧豆状核、双侧丘脑、脑桥多发对称异常信号,豆状核及丘脑病变呈长 T1、长 T2、高 FLAIR 信号(A~C),界限欠清,脑干病变 T2WI 呈稍高信号,境界欠清(D、F),T2FLAIR 信号高于正常脑实质(E)

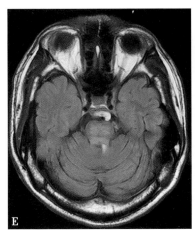
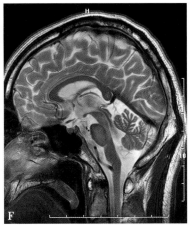

图 2-8-6（续）

〔诊断要点〕 ①Wilson 病是一种遗传性铜代谢障碍所致疾病。以肝硬化和基底核为主的脑部变性为主要表现。临床上表现为进行性加重的锥体外系症状、肝硬化、精神症状、肾功能损害及角膜色素环 K-F 环。②Wilson 病变主要侵犯壳核，其次为苍白球、尾状核、丘脑、脑干与小脑齿状核，大脑皮质亦可受累。MR 多为对称性异常信号，长 T1、长 T2 信号为主，偶伴基底核短 T1 信号。③病程长者可出现脑萎缩。

〔鉴别诊断〕

(1) CO 中毒迟发脑病：有明确 CO 中毒史，除基底节病变外，双侧大脑半球深部白质可以广泛受累，呈 CT 低密度或 MR 高信号。

(2) 脑干及基底节区炎症：某些炎症(如 EB 病毒性脑炎和乙型脑炎等)可以对称性累及基底节区和其他部位，但临床多有发热史。

(3) 中毒性病变：药物中毒或吸毒等可以引起基底节和其他部位多个核团及部分白质呈对称性异常信号，临床可表现为锥体外系异常，有时需与 Wilson 病区别。但前者一般发病急，病情相对较重。

（耿左军　周立霞　王　亚）

参 考 文 献

1. Haaga JR.CT and MRI of the Whole Body.5th ed.Philadelphia；Mosby，2009

2. 白人驹，张雪林 . 医学影像诊断学 . 第 3 版 . 北京：人民卫生出版社，2010

3. 金征宇 . 医学影像学 . 第 2 版 . 北京：人民卫生出版社，2010

4. 吴恩惠，冯敢生 . 医学影像学 . 第 6 版 . 北京：人民卫生出版社，2008

5. 郭启勇 . 实用放射学 . 第 3 版 . 北京：人民卫生出版社，2007

6. 兰宝森 . 中华影像医学 (头颈部卷). 北京：人民卫生出版社，2002

7. Som PM，Curtin HD. Head and neck imaging. 4th ed. St Louis；Mosby-year book，Inc，2003

第九章

脱髓鞘疾病

第一节　先天性髓鞘形成缺陷

一、异染性脑白质营养不良

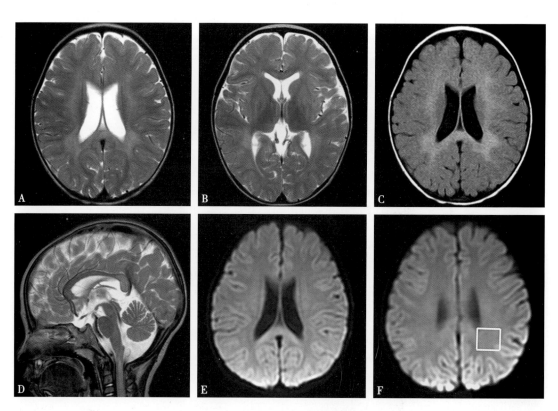

图 2-9-1　异染性脑白质营养不良

图 A~I:2 岁女孩,语言、运动倒退 2 月余。双侧大脑半球深部白质、双侧侧脑室周围及胼胝体压部弥漫性对称性稍长 T1、长 T2、高 FLAIR 信号,边界模糊,信号欠均匀,其内见散在斑点状短 T2 信号(A~D)。DWI 示除胼胝体压部病变信号略高外,余双侧大脑半球白质内对称性异常信号未见明显扩散受限(E、F)。感兴趣区置于放射冠及胼胝体压部病变区,示局部 NAA 峰明显减低,Cho 峰增高,mI 峰值增高(F~I)

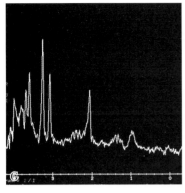
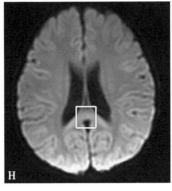
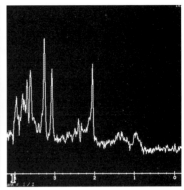

图 2-9-1(续)

〔**诊断要点**〕 ①两侧大脑半球深部白质呈对称性长 T1、长 T2 信号,呈扇贝状,残存髓鞘与破坏髓鞘相间形成"虎纹征"。②可累及内囊后肢和其他白质通路、脑干和小脑。③灰质及皮质下弓形纤维不受累。④ DWI 可见病变活动区水分子扩散受限。MRS 示 NAA 峰下降,Cho 峰及肌醇峰增高,提示形成髓鞘的胶质细胞脱失及神经细胞减少。

〔**鉴别诊断**〕

(1) 类球状细胞型脑白质营养不良:大多累及皮质脊髓束。

(2) 肾上腺脑白质营养不良:病灶分布于两侧侧脑室三角区旁及胼胝体压部白质,病灶内可见线状强化。

(3) Alexander 病:额叶白质受累为著。

(4) Canavan 病:弓状纤维早期受累,丘脑及苍白球也受累,无强化,波谱分析 NAA 峰增高。

二、类球状细胞型脑白质营养不良

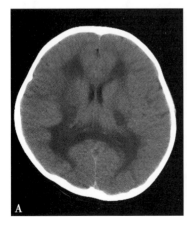
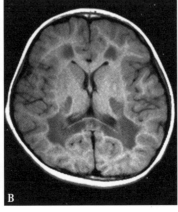
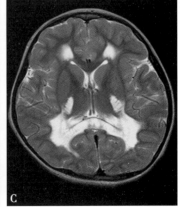

图 2-9-2 类球状细胞型脑白质营养不良

图 A~F:7 岁女孩,发现运动能力减退 1 个月入院。双侧大脑半球深部白质,皮质脊髓束走行区、胼胝体压部、小脑齿状核及小脑下脚可见对称性 CT 低密度(A)及 MR 异常信号(B~F)

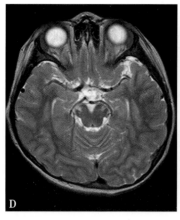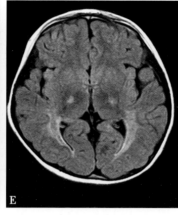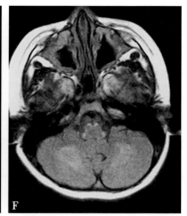

图 2-9-2(续)

〔诊断要点〕 ①双侧侧脑室周围白质区及半卵圆中心出现对称性片状长 T1、长 T2 信号,边缘模糊。②皮质脊髓束走行区见低密度影及异常信号,可累及深部核团,如丘脑、尾状核及小脑齿状核,呈对称性高信号。③内囊、胼胝体髓鞘形成不良。

〔鉴别诊断〕
(1) 异染性脑白质营养不良:可累及胼胝体压部、侧脑室三角区旁白质,但不强化。
(2) 类球状细胞性脑白质病:多累及皮质脊髓束及深部核团。

三、肾上腺脑白质营养不良

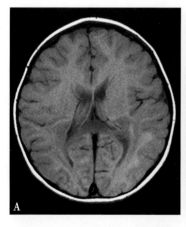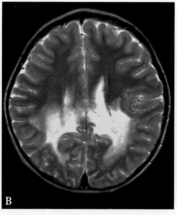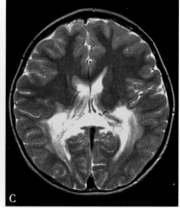

图 2-9-3 肾上腺脑白质营养不良

图 A~F:7 岁男孩,走路不稳,视力下降半年。双侧顶枕颞皮质下、双侧半卵圆中心后部,双侧丘脑对称性蝶翼状病变,呈长 T1、长 T2、高 FLAIR 信号,边界欠清晰(A~E)。胼胝体压部受累,于 T1WI 上呈低信号(A、F)

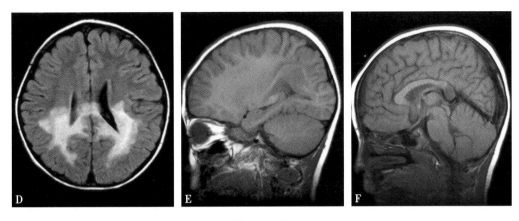

图 2-9-3(续)

〔诊断要点〕　①双侧脑室三角区旁的顶枕叶白质呈对称性、蝶翼状长 T1、长 T2、高 FLAIR 信号，边缘不规则，多累及胼胝体压部。②增强扫描病变外周炎性反应区呈"边框样"强化。③DWI 提示病变区扩散受限。④MRS 示 NAA 峰下降，Cho、mI 峰及 Lac 峰增高。⑤好发于 3~15 岁男孩，X 连锁隐性遗传。

〔鉴别诊断〕
（1）Alexander 病：额叶白质受累为主，可强化。
（2）Canavan 病：弓状纤维早期受累，丘脑及苍白球也受累，无强化，波谱分析示 NAA 峰增高。

第二节　获得性髓鞘脱失

一、多发性硬化

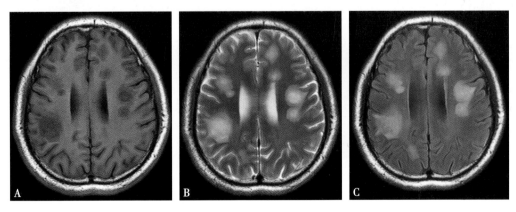

图 2-9-4　多发性硬化

图 A~L：男，36 岁，智力下降伴走路不稳一周，四肢活动可。两侧半卵圆中心、放射冠、额深部、右侧顶深可见多个卵圆形长 T1、长 T2、高 FLAIR 信号，病变信号欠均匀，边界模糊，部分病灶周围可见水肿带（A~C），T2WI 部分病灶中央信号较周边高，呈"煎蛋样"改变（B）。DWI 病变周边呈高信号，ADC 图呈稍低信号（D、E），提示水分子扩散受限。病变垂直于侧脑室分布，矢状位可见"垂直征"（F）。增强扫描类圆形病灶呈近似环形强化，部分病变呈开环样强化（J~H）。病变 Cho 峰及 Lac 峰明显增高，NAA 峰减低，NAA/Cr 比值降低，mI 峰增高，以上提示存在炎性脱髓鞘反应（I~L）

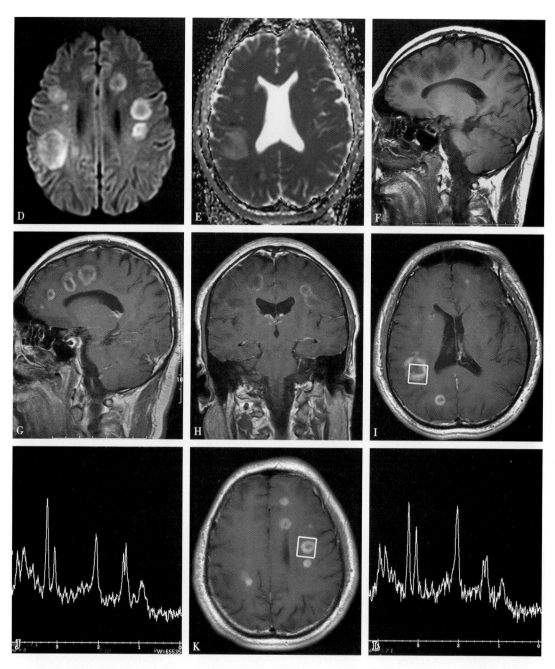

图 2-9-4(续)

〔**诊断要点**〕 ①病灶具有时间和空间多发性。②侧脑室旁白质、半卵圆中心沿侧脑室呈放射状分布的卵圆形长 T1、长 T2 信号,病变中心可囊变。③活动期可强化,部分典型病灶呈"开环样强化",静止期无强化。④活动期 DWI 信号增高。⑤中青年发病多见,女性多于男性。

〔**鉴别诊断**〕

(1) 急性播散性脑脊髓炎:起病快、单次偶发患病,近期多有病毒感染史或疫苗接种史,可累及基底节,强化方式单一,预后多不复发。

（2）视神经脊髓炎：脑部病变常发生于各个脑室旁室管膜周围及脊髓中央，脊髓内病变较长，多≥3 个脊髓节段，NMO-IgG 阳性。

二、急性播散性脑脊髓炎

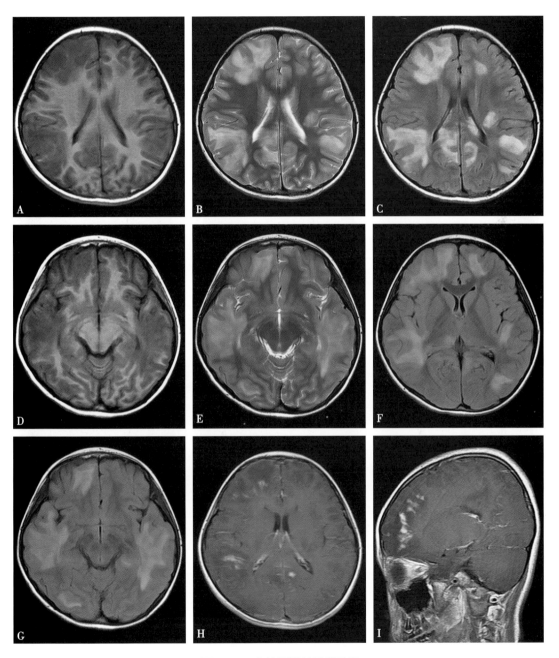

图 2-9-5　急性播散性脑脊髓炎

图 A~I：8 岁女孩，头痛、呕吐 3 天，发病 2 周前流感疫苗接种史。双侧大脑半球皮质及皮质下白质、右侧丘脑及左侧基底节可见多发大小不等斑片状、脑回样长 T1、长 T2 及高 FLAIR 异常信号，病变区脑回稍肿胀，相应脑沟变窄（A~G）。增强扫描上述脑质多发病变内见斑片状异常强化，边缘模糊，脑膜亦可见线样强化（H、I）。增强扫描 T1WI 矢状位示病灶有垂直于侧脑室分布的趋势（I）

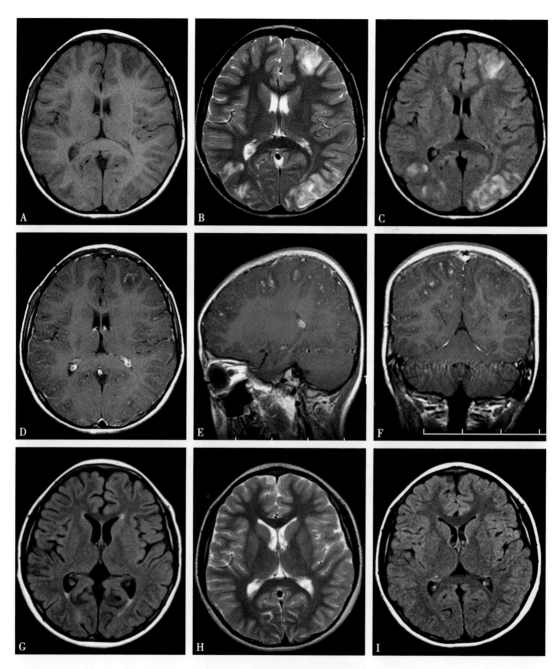

图 2-9-6 急性播散性脑脊髓炎

图 A~I:8 岁男孩,头痛、全身无力,发病前 1 个月有感冒、发热病史。双侧额、顶、枕叶皮质可见脑回样长 T1、长 T2、高 FLAIR 异常信号,边缘尚清(A~C)。增强扫描上述病变区域内见不规则脑回状强化,并有脑膜不均匀强化(D~F)。治疗 1 个月后复查,原病灶基本消失,仅见局限性 FLAIR 斑点状高信号,邻近脑沟略变窄(G~I)

〔**诊断要点**〕 ①双侧不对称多发点状及大片状高信号,可累及外周白质、灰质及基底节。②增强扫描呈单时相点状或环形强化。③急性期可见病灶不同程度弥散受限。④起病前有病毒感染或疫苗接种史。⑤单次偶发患病。

〔鉴别诊断〕

（1）多发性硬化：基底节不受累，强化新旧不一，病程多时相，反复发作。

（2）视神经脊髓炎：脑部 MR 不符合多发性硬化诊断，＞3 个锥体节段长脊髓病灶，NMO-IgG 阳性。

（3）多发性脑梗死：病灶具有沿血管分布的特点，呈扇形分布。

三、视神经脊髓炎

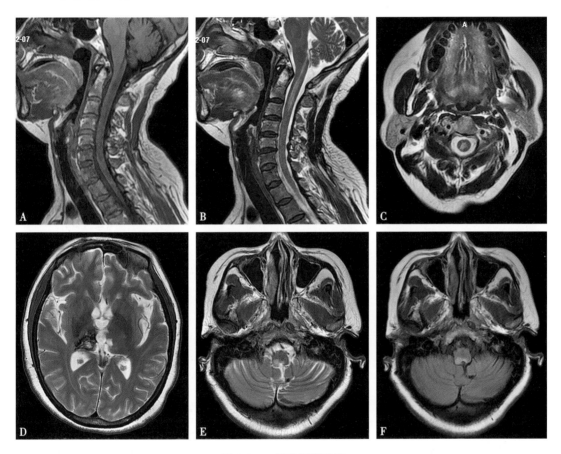

图 2-9-7 视神经脊髓炎

图 A~F：女，59 岁，5 个月前视物模糊，10 天前失明，诊断为视神经脊髓炎，激素冲击治疗 2 个月后仅有光感，对光反射消失，现右侧上肢无力 5 天，右上肢肌力 Ⅳ 级，右侧 Hoffman 征（+）。延髓至第 3 锥体水平脊髓内可见条形稍长 T1、稍长 T2 异常信号，边界较清晰（A、B）。轴位可见病变分布于脊髓中央管周围（C）。颅脑 MR 平扫见三脑室、四脑室周围异常高信号（D~F）

〔诊断要点〕 ①存在视神经炎及急性脊髓炎，常发生于水通道蛋白富集区，包括脑室旁室管膜周围。不符合多发性硬化的诊断。②≥3 个锥体节段长脊髓病灶，病变多累及脊髓中央灰质。③NMO-IgG 阳性。

〔鉴别诊断〕

（1）多发性硬化：时间及空间多发性，脊髓内病变多在少于 3 个脊髓节段，位于脊髓偏侧，且小于其横断面的一半。

（2）急性播散性脑脊髓炎：起病急，起病前多有感染、发热、疫苗接种等诱因。

四、一氧化碳中毒性脑病

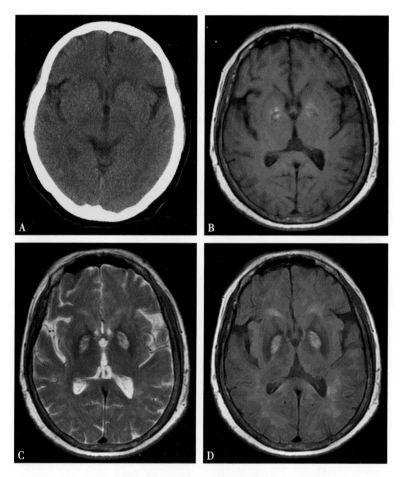

图 2-9-8 一氧化碳中毒性脑病

图 A~D：女，62 岁，一氧化碳中毒 20 天，昏迷，呼之不应，四肢无自主活动，双侧巴宾斯基征征（＋）。CT 示两侧豆状核密度欠均匀，似可见斑点状稍高密度影，左侧苍白球似可见小斑片状低密度影，边界模糊（A）。MR 示两侧苍白球对称性分布的卵圆形稍短 T1、长 T2、高 FLAIR 异常信号，边缘较清晰，信号欠均匀，呈"虎眼征"改变（B~D）。两侧大脑半球皮质下及深部白质多发散在分布小灶状斑块状及不规则状稍长 T1、长 T2、高 FLAIR 信号，边缘模糊，信号较均匀（B~D）

〔**诊断要点**〕 ①早期 MR 检查表现脑白质广泛水肿，脑室系统变小；②晚期常见双侧苍白球软化灶和脑萎缩表现；③一氧化碳中毒病史。

〔**鉴别诊断**〕

（1）Wilson 病：儿童或青春期发病，血清铜蓝蛋白增加，可见角膜 K-F 环，苍白球 T1 信号增高。

（2）Leigh 病：大部分出现在 2 岁之前，壳核、导水管周围及脑干呈对称性、分散性长 T2、高 FLAIR 信号。

（耿左军　周立霞　高丽娟）

参 考 文 献

1. 郭启勇 . 实用放射学 . 第 3 版 . 北京：人民卫生出版社，2007

2. Haaga JR.CT and MRI of the Whole Body.5th ed.Philadelphia：Mosby，2009

3. 金征宇 . 医学影像学 . 第 2 版 . 北京：人民卫生出版社，2010

4. 吴恩惠，冯敢生 . 医学影像学 . 第 6 版 . 北京：人民卫生出版社，2008

5. 白人驹，张雪林 . 医学影像诊断学 . 第 3 版 . 北京：人民卫生出版社，2010

6. 兰宝森 . 中华影像医学（头颈部卷）. 北京：人民卫生出版社，2002

7. Som PM，Curtin HD. Head and neck imaging. 4th ed. St Louis：Mosby-year book，Inc，2003

8. 戚晓昆 . 全面掌握中枢神经系统炎性脱髓鞘疾病影像学进展 . 中华神经科杂志，2011，44（7）：445-447

第 十 章

脊髓与椎管内病变

第一节　椎管内肿瘤

一、髓内肿瘤

1. 星形细胞瘤

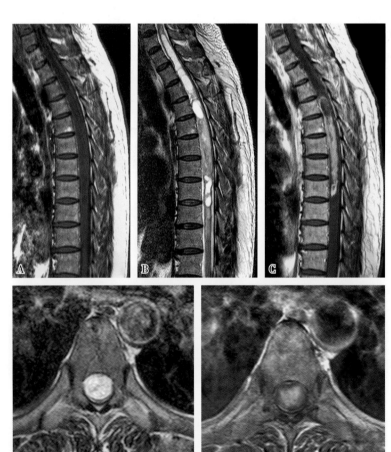

图 2-10-1　髓内星形细胞瘤
男,46 岁,双下肢肌力下降
3 个月,胸部有束带感;胸
椎 MR 平扫示脊髓增粗,在
T1WI 上呈低信号(A),在
T2WI 上呈稍高或明显高信
号(B、D),增强 MR 显示肿
瘤位于胸$_{4\sim8}$椎体节段髓内,
不规则强化,内有囊变,病
变上方髓内空洞形成(C、E)

〔诊断要点〕 ①多见于儿童和青少年,也可见于成人;②75% 发生于上胸髓及颈髓;③多个节段脊髓受累、增粗;④肿瘤易囊变,出血、钙化罕见;⑤肿瘤在 CT 平扫上呈低密度,在 MR 平扫上呈长 T1 长 T2 信号,密度、信号不均质;⑥增强后肿瘤实质部分和囊壁强化,横断面上显示肿瘤偏中心生长。

〔鉴别诊断〕

(1) 室管膜瘤:多见于 30 岁以上成人,以下段脊髓好发,在横断面上常累及整个脊髓。

(2) 急性脊髓炎:起病急,病变范围长,不出现囊变和脊髓空洞征象,增强后不强化或呈轻度斑片状强化。

2. 室管膜瘤

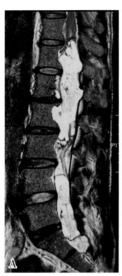 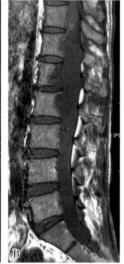 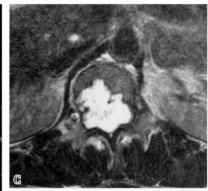 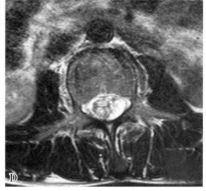

图 2-10-2　髓内室管膜瘤

男,49 岁,双下肢感觉减退 10 年;腰椎 MR 显示胸$_{11}$至骶$_2$节段椎管扩大,肿瘤在 T2WI 上呈明显高信号(A、D),在 T1WI 上呈低信号(B),信号不均质,多个椎体后部受压明显(A~C),胸$_{11}$椎体水平脊髓增粗(A、D)

〔诊断要点〕 ①下部胸髓、圆锥及终丝部多见;②好发于 30~50 岁成人;③病变部位脊髓不规则增粗,范围常达 4~5 个椎体节段;④瘤内易囊变,钙化可见,近端或远侧常出现脊髓空洞;⑤CT 平扫呈不均质低密度,MR 平扫呈不均质长 T1 长 T2 信号;⑥肿瘤实质部分呈均匀显著强化,境界清楚,常累及整个脊髓横断面。

〔鉴别诊断〕

(1) 急性脊髓炎:发病急,病变范围长、脊髓肿胀较轻、不强化或轻度斑片状强化。

(2) 星形细胞瘤:多见于儿童和青少年,以颈髓和上胸髓好发,不规则强化、境界欠清晰,横断面图像观呈偏中心性。

3. 血管网状细胞瘤

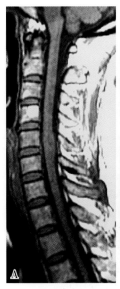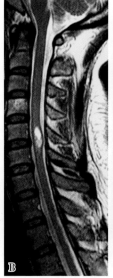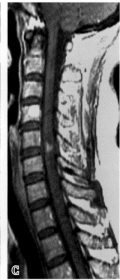

图 2-10-3　髓内血管网状细胞瘤
男,37 岁,颈部不适 1 月余;颈椎 MR 显示颈$_{5,6}$椎体水平脊髓增粗,在 T1WI 上呈等、稍低信号(A),T2WI 显示髓内囊性病灶,内有结节(B),增强后结节部分明显强化(C)

〔**诊断要点**〕　①好发于颈、胸髓;②以 30~40 岁青壮年多见;③肿瘤大部分或完全呈囊性,囊内有附壁结节;④附壁结节显著、均质强化,囊壁不强化;⑤常伴有脊髓空洞,范围可很长,与肿瘤结节不成比例。

〔**鉴别诊断**〕

(1) 脊髓空洞积水:增强后不强化。

(2) 其他髓内肿瘤:髓内血管网状细胞瘤囊变部分小或无囊性变时,鉴别困难。

4. 脂肪瘤

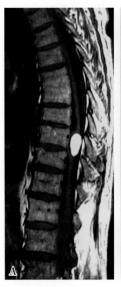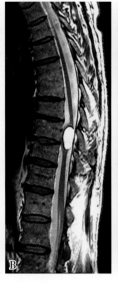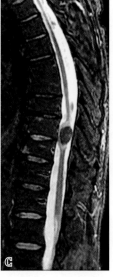

图 2-10-4　髓内脂肪瘤
男,52 岁,双下肢肌力减退 2 年;胸腰椎 MR 显示脊髓低位,髓内见一椭圆形病灶,在 T1WI(A)和 T2WI(B)上呈均质高信号,信号与皮下脂肪相似,病灶在脂肪抑制 T2WI 上呈低信号(C)

〔**诊断要点**〕　①属先天发育异常,病史长;②常位于胸段脊髓背侧;③CT 平扫呈负值,MR 平扫上呈高信号,密度、信号均质;④增强后不强化;⑤MR 脂肪抑制呈低信号。

〔**鉴别诊断**〕

(1) 亚急性期出血或血肿:发病急,密度等或偏高,脂肪抑制 MR 上仍呈高信号。

(2) 畸胎瘤、皮样囊肿:密度、信号不均。

5. 转移瘤

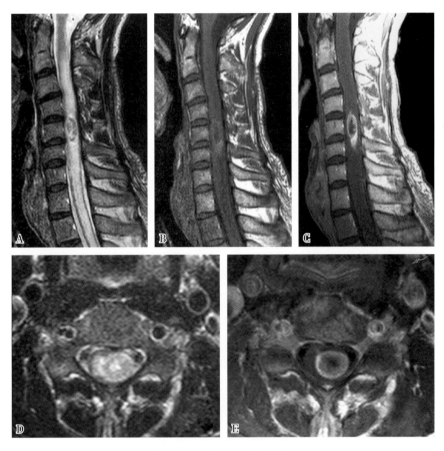

图 2-10-5　食管癌髓内转移瘤

男,52 岁,颈部疼痛,四肢麻木、无力 1 个月;MR 平扫显示颈$_5$ 椎体水平髓内一椭圆形病灶,在 T2WI 大部分呈等信号(A、D),伴颈、胸髓大范围水肿;在 T1WI 上呈低信号,周围伴稍高信号环(B),增强后呈不规则环形强化(C、E)

〔**诊断要点**〕　①好发于胸段脊髓;②病变常多发;③瘤周水肿明显;④增强后呈斑片状或环形强化;⑤有原发恶性肿瘤病史。

〔**鉴别诊断**〕　病灶多发时容易诊断,单发时需与下列髓内病变鉴别。

(1) 星形细胞瘤:好发于儿童,肿瘤范围大,瘤周水肿相对较轻,常合并脊髓空洞。

(2) 血管网状细胞瘤:多呈囊状加附壁结节表现,脊髓空洞可很明显。

(3) 急性脊髓炎:病史短,脊髓水肿范围可很大,但多不强化;脑脊液内蛋白质和细胞数增多。

二、髓外硬膜下肿瘤

1. 神经纤维瘤与神经鞘瘤

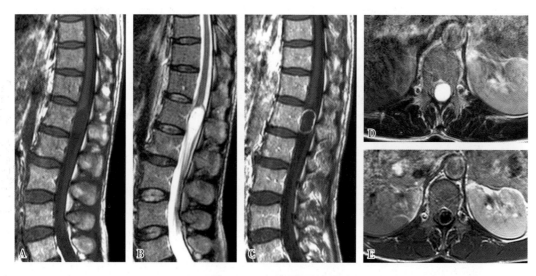

图 2-10-6　硬膜下神经鞘瘤

男,46 岁,左腰骶部疼痛 1 年,加重 3 个月;腰椎 MR 示脊髓圆锥下一囊性病灶,在 T1WI 上呈低信号(A),在 T2WI 上呈高信号(B、D),增强后呈明显环形强化(C、E)

〔诊断要点〕　①肿瘤好发于腰骶段,常位于脊髓腹外侧方;②肿瘤上下端蛛网膜下腔增宽,对侧蛛网膜下腔变窄;③横断面或冠状面见肿瘤沿神经根向椎管外生长,椎间孔扩大;④神经鞘瘤内常有囊变;⑤肿瘤实质强化明显。

〔鉴别诊断〕
(1) 脊膜瘤:多位于脊髓背侧或腹侧,一般不引起椎间孔扩大,钙化多见。
(2) 游离髓核:邻近椎间隙变窄,不强化或轻度环形强化。

2. 脊膜瘤

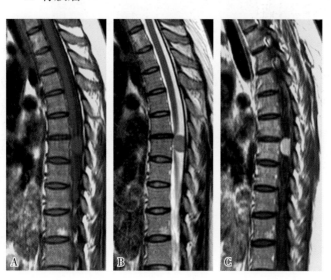

图 2-10-7　脊膜瘤

女,31 岁,腰背不适伴双下肢无力 2 个月;病变位于胸₇椎体水平背侧,呈长椭圆形,在 T2WI 上信号稍高于脊髓(B),在 T1WI 上信号与脊髓类似(A),信号均质,增强后呈明显均质强化(C)

〔**诊断要点**〕 ①多见于中年女性;②好发于胸段脊髓(80%)背侧、颈髓(15%)腹侧;③肿瘤上下端蛛网膜下腔增宽,对侧蛛网膜下腔变窄或消失;④与硬脊膜广基底相连;⑤增强后显著均质强化;⑥瘤内可见钙化。

〔**鉴别诊断**〕 神经鞘瘤和神经纤维瘤:可引起椎间孔扩大、向椎间孔外生长,神经鞘瘤易囊变。

3. 脂肪瘤

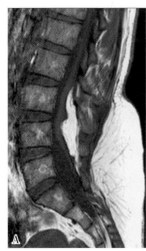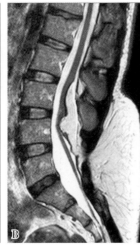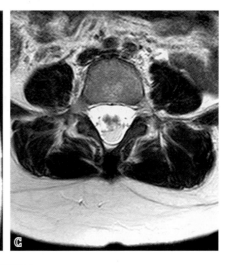

图 2-10-8 硬膜下脂肪瘤

女,37岁,发现腰骶部包块30年;MR平扫T1WI(A)、T2WI(B)矢状位及T2WI横断面(C)示脊髓低位,硬膜下一不规则形脂肪信号病灶

〔**诊断要点**〕 ①与皮下脂肪密度、信号一致;② MR脂肪抑制像上呈低信号;③单独存在,好发于胸段椎管;④合并有脊髓发育异常,常位于腰骶段。

〔**鉴别诊断**〕 硬膜下亚急性期出血:与皮下脂肪信号不完全一致,MR脂肪抑制像上仍呈高信号。

4. 畸胎瘤

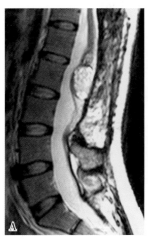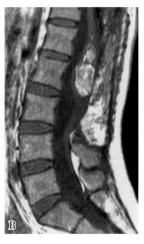

图 2-10-9 畸胎瘤

女,28岁,双下肢感觉障碍20年;MR示脊髓圆锥下一椭圆形异常信号,在T2WI(A)和T1WI(B)上大部分呈稍高、高信号,混杂有斑点状等信号影

〔诊断要点〕　①多见于儿童及青少年男性;②肿瘤内含有脂肪、钙化或骨质;③CT 显示病灶内有骨性结构可确定诊断。

〔鉴别诊断〕　皮样囊肿和表皮样囊肿:不含有骨质成分,若畸胎瘤内无骨质成分,则难以鉴别。

三、髓外硬膜外肿瘤

1. 神经鞘瘤和神经纤维瘤

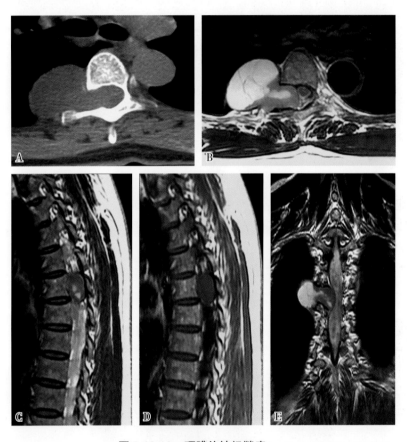

图 2-10-10　硬膜外神经鞘瘤

女,45 岁,查体发现椎旁占位;CT 平扫显示胸$_{6,7}$右侧椎间孔扩大,肿块自椎管内突向椎旁,呈哑铃状,密度与脊髓类似(A);MR 平扫 T2WI 显示肿块跨椎管内外生长,呈哑铃状,其内大部分囊变,实质部分呈稍长 T2(B、C)、等 T1 信号(D),冠状位 T2WI 清晰显示肿块与脊髓间一低信号间隔(E)

〔诊断要点〕　①椎间孔扩大,肿瘤跨椎管内外生长,呈哑铃状;②横断面或冠状位 T2WI 显示肿瘤与脊髓间一低信号间隔,同侧蛛网膜下腔变窄;③神经鞘瘤易囊变;④肿瘤实性成分呈等或稍高密度,在 T1WI 上呈稍低、等信号,在 T2WI 上呈稍高信号;⑤增强后肿瘤实性成分明显强化。

〔鉴别诊断〕
(1) 脊膜瘤:多位于脊髓背侧或腹侧,一般不引起椎间孔扩大。
(2) 游离髓核:邻近椎间隙变窄,不强化或轻度环形强化。

2. 转移瘤

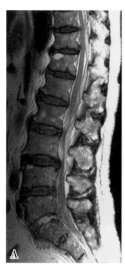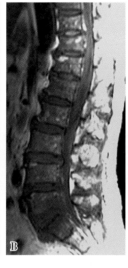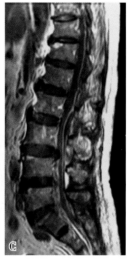

图 2-10-11　转移瘤

男,44 岁,有肝癌病史,出现双下肢无力 1 周余;腰椎 MR 示下胸段及腰椎椎管内硬膜外间隙增宽,内有长 T2(A) 等 T1 信号影(B),T2WI 清晰显示病灶与硬膜囊间有一低信号间隔(A),增强后病灶强化(C)

〔**诊断要点**〕　①硬膜外间隙增宽;②常有邻近椎体附件溶骨性破坏;③病灶在 T1WI 上呈等或稍低信号,在 T2WI 上呈稍高信号;④增强后显著均质强化;⑤原发恶性肿瘤病史。

〔**鉴别诊断**〕

(1) 淋巴瘤:病变范围广,易包绕脊髓。

(2) 海绵状血管瘤:T2WI 上呈明显高信号,T1WI 上呈稍高信号。

3. 淋巴瘤

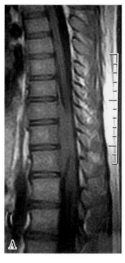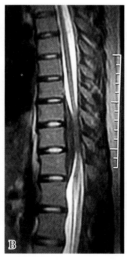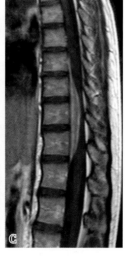

图 2-10-12　硬膜外淋巴瘤

女,48 岁,背部疼痛 1 月余,双下肢无力 10 天;MR 示胸$_{10\sim12}$椎体背侧梭形占位,在 T1WI 上呈等信号(A),T2WI 上呈稍低信号(B),同水平蛛网膜下腔变窄、消失,增强后病灶明显均质强化(C)

〔**诊断要点**〕　①好发于成年人,以局部疼痛最多见;②常见于胸腰段椎管,累及范围广,常呈环状包绕硬膜囊;③ CT 平扫上呈等密度;④在 T1WI 上呈等信号,T2WI 上呈稍高信号;⑤增强后轻至中度强化。

〔鉴别诊断〕
(1) 转移瘤:有原发灶,累及范围相对较小。
(2) 海绵状血管瘤:在 T2WI 上呈极高信号,病灶周围可出现低信号带或网状改变。

第二节 脊 髓 外 伤

一、脊髓水肿

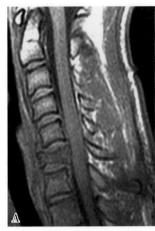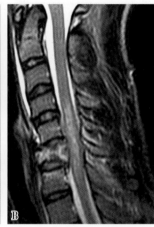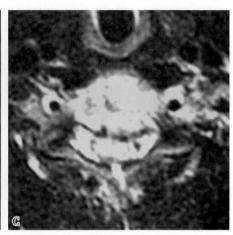

图 2-10-13 脊髓外伤后水肿

女,21 岁,车祸后颈部疼痛、双下肢活动不利;MR 示颈 $_6$ 椎体压缩骨折,颈 $_{5,6}$ 椎体水平脊髓轻度肿胀,在 T1WI 上呈稍低信号(A),在 T2WI 上呈高信号(B、C)

〔诊断要点〕 ①有外伤史,合并或不合并脊柱骨折;②病变节段脊髓肿胀、增粗;③病变节段脊髓在 T2WI 上呈高信号,在 T1WI 上呈等或低信号;④增强后不强化。

〔鉴别诊断〕 急性脊髓炎、脊髓内转移瘤、放射性损伤:根据病史可鉴别。

二、脊髓断裂

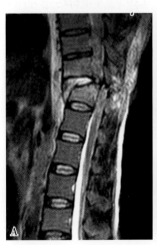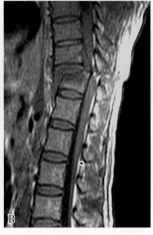

图 2-10-14 外伤后脊髓断裂

男,42 岁,高处坠落后双下肢瘫痪;MR 示胸 $_{10,11}$ 椎体前后错位,同水平脊髓连续性中断(A、B)

〔诊断要点〕 ①有外伤病史;②脊椎骨折错位;③脊髓完全或部分断裂。
〔鉴别诊断〕 表现典型,无须鉴别。

三、脊髓软化

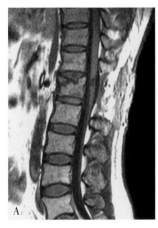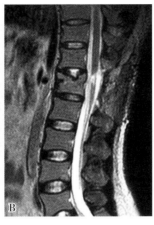

图 2-10-15　脊髓外伤后软化

男,33 岁,高处坠落 8 月余;腰椎 MR 示腰₁椎体陈旧性压缩骨折,脊髓圆锥内有一不规则形长 T1(A)长 T2 信号(B)

〔诊断要点〕 ①有外伤病史;②脊髓内带状或管状病灶;③病灶密度、信号与脑脊液类似。
〔鉴别诊断〕 结合病史易与脊髓术后软化、髓内室管膜囊肿相鉴别。

第三节　椎管内血管畸形

一、脊髓动静脉畸形

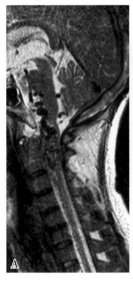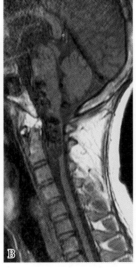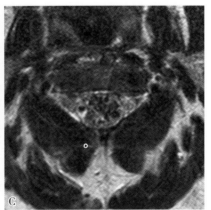

图 2-10-16　脊髓动静脉畸形

男,32 岁,四肢乏力 2 个月、呼吸困难 3 周;MR 示上段颈髓内及脑干腹侧异常扩张、迂曲走行血管流空影信号(A~C)

〔**诊断要点**〕　①常见于儿童、青少年；②以脊髓颈、胸段多见；③ MR 平扫可见髓内和髓周簇生的血管流空信号；④增强后可见迂曲状或团块状血管影。

〔**鉴别诊断**〕　影像上有特征性改变，一般无须与其他疾病鉴别。

二、海绵状血管瘤

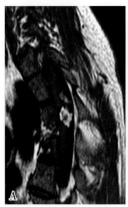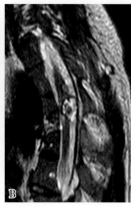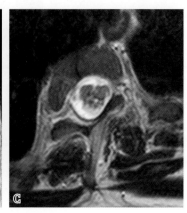

图 2-10-17　脊髓内海绵状血管瘤

男,40 岁,双下肢乏力 1 年余;MR 示胸₄椎体水平髓内团状异常信号,病灶在 T1WI(A)和 T2WI(B、C)呈不规则环状高信号,T2WI 上可见病灶与脊髓间有一低信号间隔

〔**诊断要点**〕　①常见于 20~60 岁成人，女性多见；②好发于胸髓；③ T1WI 可见斑点状或结节状高信号；④ T2WI 病灶周缘常呈低信号。

〔**鉴别诊断**〕一般诊断不难，存在急性出血时，需行 DSA 与小的髓内动静脉畸形鉴别，后者有供血动脉和引流静脉。

三、硬脊膜动静脉漏

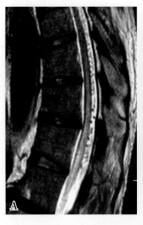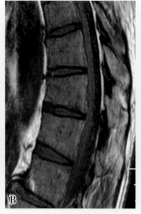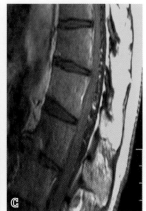

图 2-10-18　硬脊膜动静脉漏

女,63 岁,双下肢感觉减退 1 个月余;MR T2WI 示下胸段、腰段髓外硬膜下多个点状或条状血管流空低信号(A),在 T1WI 上大部分呈低信号,少数呈等信号(B),增强后病灶部分强化(C);相应节段脊髓灰质部分在 T2WI 上呈高信号,在 T1WI 上呈等信号水肿改变

〔**诊断要点**〕 ①以脊髓胸、腰段常见；② T2WI 可见硬膜囊内血管流空低信号影；③增强后可见硬膜囊内条状血管样强化。

〔**鉴别诊断**〕 影像上有特征性改变，一般无须与其他疾病鉴别。

（张　明）

参 考 文 献

1. Krings T.Vascular malformations of the spine and spinal cord：anatomy，classification，treatment. Clin Neuroradiol，2010，20（1）：5-24

2. Song D，Garton HJ，Fahim DK，et al. Spinal cord vascular malformations in children. Neurosurg Clin N Am，2010，21（3）：503-510

3. Kornienko V，Pronin I. Dignostic neuroradiology. Berlin：Springer，2009

4. Krings T，Geibprasert S.Spinal dural arteriovenous fistulas. AJNR Am J Neuroradiol，2009，30（4）：639-648

5. Abul-Kasim K，Thurnher MM，McKeever P，et al.Intradural spinal tumors：current classification and MRI features. Neuroradiology，2008，50（4）：301-314

6. Theodorou DJ，Theodorou SJ，Sartoris DJ. An imaging overview of primary tumors of the spine：Part 1. Benign tumors. Clin Imaging，2008，32（3）：196-203

7. Louis DN，Ohgaki H，Wiestler OD，et al. The 2007 WHO classification of tumours of the central nervous system. Acta Neuropathol，2007，114（2）：97-109

8. Traul DE，Shaffrey ME，Schiff D. Part I：spinal-cord neoplasms-intradural neoplasms. Lancet Oncol，2007，8（1）：35-45

9. 鱼博浪 . 中枢神经系统 CT 和 MR 鉴别诊断 . 西安：陕西科学技术出版社，2005

10. Van Goethem JW，Van Den Hauwe L，Ozsarlak O，et al. Spinal tumors. Eur J Radiol，2004，50（2）：159-176

11. Koeller KK，Rosenblum RS，Morrison AL. Neoplasms of the spinal cord and filum terminale：radiologic-pathologic correlation. Radiographics，2000，20（6）：1721-1749

12. Lowe GM. Magnetic resonance imaging of intramedullary spinal cord tumors. Neurooncol，2000，47（3）：195-210

第三篇

头颈部疾病

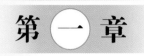

第一章

颅 底

第一节 正常影像学表现

颅底是颅骨的底面,解剖结构复杂,由筛骨、蝶骨、枕骨、额骨和双侧颞骨组成。内面高低不平,呈阶梯状,从前到后分别称为颅前窝、颅中窝和颅后窝。窝中有很多孔、裂与颅内外相通。

1. 颅前窝 前起额骨,后界为蝶骨小翼和鞍结节,由额骨眶板、筛骨筛板和蝶骨小翼构成,正中线由前向后依次有额嵴、盲孔、鸡冠等结构,筛板上有筛孔通鼻腔。

2. 颅中窝 由蝶骨体、蝶骨大翼、颞骨岩部等构成,中央是蝶骨体,上面有垂体窝,窝前外侧有视神经管,两侧的浅沟称为颈动脉沟,颈动脉沟向前外侧通向眶上裂,后端有破裂孔,破裂孔续于颈动脉管内口。蝶鞍两侧依次有圆孔、卵圆孔和棘孔。圆孔内有三叉神经上颌支、圆孔动脉和从海绵窦到翼丛的导静脉;卵圆孔内有三叉神经下颌支和颌内动脉的脑膜副动脉分支;棘孔内有脑膜中动脉和下颌神经的返支。

3. 颅后窝 由枕骨和颞骨岩部后部等构成。中央为枕骨大孔,其前方平坦的骨性结构为斜坡;其前外缘有舌下神经管内口,有舌下神经通过;其后上方有十字形隆起,交汇处称枕内隆突,向上延续为上矢状窦沟,向两侧续于横窦沟,转向前下内改称为乙状窦沟,末端终于颈静脉孔。颈静脉孔由颞骨的颈静脉嵴分为前内方较小的神经部和后外方较大的血管部,神经部通过的结构包括舌咽神经、Jacobson 神经节和岩下窦,而迷走神经、副神经、Arnold 神经和颈内静脉则在颈静脉孔血管部走行。颞骨岩部后部有向前内的开口,即内耳门,通向内听道,内有面神经、前庭蜗神经和迷路动脉。

颅底侧面的重要结构包括颞窝、颞下窝和翼腭窝,前两者以颧弓为界。颞下窝容纳咀嚼肌和神经血管等,向上与颞窝相连,经卵圆孔、棘孔与颅中窝相通,向前经眶下裂通眶,向内经上颌骨与蝶骨翼突之间的翼上颌裂通翼腭窝。翼腭窝为上颌骨体、蝶骨翼突和腭骨之间的狭窄间隙,深藏于颞下窝内侧,内含神经血管(上颌神经、翼腭神经节、上颌动脉终末支及其伴行的小静脉),有广泛交通,向外通颞下窝,向前经眶下裂通眶,向内经蝶腭孔通鼻腔,向后经圆孔通颅中窝,经翼管通颅底外面,向下移行于腭大管,并经其通口腔。

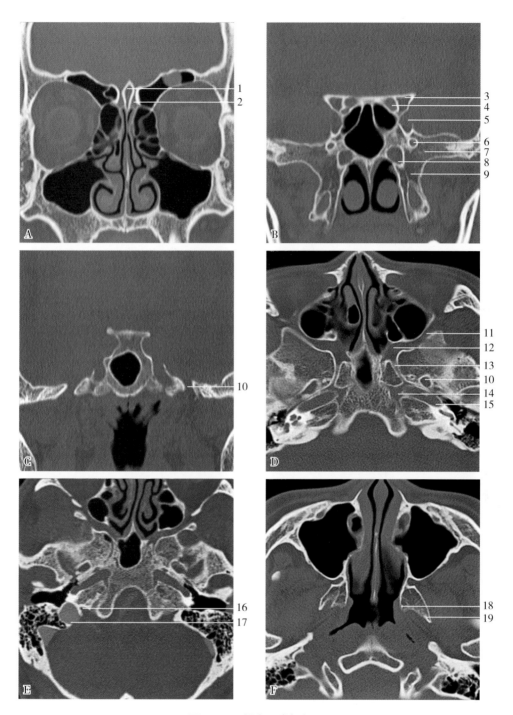

图 3-1-1 颅底正常解剖

CT(图 A~G)示:1.鸡冠;2.嗅沟;3.蝶骨小翼;4.视神经管;5.眶上裂;6.圆孔;7.蝶骨大翼;8.翼腭窝;9.翼突;10.卵圆孔;11.翼上颌裂;12.蝶腭孔;13.翼管;14.破裂孔;15.颈动脉管;16.颈静脉孔神经部;17.颈静脉孔血管部;18.翼突内侧板;19.翼突外侧板;20.腭大管

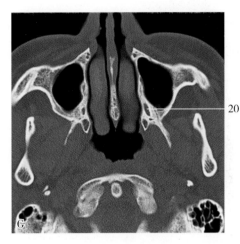
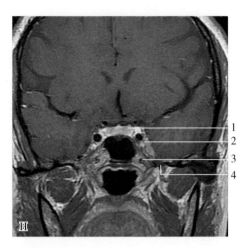

图 3-1-1（续）

MR（图 H）示：1. 垂体；2. 海绵窦；3. 翼管；4. 卵圆孔

第二节 读片方法及分析诊断思路

　　颅底结构解剖复杂，位置深在，且神经血管丰富，通过众多的孔、管、窝、缝、裂隙与颅内、颅外、眼眶、鼻腔、口腔沟通，一直是基础和临床学科研究的难点。因此分析诊断颅底病变，必须基于熟悉的解剖学知识，综合病变的发生部位、信号或密度特点、侵犯范围等多种因素，才能作出准确性更高的诊断。

　　病变部位的分析：不同的病变有不同的好发部位，因此首先要确定病变的部位。前颅窝的病变可来源于颅底本身结构和周围结构，如脑膜、嗅神经、鼻腔、鼻窦、眼眶等，因此本区域常见病变包括脑膜瘤、嗅神经母细胞瘤以及鼻腔、鼻窦和眼眶的各种病变。中颅窝包括蝶骨、鞍区及其相邻结构，鞍区常见肿瘤包括垂体瘤、颅咽管瘤、鞍结节脑膜瘤等，斜坡区域常见脊索瘤，位于中线结构，而软骨类肿瘤则更易发生于旁中线位置，累及岩枕裂。海绵窦内因神经血管丰富，易发生神经源性、血管源性肿瘤或炎性病变。后颅窝肿瘤以神经鞘瘤和脑膜瘤最多见，颈静脉孔区易发生副神经节瘤、神经鞘瘤或脑膜瘤等，可以根据肿瘤密度／信号特点、强化特点、骨质的改变等进行鉴别诊断。

　　另外，颅底孔道众多，沟通多个结构，因此尤其要重视易于沿神经孔道蔓延的病变，如鼻咽癌、腺样囊腺癌、炎性假瘤及其他少见恶性肿瘤。

第三节 颅底肿瘤与肿瘤样病变

一、颅底神经源性肿瘤

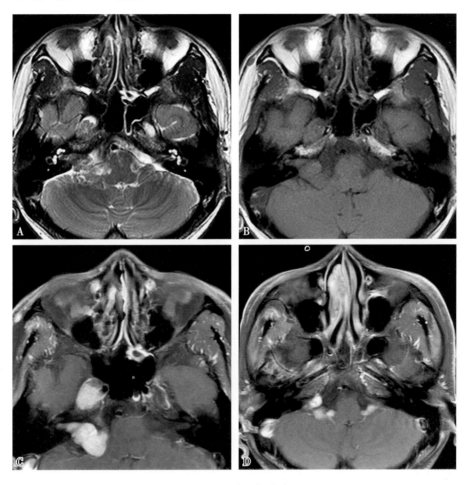

图 3-1-2 神经纤维瘤

男,34 岁,因右侧鼻塞发现鼻腔内占位性病变就诊,行鼻窦 MR 扫描时发现右侧桥小脑角区、Mechel 腔软组织肿块,T2WI 呈不均匀等 / 高信号(A),T1WI 呈等信号(B),增强后病变明显强化,进入右侧内听道(C),另外双侧后组脑神经(舌咽、迷走、副神经)走行区均可见强化软组织影(D)。右侧鼻腔内肿物亦可见不均匀强化(D)

〔诊断要点〕 ①神经源性肿瘤分为神经鞘瘤和神经纤维瘤,颅底的神经源性肿瘤起源于脑神经走行的特定部位,好发于Ⅴ、Ⅶ~Ⅻ对脑神经。神经鞘瘤可发生于任何年龄,常见于20~50 岁,生长缓慢;神经纤维瘤较少见,如果多发常合并Ⅰ型神经纤维瘤病。②临床表现与肿瘤起源、大小有关,主要表现为受累神经麻痹的症状。③影像学表现因肿瘤起源部位不同而各有特点,三叉神经肿瘤骑跨中、后颅窝生长,呈哑铃状;听神经瘤位于桥小脑角区,内听道扩大;面神经瘤可以引起面神经管扩大,面神经增粗,其走行区域有软组织肿块影;舌咽、迷走、副神经位于颈静脉孔区,可见颈静脉孔扩大;舌下神经肿瘤位于舌下神经管内,可有神经管扩大,跨颅内外生长等表现。④CT 表现:病灶呈等或稍低密度影,可有囊变,周围骨质受压变薄,少数有骨质破坏,增强后不均匀强化,囊变区无强化。⑤MR 表现:T1WI 呈等或略低信号,T2WI 呈不均匀高信号,囊变区一般为长 T1 长 T2 信号,增强后病变不均匀明显强化。

〔鉴别诊断〕

(1) 脑膜瘤:MR 上多呈等 T1 等 T2 信号,信号均匀,增强后均匀强化,有脑膜尾征,以宽基底与硬脑膜相连,周围骨质增生硬化,位于桥小脑角区者不伴内听道扩大。

(2) 颈静脉球瘤:颈静脉孔区肿块,富血管,MR 呈典型"盐 - 胡椒"征,多伴有颈静脉孔区骨质破坏。

(3) 胆脂瘤:形态不规则,匍行生长,MR 增强后不强化。

二、翼腭窝腺样囊性癌

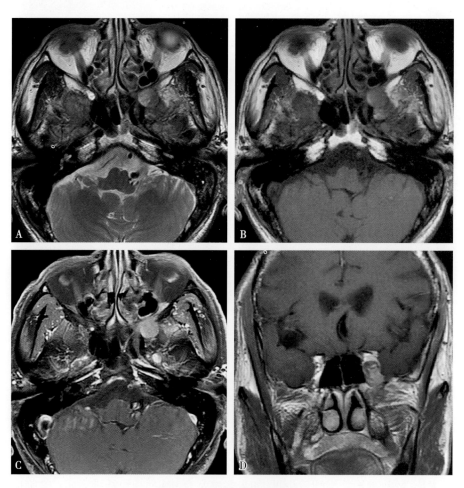

图 3-1-3　翼腭窝腺样囊性癌

男,60 岁,左侧面部疼痛伴鼻塞 2 年来诊,手术病理为腺样囊性癌。左侧翼腭窝内可见软组织肿块,不均匀长 T2 信号(A)等 T1 信号(B),增强后明显强化,注意病变左后方卵圆孔内增粗强化的下颌神经(C),D 显示病变累及左侧海绵窦区、圆孔及翼管

〔诊断要点〕 ①组织学上腺样囊性癌由上皮细胞和肌上皮细胞构成,是小涎腺恶性肿瘤中最常见的一种,多见于 50~60 岁中老年人,女性略多;②腺样囊性癌具有嗜神经生长的特点,早期易侵犯神经组织,引起患者神经痛、面部麻木等症状;手术完全切除困难,易复发;③影像学表现除局部软组织肿块外,还需关注其相邻神经孔道的改变,CT 可显示圆孔、卵圆孔、翼管、翼腭窝、腭大管等骨性孔道扩大,MR 可直接显示神经受累情况;④CT 平扫呈软组织密度,内可有囊变区,MR 扫描 T1WI 呈等或稍低信号,T2WI 呈等高混杂信号,增强后不均匀强化。

〔鉴别诊断〕

(1) 翼腭窝神经鞘瘤:良性肿瘤,边缘清晰,密度不均,可见多发囊变区,增强后不均匀强化。

(2) 翼腭窝其他恶性肿瘤:如鳞状细胞癌、腺癌、恶性黑色素瘤等,影像学表现不易区分,但腺样囊性癌嗜神经生长特点更为明显,一旦发现神经受累则首先考虑腺样囊性癌的诊断。

三、翼腭窝神经鞘瘤

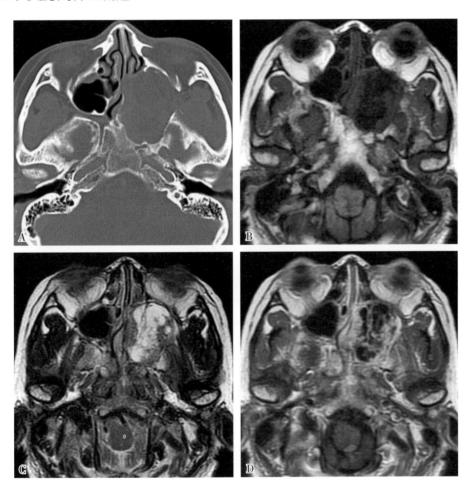

图 3-1-4 翼腭窝神经鞘瘤

女,48 岁,左侧面部疼痛麻木 3 年,视力下降半年。CT 骨窗显示左侧翼腭窝区肿块,相邻骨质压迫吸收,边缘清晰锐利(A);MR 上肿块呈不均匀长 T1(B)长 T2(C)信号,内可见片状囊变坏死区,增强后病变不均匀强化,囊变区无强化(D)

〔诊断要点〕 ①神经鞘瘤起源于 Schwann 细胞,表现为边界清楚、包膜完整的肿块,内囊变出血较常见;②CT 表现为翼腭窝内类圆形等密度肿块,内部坏死区域呈低密度,增强后不均匀强化,伴翼腭窝扩大,骨质呈受压改变;③MR 根据细胞成分不同信号表现不同,Antoni A 细胞构成实性区域呈等信号,增强后明显强化;Antoni B 细胞构成疏松黏液区域呈长 T1 长 T2 信号,增强后不强化或仅轻度强化。

〔鉴别诊断〕
(1) 与全身各部位神经鞘瘤的影像学特点相似。
(2) 与翼腭窝恶性病变鉴别:病变形态不规则,有骨质破坏。
(3) 与翼腭窝炎性病变鉴别:病变范围广泛,边界不清,沿孔道生长,骨质可硬化。

四、脊索瘤

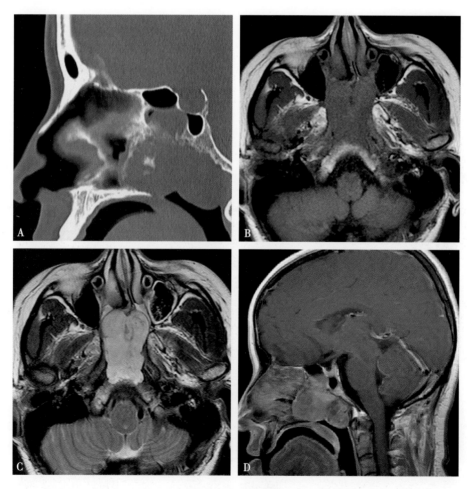

图 3-1-5 脊索瘤

女,44 岁,鼻塞耳闷 2 年,颅底中线处可见软组织肿块,向蝶窦及鼻咽腔内突出,CT 显示斜坡及蝶窦下壁骨质破坏,边缘毛糙,肿瘤内可见高密度骨碎片及钙化影(A);T1WI 呈低信号(B),T2WI 呈高信号(C),信号不均,增强后病变明显不均匀强化(D)

〔诊断要点〕　①脊索瘤来源于脊索胚胎残留物或迷走脊索组织,为交界性肿瘤,好发于脊柱两端,约 50% 发生于骶骨,35% 位于颅底蝶枕交界处,15% 发生于椎体;颅底脊索瘤多发生于中线部斜坡和鞍区,少数可位于岩尖和蝶窦。②CT 表现为不均匀或稍高密度软组织肿块,伴不同程度溶骨性骨质破坏,肿瘤内可见高密度骨碎片影和(或)钙化影。③MR 表现为斜坡或鞍区的软组织肿块,T1WI 呈不均匀等 / 低信号,T2WI 呈不均匀等 / 高信号,可合并出血囊变。增强扫描以缓慢、持续强化为其特点。

〔鉴别诊断〕

(1) 软骨肉瘤:多位于旁中线位置,肿瘤内多发高密度钙化影。

(2) 颅咽管瘤:多位于鞍上中线结构,"蛋壳状"钙化为其典型特征。

(3) 转移瘤:多骨呈广泛性骨质破坏,伴有软组织肿块,钙化少见。

(4) 蝶窦内垂体瘤:鞍底骨质多不完整,与鞍区肿块相连。

五、软骨肉瘤

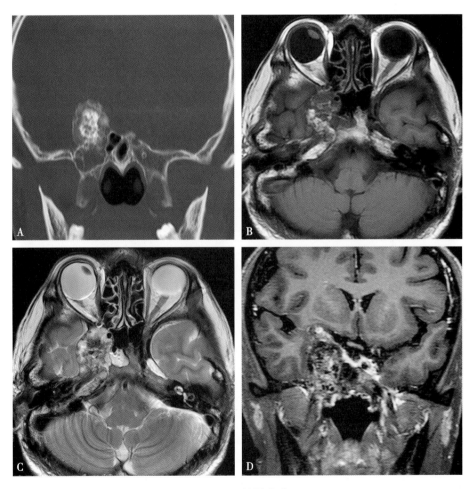

图 3-1-6　软骨肉瘤

男,39 岁,右侧眼球逐渐突出 10 年,CT 显示右侧鞍旁肿物,可见多发结节及环形钙化影(A); MR T1WI 显示肿块呈不均匀等信号(B),T2WI 呈不均匀高信号(C),增强后病变呈中度不均匀强化,包绕右侧颈内动脉(D)

〔诊断要点〕 ①软骨肉瘤是起源于软骨、软骨化骨或脑膜原始间充质细胞,颅底较少见,占颅底肿瘤的 6% 左右,40 多岁成年人多见;②颅底的软骨肉瘤多位于旁中线区,即蝶筛骨、蝶枕骨和岩枕骨等颅骨软骨结合处,1/3 位于岩枕裂;③膨胀性生长,CT 表现为混杂密度影,多伴有骨质破坏及钙化,增强后不均匀强化;④MR T1WI 呈等或低信号,T2WI 多呈不均匀高信号,钙化区或纤维软骨成分为低信号,增强后不均匀强化;⑤颅底旁中线区,骨质破坏和特征性软骨样钙化基质为其主要影像学特征。

〔鉴别诊断〕

(1) 脊索瘤:多位于颅底中线区,斜坡和鞍区常见,MR 动态增强扫描呈缓慢持续强化,CT 所见高密度影多为残存的骨碎片。

(2) 软骨瘤:较软骨肉瘤更为少见,生长缓慢,影像学两者较难区分,肿瘤轮廓、骨质破坏及钙化形态可能有助于鉴别。

(3) 颅咽管瘤:多位于鞍上中线结构,"蛋壳状"钙化为其典型特征。

(4) 转移瘤:多骨呈广泛性骨质破坏,伴有软组织肿块,钙化少见。

六、骨纤维异常增殖症

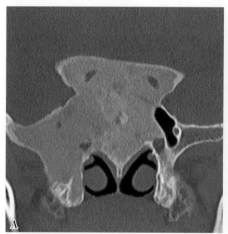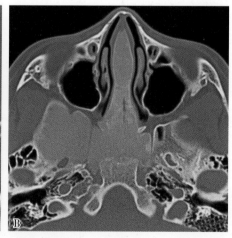

图 3-1-7 骨纤维异常增殖症

女,11 岁,视力下降,图 A、B:CT 显示蝶骨体、右侧蝶骨大翼、翼突、双侧蝶骨小翼、骨性鼻中隔骨质膨胀肥厚,呈均匀磨玻璃密度影,双侧视神经管、翼管及右侧圆孔变窄

〔诊断要点〕 ①骨纤维异常增殖症是一种良性骨疾病,其特点是纤维组织大量增殖,代替了正常骨组织,可分为单骨型和多骨型。②病变进展缓慢,儿童期发病,就诊年龄多为11~30 岁,男性较多,早期多无症状,随病变进展可出现半侧面部畸形、视力障碍及脑神经受压症状。③CT 为首选检查方法,病变骨组织膨胀肥厚,呈均匀或不均匀磨玻璃密度影,骨皮质较完整;MR T2WI 多表现为低信号,可均匀或不均匀,其取决于病灶内胶原纤维的含量、骨小梁的多少以及有无囊变坏死等。

〔鉴别诊断〕

(1) 骨化性纤维瘤:多为单骨病变,边缘清晰,内部为低密度,边缘有较完整的骨性包壳。

（2）畸形性骨炎：多发生于老年人，多累及颅盖骨，颅面骨较轻，CT 显示"棉絮样"改变。

七、青少年鼻咽纤维血管瘤

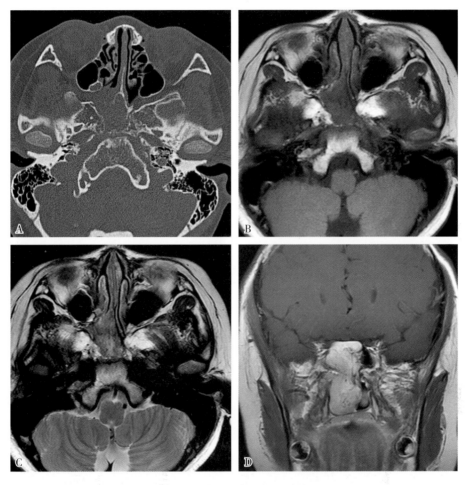

图 3-1-8 青少年鼻咽纤维血管瘤

男，13 岁，右侧鼻塞、鼻出血。CT 显示右侧蝶腭孔扩大，周围骨质破坏（A），T1WI 呈低信号（B），T2WI 呈高信号，并可见点状低信号（"盐 - 胡椒"征，C），增强后肿瘤明显强化（D），突入蝶窦及鼻咽腔内

〔**诊断要点**〕 ①青少年鼻咽纤维血管瘤好发于青少年男性，由致密的纤维组织和扩张的血管组成，极易出血；呈侵袭性生长，完全切除困难，复发率高；②起源于蝶腭孔区，向周围各个方向生长，可累及鼻咽部、翼腭窝、鼻腔、后鼻孔、鼻窦，甚至可生长入眼眶和颅内；周围骨质呈侵蚀破坏征象，翼腭窝、蝶腭孔扩大；③CT 表现为等密度，增强后明显强化，CT 可显示骨质破坏及孔道扩大征象；④MR 表现有特征性，T2WI 内可见血管流空信号，亚急性出血区域在 T1WI 表现为高信号，增强后病变明显强化，但强化不均匀。

〔**鉴别诊断**〕
（1）本病青少年男性发病，女性极罕见；以蝶腭孔为中心，呈侵袭性生长。

(2) 与鼻咽癌鉴别:后者青少年罕见,MR 增强程度较本病低,肿瘤内没有血管流空信号。

(3) 与后鼻孔鼻息肉鉴别:息肉无血管流空信号,没有骨质侵蚀破坏。

八、炎性肌纤维母细胞瘤

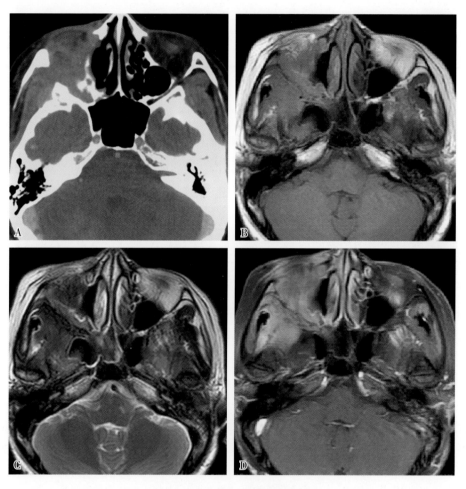

图 3-1-9 炎性肌纤维母细胞瘤

女,46 岁,右侧鼻面部肿胀疼痛 1 年,CT 显示右侧翼腭窝、眶下裂增宽,其内及眼睑、眼眶、颞下窝内弥漫软组织密度影,密度均匀,边缘不清(A);MR 显示病变呈等 T1(B) 短 T2(C) 信号,累及范围广泛,边缘不清,增强后病变中度强化(D)

〔诊断要点〕 ①炎性肌纤维母细胞瘤是近年来逐渐被认识并于 2002 年 WHO 正式命名的一种少见而独特的间叶性肿瘤,曾被命名为炎性假瘤、浆细胞肉芽肿、纤维黄色肉芽肿等。②本病成人多见,文献报道发病中位年龄为 49 岁,可发生于全身各个部位,以肺部最多见,头颈部较少见,可累及眼眶、颅底、鼻窦、颞骨、咽旁等部位,头颈部炎性肌纤维母细胞瘤多侵袭性生长,易复发。③影像学表现不典型,CT 表现为软组织肿块,边缘不清,弥漫性生长,侵犯周围组织,有沿颅底孔道蔓延的特点,骨窗可显示骨质改变,颅底孔道扩大,骨质硬化、破坏可同时存在。MR 表现为 T2WI 多呈略低信号,少部分为等信号,T1WI 呈等或略低信号,增强后轻中度强化。

〔鉴别诊断〕 需要与恶性肿瘤鉴别,尤其腺样囊性癌,两者均可沿颅底孔道蔓延,但腺样囊性癌 T2WI 信号偏高,可以跳跃性生长。

第四节 颅 底 骨 折

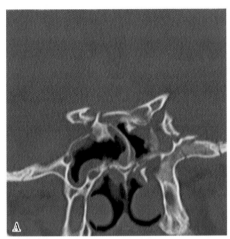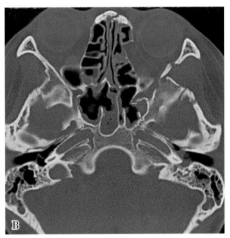

图 3-1-10 颅底骨折

女,32 岁,车祸伤,A 显示中颅窝底(蝶骨平台、左侧蝶骨大翼、蝶骨体)多发骨折,累及右侧视神经管和左侧圆孔、翼管;B 显示左侧眼眶内壁、额骨鼻突、蝶骨体多发骨折,蝶窦、筛窦内积液/积血

〔诊断要点〕 ①颅底位置深在,骨折多发生于严重暴力创伤,如车祸、高处坠落伤等,并常伴有严重颅内损伤。②常为蝶骨、颞骨、筛骨、额骨、上颌骨、下颌骨、颧骨等多个颅面骨同时受累,且易损伤重要结构引起相应症状。如累及眶尖、视神经管、眶上裂引起失明、眶尖综合征等;累及海绵窦引起颈内动脉海绵窦瘘、动眼神经损伤;累及圆孔、翼管等引起相应神经受损症状。③多层螺旋 CT 是诊断颅底骨折的最佳影像学检查方法,高分辨骨算法、多平面重建、容积重建等技术的应用可发现细微骨折,表现为骨质连续性中断,断端移位,窦腔内积血/积液等征象。

〔鉴别诊断〕 颅底骨质连续性中断即可诊断骨折,但要注意与骨缝鉴别,并注意观察颅底重要结构受累情况。

第五节 海绵窦病变

一、颈内动脉海绵窦瘘

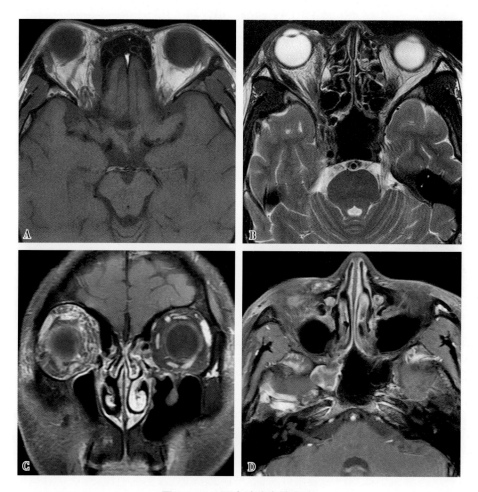

图 3-1-11 颈内动脉海绵窦瘘

男,19 岁,外伤后右眼肿胀突出,T1WI 显示右侧眼上静脉增粗迂曲(A);T2WI 示右侧海绵窦增宽(B);增强 T1WI＋脂肪抑制示右侧眼外肌增粗,脂肪间隙模糊,增强后可见明显强化(C),右侧岩上窦开放(D)

〔**诊断要点**〕 ①颈内动脉海绵窦瘘是指颈内动脉海绵窦段或其在海绵窦内的分支破裂,与海绵窦之间形成异常的动静脉交通,3/4 以上病例由外伤引起,临床特征性表现为搏动性突眼;②影像学表现为海绵窦增宽,眼上静脉增粗,伴有眼球突出、眼外肌增粗、肌锥内外脂肪间隙模糊、眼睑增厚等继发改变;③增强 CT 显示增粗的眼上静脉和增宽的海绵窦明显强化;MR 显示眼上静脉和海绵窦呈流空信号。

〔**鉴别诊断**〕 本病表现较典型,出现眼球突出、眼上静脉增粗和海绵窦增宽,且有外伤史则高度提示本病。需与硬脑膜海绵窦瘘鉴别,后者海绵窦一般无明显增宽,需 DSA 进一步明确诊断。

二、海绵状血管瘤

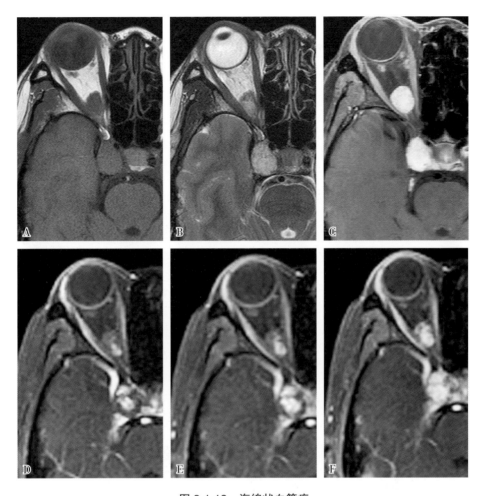

图 3-1-12 海绵状血管瘤

女,39 岁,右侧眼球突出 3 个月。T1WI 平扫显示右侧眼眶及海绵窦内可见多发类圆形软组织肿块,大小不等,边缘清晰,呈等信号(A);T2WI 病变呈高信号,内可见细线状低信号(B);增强后病变均明显均匀强化(C),其强化过程为典型"渐进性强化"(D~F)

〔诊断要点〕 ①海绵状血管瘤实质是静脉畸形,由大小不一的血窦组成;②多见于 20~40 岁,呈圆形或椭圆形,边缘清晰,少数有分叶;③CT 为等或略高密度影,MR 表现为略长 T1 长 T2 信号,肿块边缘可见环形低信号影,称为"晕环征",由包膜和化学位移伪影形成;④"渐进性强化"是其特征性强化特点,即开始为点片状强化,随时间延长,强化范围逐渐扩大,直至完全被造影剂充填。

〔鉴别诊断〕

(1) 脑膜瘤:密度/信号均匀,宽基底与硬脑膜相连,均匀强化,无渐进性强化特征,增强后可见"脑膜尾征"。

(2) 神经鞘瘤:密度/信号不均,囊变坏死多见,不均匀强化,无渐进性强化特征。

三、动脉瘤

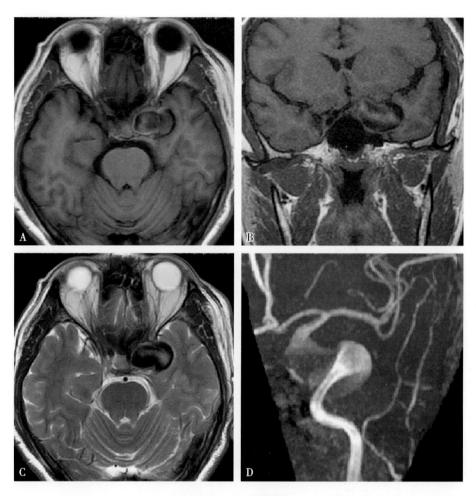

图 3-1-13 动脉瘤

男,46岁,左侧视力下降,眼睑下垂2月余,T1WI 横断面(A)、冠状面(B)均可显示左侧海绵窦区椭圆形低信号影,信号不均,内可见片状略高信号;T2WI 病变为流空信号(C),MRA 显示左侧颈内动脉囊状扩张(D)

〔诊断要点〕 ①海绵窦区动脉瘤多起源于颈内动脉海绵窦段,呈囊形、梭形或混合型,以囊性动脉瘤多见,内易形成血栓。②CT 平扫为海绵窦内等密度肿块,增强后明显均匀强化,边缘清楚,强化程度与动脉相似。如有血栓形成增强后表现为混杂强化,CTA 可显示动脉瘤和载瘤动脉的关系。③因为动脉瘤内血流状态复杂,且血栓形成时间和形态不同,因此 MR 信号多种多样,多表现为瘤内流空信号和混杂信号,瘤腔内血流速度较快时可见搏动伪影,流速较慢时动脉瘤腔内可见强化。④DSA 是诊断动脉瘤的金标准,可清晰显示载瘤动脉和瘤体的关系,并可以进行栓塞治疗。

〔鉴别诊断〕 本病需与海绵窦内其他占位性病变，如脑膜瘤、神经鞘瘤、海绵状血管瘤鉴别，动脉瘤为血管结构，信号／密度与实质性肿瘤不同，流空信号和血栓形成是其特点。

四、鼻咽癌侵犯海绵窦

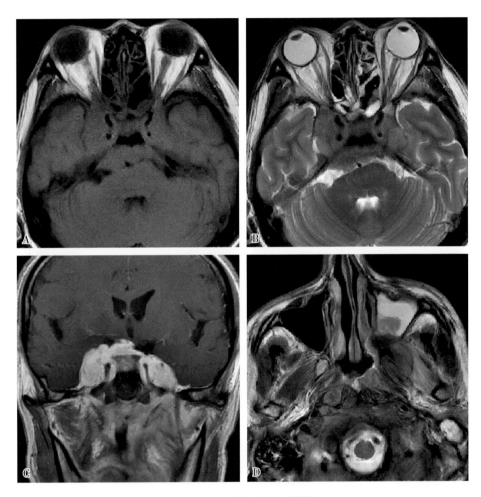

图 3-1-14　鼻咽癌侵犯海绵窦

男，39 岁，复视，双侧眼球固定眼睑下垂。双侧海绵窦及斜坡后方弥漫性软组织肿块，T1WI 呈等信号(A)，T2WI 呈等低信号(B)，包绕双侧颈内动脉，增强后明显强化(C)，同一患者鼻咽层面 T2WI 显示左侧鼻咽部软组织肿块，向前方累及翼腭窝、颞下窝，右侧咽后组淋巴结肿大(D)

〔诊断要点〕 ①鼻咽癌是鼻咽部最常见的恶性肿瘤，大多数为鳞癌，侵入海绵窦的途径通常是经破裂孔沿颈内动脉直接侵入，伴有颅底骨质破坏。②多为单侧受累，少数双侧受累而以一侧为著。③CT 表现为颅底骨质(翼突、蝶骨体、蝶骨大翼、斜坡、岩尖等)破坏，颅底孔道(破裂孔、卵圆孔、圆孔等)扩大，伴软组织肿块。④MR 显示单侧或双侧海绵窦增宽，可见软组织肿块；发现骨质异常早于 CT，在骨质未破坏而仅有骨髓侵犯时，即可表现为颅底骨髓腔正常脂肪信号被病变信号取代；神经受侵表现为神经增粗强化；可侵及脑膜引起脑膜增厚、强化。⑤可见鼻咽部肿块。

〔鉴别诊断〕

（1）发现海绵窦肿块后要观察鼻咽部有无病变,鼻咽部病变、颅底骨质破坏、海绵窦肿块则高度提示本病。

（2）需与其他海绵窦区肿块鉴别,鼻咽部有无病变是鉴别关键。

五、Tolosa-Hunt 综合征

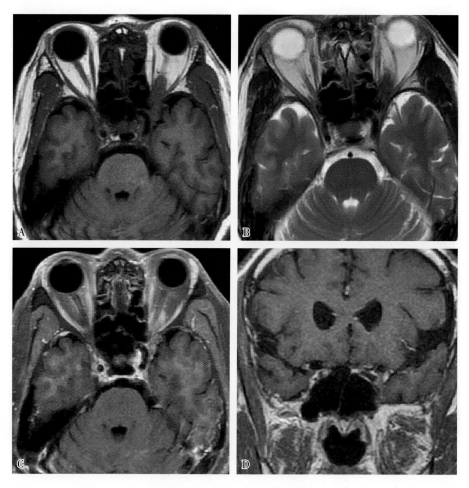

图 3-1-15 Tolosa-Hunt 综合征

男,61岁,左眼眶胀痛,复视,左眼睑下垂,视力下降,眼球运动受限。左侧海绵窦及眶尖部可见软组织信号影,边缘不清,T1WI呈等信号(A),T2WI呈低信号(B),增强后病变可见强化(C、D)。该患者经激素正规治疗2周后症状减轻,病变明显缩小

〔诊断要点〕 ①本病是一种病因不明的海绵窦非特异性炎症,好发年龄为35~75岁,男性稍多,单侧多见,典型症状为急性或亚急性发作的一侧眶后疼痛和(或)Ⅲ、Ⅳ、Ⅴ、Ⅵ等脑神经麻痹症状,又称为托洛萨-亨特综合征,激素治疗有效但易复发;②CT诊断没有优势,本病一般体积较小,CT不易发现;③MR应采用薄层扫描,显示海绵窦增宽,内可见软组织信号,T1WI、T2WI均呈等或稍低信号,增强后可见强化。

〔鉴别诊断〕

（1）本病一般体积较小，影像诊断比较困难，诊断应密切联系临床症状及治疗反应，如果临床出现托洛萨 - 亨特综合征症状，激素治疗后有效，且发现海绵窦病变提示本病。

（2）本病诊断应除外海绵窦良性肿瘤性病变，如神经鞘瘤、脑膜瘤、海绵状血管瘤等，根据各种疾病影像学特点不难鉴别。

（3）本病应与鼻咽癌等恶性病变侵及海绵窦鉴别，后者累及范围较广泛，有颅底骨质改变，并有原发肿瘤病史。

（胡 凌 杨本涛）

参 考 文 献

1. Som PM，Curtin HD. Head and neck imaging. 4th ed. St Louis：Mosby-year book，Inc，2003

2. 白人驹，张雪林 . 医学影像诊断学 . 第 3 版 . 北京：人民卫生出版社，2010

3. 郭启勇 . 实用放射学 . 第 3 版 . 北京：人民卫生出版社，2007

4. 吴恩惠，冯敢生 . 医学影像学 . 第 6 版 . 北京：人民卫生出版社，2008

5. Haaga JR. CT and MRI of the Whole Body. 5th ed. Philadelphia：Mosby，2009

6. 兰宝森 . 中华影像医学（头颈部卷）. 北京：人民卫生出版社，2002

7. 金征宇 . 医学影像学 . 第 2 版 . 北京：人民卫生出版社，2010

8. 鲁德忠，周庆九，杨文，等 . 螺旋 CT 三维血管成像对颅底脑膜瘤的术前评估 . 中华神经外科杂志，2012，28（9）：940-942

第二章

眼 及 眼 眶

第一节 正常影像学表现与变异

眼部的正常影像学表现以其解剖结构为基础,因此在了解影像表现之前,有必要先了解眼部的正常解剖。

眼部结构由眼眶及眼部软组织构成。

眼眶由额骨、颧骨、上颌骨、腭骨、泪骨、筛骨和蝶骨组成,呈四棱锥形,包括四个壁、两个裂和视神经管(图 3-2-1)。

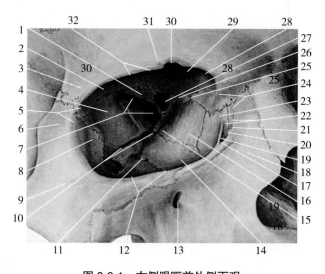

图 3-2-1 右侧眼眶前外侧面观

1. 蝶骨小翼;2. 泪腺窝;3. 额骨颧突;4. 蝶骨大翼眶面;5. 眶外侧缘;6. 颧骨额突;7. 眶上裂;8. 颧骨眶面;9. 颧面孔;10. 眶下裂;11. 眶下沟;眶下管;12. 眶下缘;13. 眶下孔;14. 上颌骨眶面;15. 腭骨眶突;16. 筛骨眶板;17. 泪切迹;18. 上颌骨额突;19. 泪后嵴;20. 泪囊窝;21. 泪前嵴;22. 泪沟;23. 泪骨;24. 眶内侧缘;25. 筛前孔;26. 筛后孔;27. 视神经管;28. 滑车凹;29. 额骨眶部眶面;30. 额切迹;31. 眶上孔;32. 眶上缘

上壁(额骨、蝶骨小翼)、下壁(上颌骨眶面、颧骨眶突、腭骨眶突)、内壁(上颌骨额突、泪骨、筛骨纸板和蝶骨小翼)、外壁(颧骨眶突、蝶骨大翼)。

眶上裂(蝶骨小翼、大翼)、眶下裂(上颌骨眶突、蝶骨大翼)。

视神经管（蝶骨小翼、蝶骨体）。

眼部软组织主要包括：眼球、视神经、眼外肌、泪器、眶脂体、眶内神经及血管、眼睑等。眼球由眼球壁（角膜、巩膜、脉络膜、虹膜、视网膜等）和眼内容物（晶状体、玻璃体及前后房）组成。眼外肌由内直肌、外直肌、上直肌、下直肌、上斜肌、下斜肌及上睑提肌组成。泪器由泪腺及泪道（泪小管、泪囊及鼻泪管）组成。影像上不易区分眼球壁结构，统称为眼环。眼外肌将眶内脂肪分为肌锥内间隙和肌锥外间隙。

眼部的影像学检查主要包括X线平片、CT及MR。X线平片主要显示骨性结构（图3-2-2）。CT分为骨算法重建及软组织算法重建，骨算法重建即骨窗，主要显示骨性结构（图3-2-3），软组织算法重建即软组织窗，主要显示眼部软组织结构（图3-2-4）。MR对于眼部软组织结构显示清晰，亦可显示骨

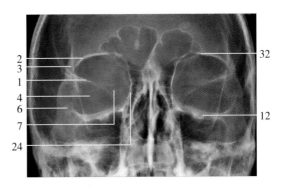

图 3-2-2 眼眶正位 X 线平片

1. 蝶骨小翼；2. 泪腺窝；3. 额骨颧突；4. 蝶骨大翼眶面；6. 颧骨额突；7. 眶上裂；12. 眶下缘；24. 眶内壁；32. 眶上缘

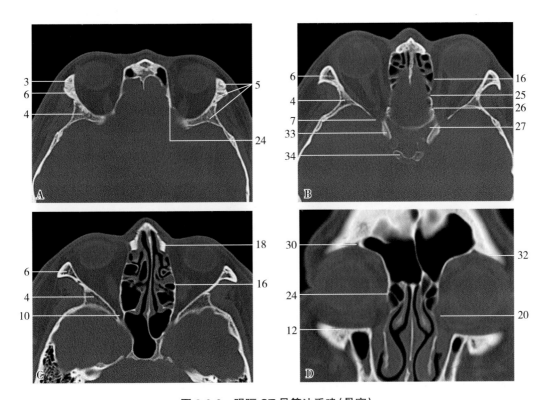

图 3-2-3 眼眶 CT 骨算法重建（骨窗）

图 A~C 为横断面、图 D~H 为冠状面

1. 蝶骨小翼；2. 泪腺窝；3. 额骨颧突；4. 蝶骨大翼；5. 眶外壁；6. 颧骨额突；7. 眶上裂；8. 颧骨眶面；10. 眶下裂；11. 眶下管；12. 眶下缘；13. 眶下孔；14. 上颌骨眶面（眶下壁）；16. 筛骨眶板；18. 上颌骨眶突；20. 泪囊窝；24. 眶内壁；25. 筛前孔；26. 筛后孔；27. 视神经管；29. 额骨眶面（眶上壁）；30. 额切迹；32. 眶上缘；33. 前床突；34. 后床突

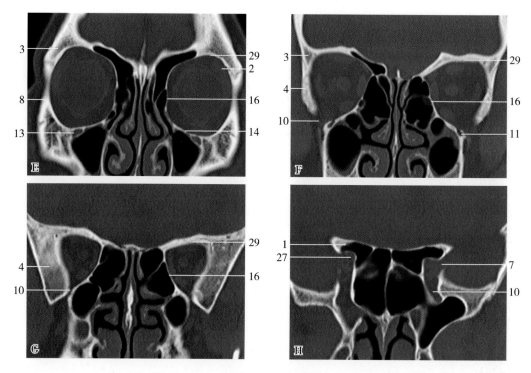

图 3-2-3(续)

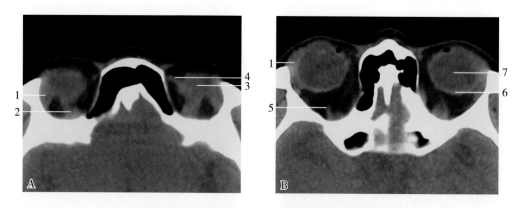

图 3-2-4 眼眶 CT 软组织算法重建(软组织窗)
图 A~D 为横断面

1. 泪腺;2. 眼上肌群;3. 眼球上缘;4. 滑车;5. 眼上静脉;6. 眼环;7. 玻璃体;8. 晶状体;9. 视神经;10. 内直肌;11. 外直肌;12. 前房;13. 肌锥内脂肪间隙;14. 下直肌;15. 眼睑;16. 泪囊;17. 下直肌腱;18. 内直肌腱;19. 眼上肌群肌腱;20. 上斜肌

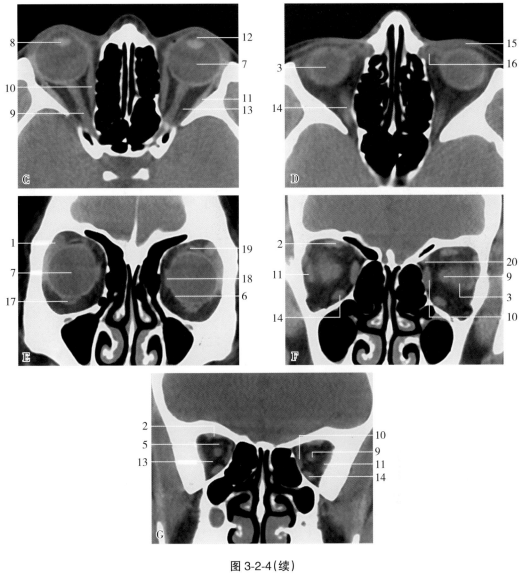

图 3-2-4（续）

图 E~G 为冠状面

性结构的轮廓及骨髓腔内的情况（图 3-2-5）。

　　眼部的解剖变异较为少见，主要包括先天性眼外肌变异、眶上裂变异及视神经管变异。先天性眼外肌变异主要有眼外肌缺如、萎缩或发育不良及眼外肌止点及走行异常。眶上裂形态变异较为常见，其两侧大小不对称者占 50%~60%，还有眶上裂与视神经管间薄骨板缺如致眶上裂与视神经管相沟通。视神经管双侧大小基本一致，其内有视神经和眼动脉通过，且两者间有结缔组织膜相隔，若该膜发生钙化或骨化，局部可形成双视神经孔（图 3-2-6）。

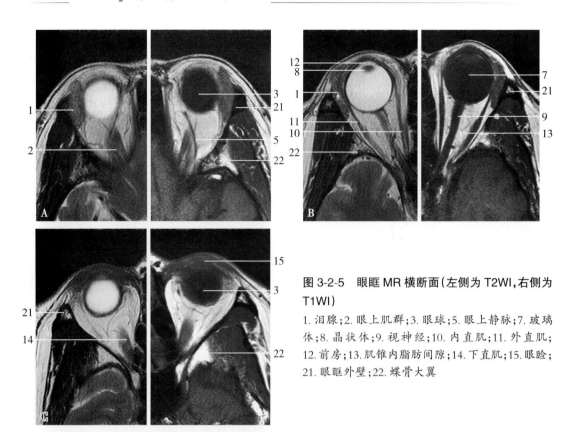

图 3-2-5 眼眶 MR 横断面(左侧为 T2WI,右侧为 T1WI)

1. 泪腺;2. 眼上肌群;3. 眼球;5. 眼上静脉;7. 玻璃体;8. 晶状体;9. 视神经;10. 内直肌;11. 外直肌;12. 前房;13. 肌锥内脂肪间隙;14. 下直肌;15. 眼睑;21. 眼眶外壁;22. 蝶骨大翼

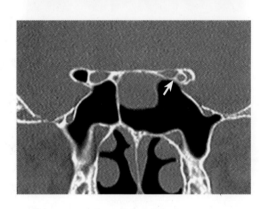

图 3-2-6 左侧视神经管变异

视神经管 CT(骨窗)冠状面示左视神经管内斜行线样高密度分隔(白箭)

第二节 读片方法及分析诊断思路

一、检查方法是否合适、规范

1. 首先应合理选择影像学检查方法。

2. CT 是否有符合诊断需要的骨算法和软组织算法重建图像,窗宽、窗位是否合适。

3. MR 扫描参数和序列是否满足诊断需要。

4. 双侧眼眶层面图像是否对称。

二、判断有无病变

三、病变的定位、范围及继发和(或)伴发改变

此为影像学检查最重要的目的之一,对不同病变其分析思路不同。

1. 肿块(肿瘤及肿瘤样病变)

(1) 定位:确定位于眼眶或是眶外病变,位于眼眶者确定具体部位,如眼睑、眼球、眼外肌、视神经、泪腺、肌锥内、外间隙等。

(2) 定量:确定病变数量。

2. 外伤

(1) 明确有无骨折。

(2) 确定骨折部位及数量。

(3) 观察骨折片移位情况、眼外肌是否肿胀、增粗、嵌顿、离断,眶内容物是否疝出。

(4) 眼球和眶内有无血肿与异物。

(5) 眼球是否破裂,视神经有否增粗或离断。

四、病变的形态、密度和(或)信号表现以及强化方式

1. 形态

(1) 圆形或卵圆形肿块:是眼眶较常见的肿块形态,包括的病变种类很多,常可位于肌锥内间隙、肌锥外间隙、泪腺窝和泪囊窝等。

(2) 局限性不规则形病变:较为常见,主要包括炎性病变、脉管性病变及大部分肿瘤,可位于肌锥外间隙、肌锥内间隙、泪腺窝、眼睑和 Tenon 囊等。

(3) 弥漫性不规则病变:主要包括弥漫性炎性病变、淋巴瘤、弥漫性淋巴管瘤及一些弥漫分布的肿瘤等,病变广泛累及眼眶各间隙和结构。

(4) 视神经局部或弥漫增粗:为视神经来源病变的主要表现,主要包括视神经炎及肿瘤等。

(5) 眼外肌增粗:可为单条或多条眼外肌肌腹增粗或肌腹、肌腱同时增粗。主要包括 Graves 眼病、炎性假瘤、淋巴增生性病变、转移瘤和横纹肌肉瘤等。转移瘤一般呈结节样增粗。

2. 密度 眼眶内病变多表现为均匀等密度,内含有低密度囊变区的病变常为大的神经鞘瘤、泪腺混合瘤或恶性肿瘤,病变内钙化多见于静脉畸形、脑膜瘤、泪腺混合瘤和软骨类肿瘤等,含脂肪密度的病变多为皮样囊肿。肿瘤继发出血时可见高密度区。

3. 信号

(1) 多数病例于 T1WI 上呈等或略低信号,而较大病变因出血/坏死可表现为不均匀信号。若含脂肪或黑色素类病变于 T1WI 上呈高信号;继发出血时也可呈高信号。

(2) 病变在 T2WI 上呈高信号主要见于脉管性病变、横纹肌肉瘤及含脂肪成分的肿瘤等;大部分眶内病变呈略高信号;呈等或略低信号者主要有炎性病变、脑膜瘤或鼻咽癌的侵犯等。病变可表现为信号均匀或不均匀,部分病变信号较具特征性,如神经鞘瘤多表现为不均匀信号,继发出血的淋巴管瘤可见液-液平面。

4. 强化方式 多数病变实性成分增强后可有不同程度的强化,而囊性病变则无强化。

部分病变强化方式具有特征性,如海绵状血管瘤及海绵状淋巴管瘤增强后呈"渐进性强化",视神经鞘脑膜瘤增强后可见"双轨征"。

5. 眼球内病变 球内肿块含钙化、眼球正常或增大且同时伴有视神经增粗多为视网膜母细胞瘤;眼球小并晶状体后方高密度纤维组织影支持永存原始玻璃体增殖症;眼球大小正常、球内高密度影及视网膜下积液者应考虑 Coats 病的可能。

球壁上呈半圆形或蘑菇形肿块、且信号呈短 T1 短 T2 并伴有强化,应考虑葡萄膜黑色素瘤。球壁呈梭形肿块,可见于黑色素瘤、脉络膜血管瘤、转移瘤或炎症。脉络膜血管瘤多为长 T1 长 T2 信号,并呈明显强化。检查全身有无原发恶性肿瘤可帮助判断是否为转移瘤。球壁弧形高密度影常见于脉络膜骨瘤。

第三节 眼部炎性病变

一、蜂窝织炎及脓肿

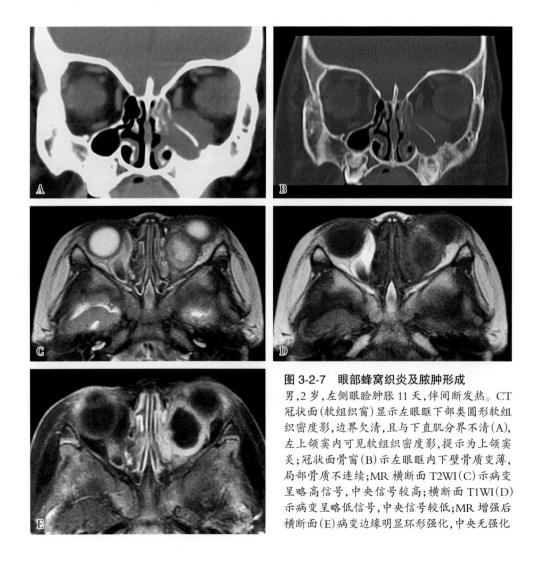

图 3-2-7 眼部蜂窝织炎及脓肿形成

男,2 岁,左侧眼睑肿胀 11 天,伴间断发热。CT 冠状面(软组织窗)显示左眼眶下部类圆形软组织密度影,边界欠清,且与下直肌分界不清(A),左上颌窦内可见软组织密度影,提示为上颌窦炎;冠状面骨窗(B)示左眼眶内下壁骨质变薄,局部骨质不连续;MR 横断面 T2WI(C)示病变呈略高信号,中央信号较高;横断面 T1WI(D)示病变呈略低信号,中央信号较低;MR 增强后横断面(E)病变边缘明显环形强化,中央无强化

〔诊断要点〕 ①常由鼻窦炎或外伤等引起；②小儿发病最常见；③临床表现为眼睑红肿、球结膜充血水肿、眼球运动障碍，可伴有视力减退；④对抗生素治疗效果较显著；⑤CT表现为眶内脂肪间隙模糊，可见边界不清的软组织密度影；⑥MR T1WI病变呈等或略低信号，T2WI 呈较高信号，信号可混杂；⑦增强后病变可见较明显不均匀强化，可见脓腔形成；⑧病变早期多局限于肌锥外间隙，进展后可累及眼外肌、眼睑、泪腺、眼环及视神经鞘等结构。

〔鉴别诊断〕

（1）横纹肌肉瘤：影像学表现可较为相近，无明确感染病史，抗炎治疗不敏感。

（2）绿色瘤：颅底骨质多见破坏，骨髓腔内可见异常信号影。

（3）淋巴瘤：发病较慢，密度/信号较均匀。

二、特发性眼眶炎症

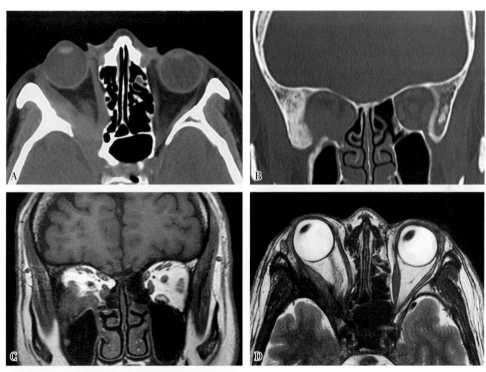

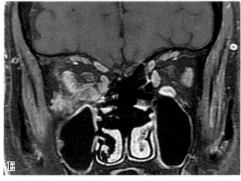

图 3-2-8 特发性眼眶炎症（炎性假瘤）

男，45 岁，右眼视力下降 3 年伴眶区疼痛；CT软组织窗（A）示右眼眶内不规则软组织密度影，与外直肌分界不清，内、外直肌增粗，外直肌前部肌腱增粗；CT骨窗（B）示右眼眶外、下壁骨质硬化；MR T1WI（C）示病变呈等信号；T2WI（D）呈等、略低信号，边界不清；MR增强（E）病变较明显强化

〔诊断要点〕 ①又称为炎性假瘤,病程可分为急性、亚急性和慢性,可单侧或双侧交替发病;②以成年人多见;③根据病变累及范围可分为 7 型,可同时存在;④对激素治疗有效,但易复发;⑤不同类型病变表现不同:眶隔前型表现为眶隔前眼睑组织肿胀增厚;肌炎型表现为眼外肌增粗,肌腱及肌腹同时受累;泪腺炎型表现为泪腺增大;巩膜周围炎型表现为眼球壁增厚,巩膜与视神经结合部的 Tenon 囊为软组织密度影充填;视神经束膜炎型为视神经增粗,边缘模糊;弥漫炎症型可累及眶内多个结构,无明显肿块;眶尖型表现为眶尖区不规则软组织影,可累及海绵窦,称为 Tolosa-Hunt 综合征;⑥病变在 CT 上一般表现为等或略高密度,MR T1WI 一般呈等或略低信号,T2WI 呈略高信号,局部信号可较低,增强后中度至明显强化。

〔鉴别诊断〕

(1) 淋巴增生性病变:MR T2WI 与脑白质类似呈等信号或略低信号,而不是呈明显低信号。

(2) Graves 眼病:主要为眼外肌肌腹增粗,肌腱一般不增粗。

第四节　视网膜母细胞瘤

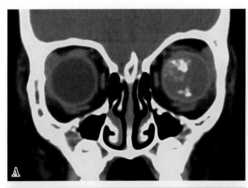
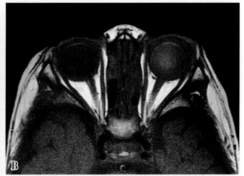
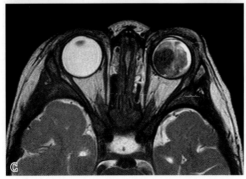

图 3-2-9　视网膜母细胞瘤

男,17 个月,发现左眼白瞳 1 周余;CT 冠状面软组织窗(A)示左眼玻璃体密度增高,内可见多个不规则形高密度钙化影;MR T1WI(B)示左眼球内病变呈略高信号,边界欠清;T2WI(C)示球内肿块呈略低信号,边界较清,内可见片状更低信号区

〔诊断要点〕 ①好发于婴幼儿,临床主要表现为"白瞳症"。②影像学可分为 4 期:眼球内期,表现为眼球大小正常,其内可见肿块;青光眼期,眼球增大,肿块侵及玻璃体内甚至前房;眼球外期,肿块侵犯球外组织,可沿视神经蔓延,甚至侵及颅内;远处转移期,肿瘤转移至肺、肝等全身器官。③CT 上可见眼球内斑片状或团块状高密度钙化,此为本病特征性表现,

眼球大小可表现为正常或增大。④MR 上肿瘤实质部分于 T1WI 上呈等 / 略低信号,边界多不清,于 T2WI 上呈略高信号,增强后呈中至明显强化,钙化区 T1WI 信号多变,T2WI 多呈低信号。⑤肿瘤向球外蔓延可表现为球外不规则肿块,视神经或视交叉不规则增粗。⑥双侧眼球内视网膜母细胞瘤及松果体或鞍上母细胞瘤称为三侧性视网膜母细胞瘤。

〔鉴别诊断〕

(1) 永存原始玻璃体增殖症:眼球小,晶状体后方可见三角形略高密度的纤维血管性增殖物与残存玻璃体管相连,形成"高脚酒杯"形,无明确肿块影。

(2) Coats 病:4~8 岁发病,眼球大小正常,增强后无明显强化的肿块影,很少钙化。

第五节 泪腺肿瘤

一、多形性腺瘤

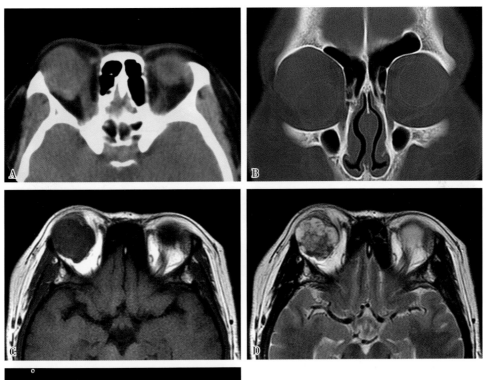

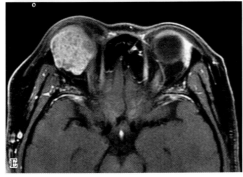

图 3-2-10 泪腺多形性腺瘤

女,51 岁,发现右眼眶肿物半年余;CT 横断面软组织窗(A)示右侧泪腺区卵圆形肿块,呈等密度,密度欠均匀,边界较清;CT 骨窗(B)示右泪腺窝骨质受压凹陷,边缘光滑;MR T1WI(C)示肿块呈等信号,T2WI(D)示肿块呈不均匀高信号;增强后(E)示肿块明显不均匀强化

〔诊断要点〕 ①又称为泪腺良性混合瘤,多见于中年女性;②多源于泪腺眶部,少数发生于泪腺睑部或异位泪腺;③表现为泪腺区无痛性肿块和眼球突出,多为单侧;④影像上表现为位于泪腺窝的卵圆形或圆形肿块,可有分叶,边界清楚;⑤CT呈不均匀等密度,常有囊变或黏液形成低密度区,骨质受压凹陷或变薄;⑥MR T1WI呈略低信号,T2WI呈略高信号,信号不均匀,囊变坏死或黏液T1WI呈较低信号,T2WI呈较高信号;⑦增强后病变不均匀强化。

〔鉴别诊断〕

(1) 泪腺恶性上皮性肿瘤:肿瘤形态及边缘不规则,邻近眶骨骨质破坏。

(2) 炎性假瘤和淋巴增生性病变:形态多不规则,一般呈长扁形,泪腺睑部多受累,多包绕眼球生长,无骨质受压或破坏性改变。

(3) 泪腺窝区神经鞘瘤:泪腺受压变形,与肿块分界较清。

二、泪腺恶性上皮性肿瘤

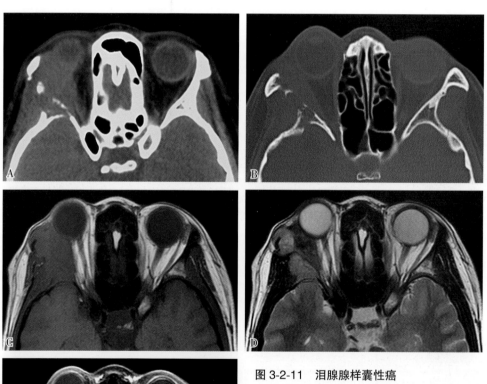

图 3-2-11 泪腺腺样囊性癌

女,47岁,右眼痛2~3年,加重半年;CT横断面软组织窗(A)示右泪腺区不规则形肿物,呈软组织密度,边界不清,向眶尖区延伸;CT骨窗(B)示右眼眶外壁骨质破坏;MR T1WI(C)示病变呈等信号,右侧蝶骨大翼骨髓高信号被病变信号取代;T2WI(D)示病变信号不均匀,呈等、略高信号;增强后(E)可见病变不均匀明显强化

〔诊断要点〕 ①多见于年龄较大的患者(大于 40 岁),女性略多;②主要临床表现为眼球突出、移位,泪腺窝肿块及局部疼痛;③包括腺样囊性癌、恶性混合瘤、腺癌和黏液表皮样癌等,腺样囊性癌最多见且恶性度较高,常沿血管、神经向周围组织浸润生长;④CT 表现为泪腺窝肿块,多数形态不规则,少数可呈椭圆形或圆形,肿块呈等密度,密度均匀或不均匀,眶骨呈虫蚀状或锯齿状破坏,此为诊断泪腺恶性上皮性肿瘤的关键征象;⑤MR T1WI 呈略低信号,T2WI 呈略高信号,信号不均匀,增强后中度至明显强化,强化不均匀;⑥肿块可累及邻近结构,沿眶外壁向眶尖生长,或侵犯颅内、颞窝、鼻窦等结构。

〔鉴别诊断〕
(1) 泪腺多形性腺瘤:肿瘤形态规则,边界清楚,眶骨受压变薄,无溶骨性破坏。
(2) 炎性假瘤和淋巴增生性病变:病变 T2WI 信号略低,无骨质受压或破坏改变。

第六节 脉管性病变

一、眼眶毛细血管瘤

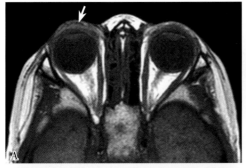
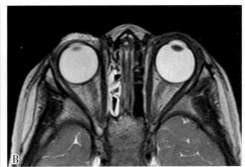
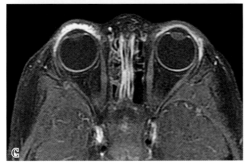

图 3-2-12 眼眶毛细血管瘤
女,2 岁,自幼右眼上睑肿物;MR T1WI(A)示右眼睑略增厚,呈等信号,T2WI(B)示右眼睑内病变呈条状高信号;增强后(C)病变明显强化

〔诊断要点〕 ①多发生于婴幼儿,出生时即有或出生后 6 个月内发生,2 岁内迅速生长,部分患儿长大后肿瘤可自行消退;②眶周皮肤尤其是眼睑部皮肤为肿瘤好发位置,且多位于眼眶前部;③沿颜面部三叉神经上和中支的分布区广泛发生毛细血管瘤,称为 Sturge-Weber 综合征,并可伴有脉络膜或脑膜血管瘤;④CT 显示病变呈不规则形等密度,密度均匀或不均匀;⑤MR T1WI 呈等或略低信号,T2WI 呈等或略高信号,可见血管流空信号,增强后不均匀强化。

〔鉴别诊断〕

(1) 淋巴管瘤：多发生于球后眶内，CT呈略低密度，T1WI呈较低信号，T2WI呈较高信号，可因继发出血表现为液－液平面，增强后无明显强化。

(2) 眶前部脑膜脑膨出：可显示眶上壁骨质缺损，病变与颅腔相通，无明显强化。

二、眼眶淋巴管瘤

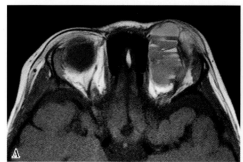
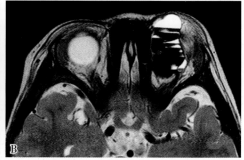
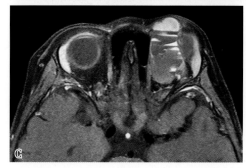

图 3-2-13　眼眶淋巴管瘤

男，3 岁，左眼睑肿胀、眼球突出 10 余天；MR T1WI（A）示左眼眶上部不规则形肿块，边界较清，部分突入眼睑，内可见多发液－液平面，上方呈较高信号，下方呈略高信号；T2WI（B）示肿块液－液平面上方呈高信号，下方呈低信号；增强后（C）病变强化不明显

〔诊断要点〕　①病理分为单纯性（毛细管性）、海绵状和囊性淋巴管瘤，囊性淋巴管瘤最为多见，又被称为"囊性水瘤"；②病灶容易反复出血，因此病灶内常可见不同时期的出血；③多见于婴幼儿，临床表现为眼睑肿胀、眼球突出，绝大多数无体位性改变；④病变可分为局限性和弥漫性，局限性淋巴管瘤常位于眼睑或眼眶前部并包绕眼球，弥漫性淋巴管瘤可累及眼睑软组织、肌锥内间隙和（或）肌锥外间隙；⑤CT呈等或略低密度，偶可见高密度钙化（静脉石），如有出血可见高密度区；⑥MR T1WI呈低信号，T2WI呈高信号，如有亚急性出血，T1WI可见高信号，典型者可见液－液平面形成，增强后病变不均匀轻度强化。

〔鉴别诊断〕

(1) 毛细血管瘤：一般为先天性，随年龄增长可自行消退，常位于眼睑，皮肤有颜色改变，增强后明显强化。

(2) 炎性假瘤：多有眼眶疼痛病史，MR T2WI信号较低。

(3) 横纹肌肉瘤：病变发展迅速，症状较重，可侵犯邻近结构，可破坏邻近骨质。增强后可见较明显强化。

(4) 淋巴瘤：MR T2WI呈等或略低信号，增强后均匀强化，40岁以上患者更易发病。

三、眼眶海绵状血管瘤

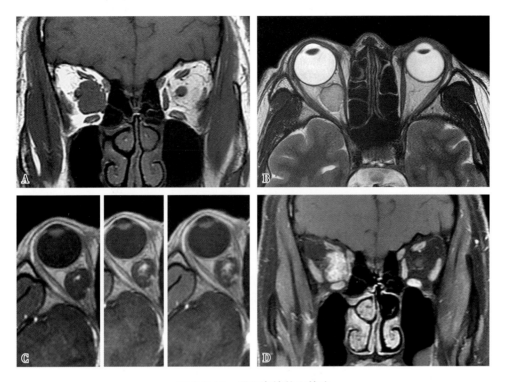

图 3-2-14 眼眶海绵状血管瘤

男,37 岁,无意中发现右眼球突出;MR T1WI 冠状面(A)示右眼眶肌锥内间隙卵圆形肿块,呈等信号,边界较清,视神经略受压移位;横断面 T2WI(B)示肿块呈稍高信号,信号均匀;动态增强扫描(C)显示肿瘤强化呈由点至面的"渐进性"强化;增强后冠状面脂肪抑制图像(D)显示病变明显强化

〔诊断要点〕 ①成人眼眶最常见的良性肿瘤,大多发生于 20~40 岁;②病变发展缓慢,临床表现为无痛性渐进性眼球突出;③病变多数位于肌锥内间隙,呈圆形或卵圆形,边缘光整,少数有分叶,CT 呈均匀等密度;④MR T1WI 呈等、略低信号,T2WI 呈均匀高信号,有时可见纤维分隔形成的线状低信号。增强后,病变强化明显,动态增强扫描,呈典型的"渐进性强化"特征。

〔鉴别诊断〕

(1) 神经鞘瘤:密度或信号不均匀,内有低密度区或 MR T1WI 更低、T2WI 更高的信号区,增强后不均匀强化,无"渐进性强化"特征。

(2) 海绵状淋巴管瘤:与海绵状血管瘤鉴别较困难,动态增强扫描显示肿瘤强化范围扩大较快。

四、眼眶静脉曲张

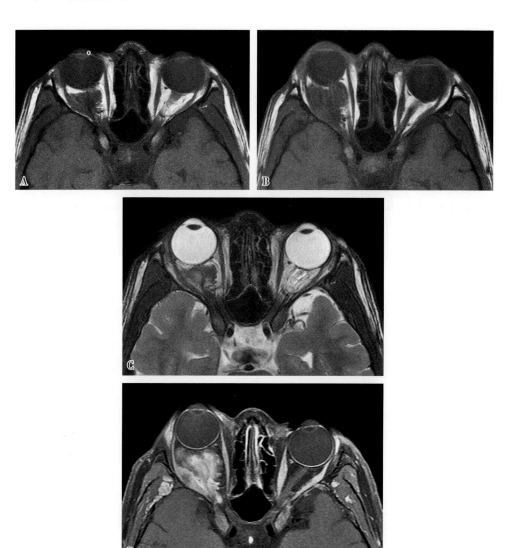

图 3-2-15 眼眶静脉曲张

男,14 岁,低头眼球突出 6 年;MR T1WI(A)示右眼球后方不规则等 T1 信号影,与外直肌分界欠清;加压后 T1WI(B)示病变明显增大;T2WI(C)示病变呈等、略高信号,信号不均匀;增强后(D)显示病变不均匀明显强化

〔**诊断要点**〕 ①为先天性血管发育异常,多见于青年人;②典型临床表现为体位性眼球突出;③CT 表现为眶内不同部位形态不规则的软组织密度影,密度较均匀,边界较清,部分病例可见静脉石,眶壁骨质可受压变薄,边缘光整;④MR T1WI 呈等、低信号,T2WI 呈高信号,增强后明显强化,强化较慢,血栓形成区无强化;⑤颈部加压后病灶较加压前明显增大,此为诊断的典型征象。

〔**鉴别诊断**〕 淋巴管瘤:无加压后病灶增大征象,增强后强化程度较轻。

五、颈内动脉海绵窦瘘

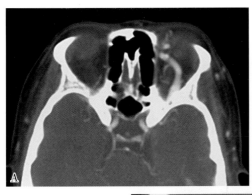 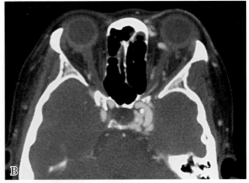

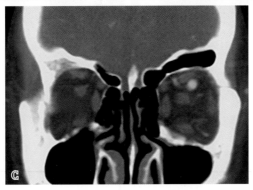

图 3-2-16 颈内动脉海绵窦瘘

男,16岁,摔伤后左眼球突出3个月;增强后CT横断面示左眼上静脉增粗(A),左侧海绵窦增宽,内可见多条迂曲血管影,左侧眼球略突出(B);冠状面(C)示左侧眼上静脉增粗,球后脂肪间隙较右侧略模糊

〔诊断要点〕 ①75%以上为外伤引起,无外伤史者为自发性颈内动脉海绵窦瘘;②临床表现常为搏动性突眼,患侧球结膜水肿和充血、眼球运动障碍、视力减退等;③CT和MR表现为眼球突出,眼上静脉增宽,海绵窦增宽,肌锥内、外间隙模糊不清,眼外肌增粗,眼睑肿胀,海绵窦增宽,并可见增粗血管影;④CTA和MRA可显示增粗的眼上静脉、海绵窦、颈内动脉及其分支的情况,部分病例可显示瘘口和异常引流静脉。

〔鉴别诊断〕

(1) 颈外动脉海绵窦瘘:海绵窦增大不明显,眼部症状较轻,有时鉴别诊断较难。

(2) Graves眼病:以眼外肌肥大为主,通常不伴有眼上静脉扩张及海绵窦增宽。

第七节 神经眼科病变

一、视神经炎

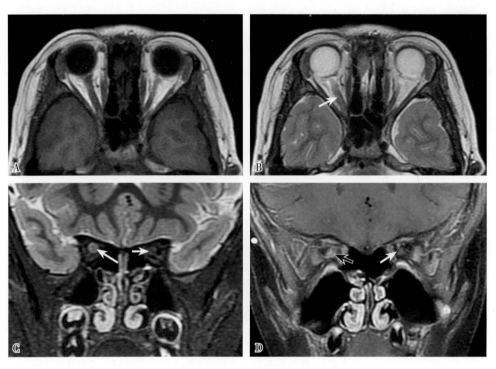

图 3-2-17 视神经炎

男,10 岁,右眼痛、视物不清半月余;MR T1WI 横断面(A)示右侧视神经较左侧增粗,信号无明显异常;T2WI(B)示右侧视神经增粗,信号略高;冠状面 STIR(C)示右侧视神经增粗、信号增高(长箭);冠状面增强后脂肪抑制图像(D)显示右侧视神经较左侧强化明显(黑箭)

〔**诊断要点**〕 ①包括多发性硬化伴视神经炎以及非特异性单发的视神经炎,病因不清,可能为自身免疫性疾病;②发病年龄 10~50 岁,平均为 30 岁左右,男女比例为 1:2;③临床表现常为突发视力下降,激素治疗后几天到 2 周内可开始恢复,但可复发;④CT 较难显示视神经的异常改变;⑤MR 表现:70% 以上可见单侧视神经轻微弥漫性增粗或正常,多累及眶内段中部,呈节段性 T2WI 高信号,冠状面 STIR 序列显示较佳,增强后,病变可有强化,少数情况下视神经鞘亦强化呈"双轨征";⑥视神经炎常为多发性硬化和视神经脊髓炎的早期表现,所以应同时观察颅内及脊髓内情况。

〔**鉴别诊断**〕

(1) 视神经胶质瘤:视力下降发生速度相对较慢,激素治疗不可恢复,视神经增粗程度相对较重。

(2) 非特异性视神经束膜炎:视神经增粗,视神经鞘强化,可累及眶内其他结构。

二、视神经胶质瘤

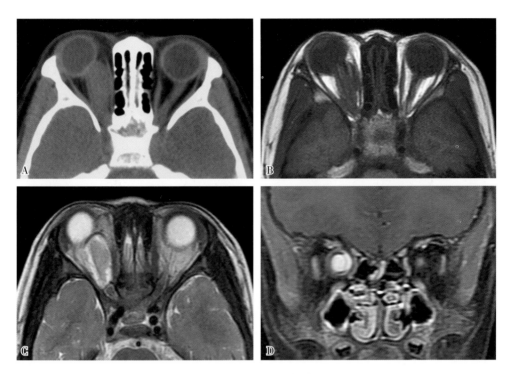

图 3-2-18　视神经胶质瘤

女,6 岁,发现右眼球突出 1 个月;CT 横断面软组织窗(A)示沿右侧视神经走行可见柱状软组织密度影,边界清晰,密度均匀,右眼球后部局部受压;MR T1WI(B)示病变呈略低信号;T2WI(C)示病变呈略高信号,边缘围绕高信号区,为增宽的蛛网膜下腔;增强后冠状面脂肪抑制图像(D)示病变明显强化,周围蛛网膜下腔无强化

〔诊断要点〕 ①发生于视神经内神经胶质,属于良性或低度恶性肿瘤;②发病年龄范围有两组:儿童型,为毛细胞性星形细胞瘤,发病高峰为 2~8 岁;成年型,较少,恶性程度相对较高,多为间变型星形细胞瘤;③肿瘤可见于球后视神经、视交叉、下丘脑、视束至外侧膝状体通路上的任何部位;④典型临床表现为视力下降、视野缺损、单侧眼球突出等,视力下降多出现于眼球突出之前;⑤CT 表现:视神经走行区软组织肿块影,呈梭形或纺锤形,较大时可呈卵圆形,呈等或略低密度,密度多均匀,长轴与视神经走行一致,如累及视神经管内段,可见视神经管扩大,边缘光滑;⑥MR 表现:T1WI 呈均匀略低信号,T2WI 呈均匀略高信号,有时可见肿瘤压迫造成的视神经周围蛛网膜下腔增宽、扩张,增强后,病变可从不强化至明显强化程度不等。

〔鉴别诊断〕

(1) 视神经鞘脑膜瘤:CT 上可有钙化,周围骨质可增生,增强后显示"双轨征"。

(2) 视神经炎:视力下降快,激素治疗后视力可部分或完全恢复,视神经增粗程度较轻。

(3) 视神经周围蛛网膜下腔增宽:T2WI 呈高信号,增强后无明显强化。

三、视神经鞘脑膜瘤

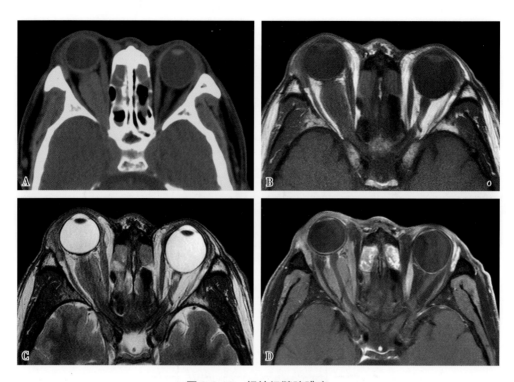

图 3-2-19 视神经鞘脑膜瘤

女,36岁,发现右眼突出1月余;CT 横断面软组织窗(A)示沿右侧视神经走行可见一梭形肿块,呈等密度,边界较清;MR T1WI(B)示病变呈等信号,信号较均匀;T2WI(C)示病变呈等、略低信号;增强后横断面脂肪抑制图像(D)示病变均匀强化,中心包绕的视神经无强化,呈"双轨征"

〔诊断要点〕 ①起源于视神经鞘蛛网膜细胞的良性肿瘤;②常见于成年人,多发生于30~40岁,以女性多见;③主要临床表现为缓慢进行性、无痛性视力下降和眼球突出,视力下降常在眼球突出后出现;④CT 表现:沿视神经走行的软组织密度,可表现为视神经呈管状或梭形增粗或局限性偏心性肿块,呈等或略高密度,约20%可见线状、片状钙化,冠状面呈环形高密度影包绕视神经,病变累及视神经管内段时,可有视神经管的扩大及骨质增生;⑤MR 表现:T1WI 及 T2WI 上均呈等、低信号,增强后,病变明显强化,中心视神经不强化,呈典型的"双轨征",MR 增强也可以显示病变向后经视神经管累及颅内情况。

〔鉴别诊断〕

(1) 视神经胶质瘤:T2WI 信号相对高,增强后中央视神经强化,无"双轨征"。

(2) 视神经炎:发生快,消失也快,视神经不增粗或增粗程度较轻,T2WI 呈高信号,增强后视神经可见强化,视神经周围炎表现为视神经鞘强化,但无明确肿块。

(3) 肌锥内海绵状血管瘤和神经鞘瘤:视神经呈受压改变,与病变有分界。

第八节 皮样囊肿与表皮样囊肿

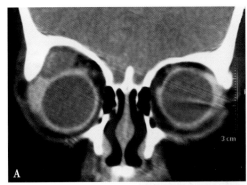
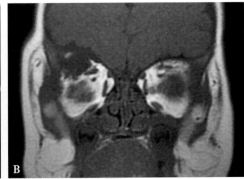
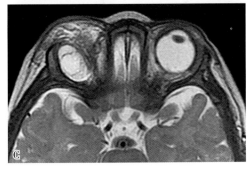

图 3-2-20 眼眶表皮样囊肿

男,6 岁,自出生时右上睑肿;CT 冠状面软组织窗(A)示右眼球上方卵圆形低密度肿物,边界清晰;
MR T1WI 冠状面(B)示病变呈低信号;T2WI(C)示病变呈高信号

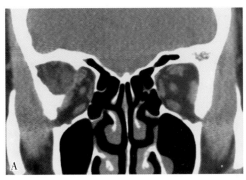
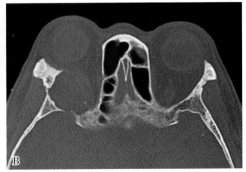

图 3-2-21 眼眶皮样囊肿

男,67 岁,右眼球突出 2 年;CT 冠状面软组织窗(A)示右眼眶外上部卵圆形高低密度混杂影,边
界较清,眼上肌群、外直肌受压移位;横断面骨窗(B)示右眼眶外壁骨质局部缺损,边界清晰

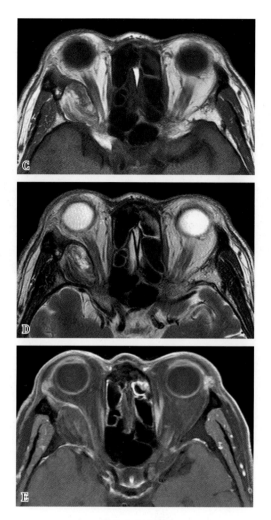

图 3-2-21(续)

MR T1WI(C)示病变内信号不均匀,呈等高混杂信号,右眼球略突出;T2WI(D)示病灶信号混杂;增强后脂肪抑制图像(E)示病灶边缘线状强化,其内 T1WI 高信号区信号减低,提示为脂肪

〔诊断要点〕 ①为一种先天发育异常性病变,好发于青少年。②眶上部颧额缝处多见,临床表现为局部隆起,皮肤正常,边界清楚,略有波动感,无压痛,眼球结构正常。③CT 表现:囊肿多位于蝶骨大、小翼骨缝及颧额缝附近,呈半圆形、圆形或哑铃形,边界清晰,表皮样囊肿呈均匀低密度,皮样囊肿内可见脂肪密度区,呈高低混杂密度,增强后病变无强化;周围可见环形略高密度影,增强后中等强化,邻近眶骨凹陷或局部缺损。④MR 表现:病变囊壁在T1WI 及 T2WI 上均呈略低信号,增强后可见强化。表皮样囊肿 T2WI 呈较为均匀的高信号,根据囊肿内容物不同 T1WI 可呈高信号或低信号;皮样囊肿内容物信号略混杂,当病变内既有汗液又有皮脂,T1WI 及 T2WI 呈高信号;当内容物含有较多的囊壁脱落物和毛发,T1WI和 T2WI 显示出高、中、低信号相间的斑驳状信号,脂肪抑制后脂肪高信号减低,增强后病变无明显强化。

〔鉴别诊断〕 皮样囊肿与表皮样囊肿影像表现较典型,一般无须鉴别诊断。

第九节 眶内异物

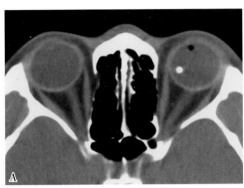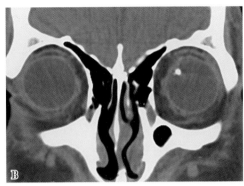

图 3-2-22 左眼球内异物

男,21 岁,左眼鞭炮炸伤 1 天;CT 横断面(A)及冠状面(B)软组织窗示左眼球鼻侧高密度异物,左眼球内可见低密度气体影

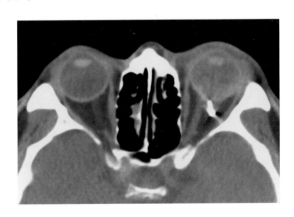

图 3-2-23 左眼眶内异物

男,54 岁,左眼被石块击伤 1 周;CT 横断面软组织窗示左眼眶内块状高密度影,与眼环后缘相贴,玻璃体内密度增高,晶状体边缘模糊

〔**诊断要点**〕 ①眼眶内异物主要病理变化为眼的穿孔伤,眼组织直接损伤,可继发感染;②临床症状较重,以视力下降最明显;③普通 X 线对金属异物或不透光异物表现为高密度影,正侧位摄片能显示异物的数量、形态、大小,但常不能判断异物在眼部的准确位置及其与球壁和视神经的关系,现使用渐少;④CT 表现:可在眼球前房、晶体内、玻璃体、球壁及球外眶内发现异物,异物的质地不同,密度也不同,高密度包括金属、玻璃、石屑等,较大的金属异物周围可见较显著的伪影,等低密度包括木质或塑料等。间接征象包括眼眶软组织直接损伤的改变,如眼穿孔引起的眼环增厚,晶状体肿胀、密度降低、变形、移位,眶内脂肪组织、视神经及眼外肌形态及密度异常;⑤MR 适用于 X 线平片和 CT 不能显示的少数非金属异物,其信号随异物存留时间不同而有所不同,MR 检查禁用于眼内磁性异物和异物性质不明时。

〔**鉴别诊断**〕 眼部高密度异物应与滑车钙化及眶壁骨折后的游离碎骨片鉴别。

第十节   眼眶与视神经管骨折

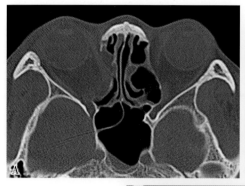
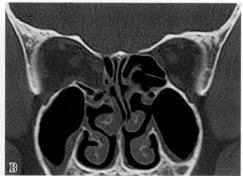
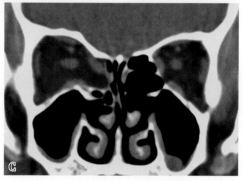

图 3-2-24   右眼眶内壁骨折

男,24 岁,外伤后右眼球转动受限;CT 横断面(A)、冠状面(B)骨窗示右眼眶内壁骨质断裂,向筛窦内凹陷;冠状面软组织窗(C)示眶内软组织部分向筛窦内疝出,内直肌、下直肌部分嵌顿

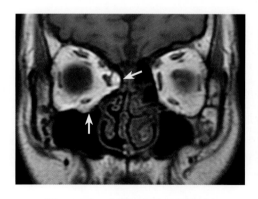
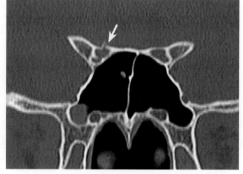

图 3-2-25   右眼眶内壁、下壁骨折

男,31 岁,右眼外伤史;MR T1WI 冠状面示右眼眶内壁、下壁形态不自然(白箭),眶内脂肪部分突入邻近筛窦,内肌增粗、内移

图 3-2-26   右视神经管上壁骨折

男,18 岁,车祸外伤后右眼失明;视神经管 CT 冠状面示右视神经管上壁骨质断裂(白箭)

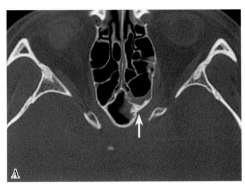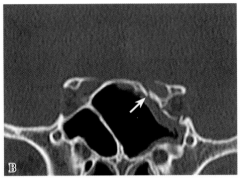

图 3-2-27　左视神经管内壁骨折

女,21岁,车祸后左眼失明;视神经管 CT 横断面(A)、冠状面(B)示左视神经管内壁骨质断裂,断端错位,左蝶窦内可见少量软组织密度影

〔**诊断要点**〕　①严重的头面部撞击伤常引起眼眶与视神经管骨折,受伤处眼睑肿胀、淤血、眼球突出,运动受限,随之可见眼球内陷、复视、眼球运动障碍、眼位降低、甚至失明,一般两周后出现眼球内陷和复视为爆裂性骨折的典型临床表现;②CT 表现包括直接征象和间接征象。直接征象为眶壁或视神经管的骨质连续性中断、粉碎及移位;间接征象主要是骨折周围的软组织改变包括眼外肌增粗、移位及嵌顿、眶内容物脱出或血肿形成、眶内积气、邻近鼻窦腔密度增高等;③MR 表现:眶壁骨质形态欠自然,其信号连续性中断。还能显示其他伴发异常病变,如脑膜脑膨出、骨膜下血肿、眶内血肿形成等。

〔**鉴别诊断**〕　眶壁骨折需与眼眶孔管沟等正常结构鉴别,孔管沟等正常结构骨质边缘光滑,周围软组织无改变,邻近鼻窦内不会出现气液平面等。

(张征宇　杨本涛)

参 考 文 献

1. 郭启勇.实用放射学.第 3 版.北京:人民卫生出版社,2007

2. 白人驹,张雪林.医学影像诊断学.第 3 版.北京:人民卫生出版社,2010

3. 金征宇.医学影像学.第 2 版.北京:人民卫生出版社,2010

4. 吴恩惠,冯敢生.医学影像学.第 6 版.北京:人民卫生出版社,2008

5. Haaga JR. CT and MRI of the Whole Body. 5th ed. Philadelphia:Mosby,2009

6. 兰宝森.中华影像医学(头颈部卷).北京:人民卫生出版社,2002

7. Som PM,Curtin HD. Head and neck imaging. 4th ed.St Louis:Mosby-year book,Inc,2003

8. 杨瑞,代立梅,李剑颖,等.多层螺旋 CT 低剂量扫描在眼眶部外伤检查中的应用.中华放射学杂志,2010,44(7):731-734

9. 王振常,李书玲.眼眶肿瘤及肿瘤样病变 MR 诊断.磁共振成像,2011,2(2):135-146

第三章

鼻 与 鼻 窦

第一节　正常影像学表现与变异

一、横断面

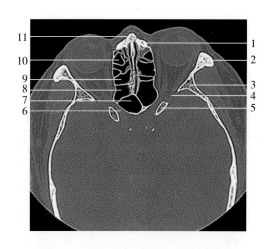

图 3-3-1　经视神经管层面

1.上颌骨额突；2.颧骨眶突；3.蝶骨大翼；4.眶上裂；5.前床突；6.视神经管；7.蝶窦；8.后组筛窦；9.中组筛窦；10.前组筛窦；11.鼻骨

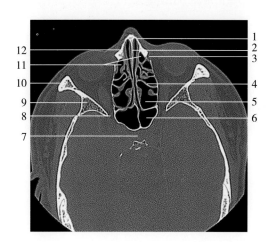

图 3-3-2　经垂体窝层面

1.鼻骨；2.骨性鼻中隔；3.泪囊窝；4.中鼻甲基板；5.后组筛窦；6.蝶窦；7.垂体窝；8.眶上裂；9.蝶骨大翼；10.颧骨眶突；11.鼻丘气房；12.上颌骨额突

168

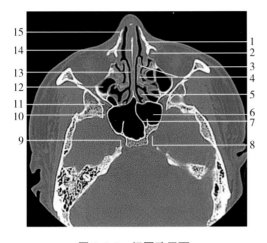

图 3-3-3 经圆孔层面

1. 上颌骨额突；2. 泪囊窝；3. 颧骨眶突；4. 中鼻甲；
5. 上鼻甲；6. 蝶窦；7. 蝶窦骨性间隔；8. 颈内动脉；
9. 岩尖；10. 圆孔；11. 翼腭窝；12. 上颌窦；13. 总鼻道；
14. 骨性鼻中隔；15. 鼻骨

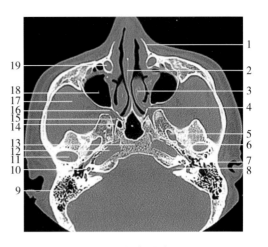

图 3-3-4 经卵圆孔层面

1. 上颌骨额突；2. 骨性鼻中隔；3. 中鼻甲；4. 蝶颚孔；
5. 卵圆孔；6. 棘孔；7. 听小骨；8. 内耳道；9. 乳突蜂
房；10. 耳蜗；11. 颞颌关节；12. 颈内动脉管岩骨段；
13. 斜坡；14. 翼管；15. 翼腭窝向后通翼管；16. 翼腭
窝；17. 颞下窝；18. 上颌窦；19. 鼻泪管

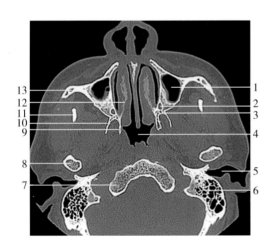

图 3-3-5 腭大小管层面

1. 上颌窦；2. 腭大管；3. 腭小管；4. 鼻咽腔；5. 外耳道；
6. 乳突蜂房；7. 枕骨；8. 下颌骨髁突；9. 翼突内侧
板；10. 翼突外侧板；11. 下颌骨冠突；12. 下鼻甲；
13. 颧骨

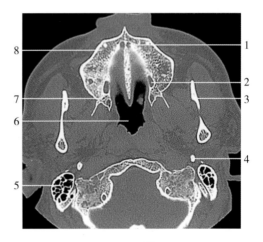

图 3-3-6 上牙槽突层面

1. 切牙孔；2. 腭大孔；3. 下颌支；4. 茎突；5. 乳突蜂房；
6. 鼻咽腔；7. 腭小孔；8. 上牙槽突

二、冠状面

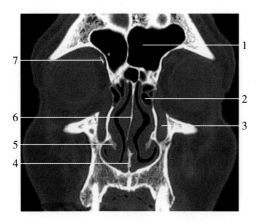

图 3-3-7　鼻泪管层面

1. 额窦；2. 鼻丘气房；3. 鼻泪管；4. 骨性鼻中隔犁骨部分；5. 下鼻甲；6. 骨性鼻中隔筛骨垂直板；7. 滑车钙化

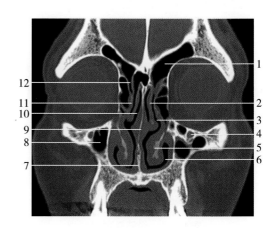

图 3-3-8　额窦开口层面

1. 额窦；2. 中鼻甲；3. 中鼻道；4. 眶下管；5. 下鼻甲；6. 下鼻道；7. 骨性鼻中隔犁骨部分；8. 上颌窦；9. 骨性鼻中隔筛骨垂直板部分；10. 总鼻道；11. 筛窦壁；12. 额隐窝

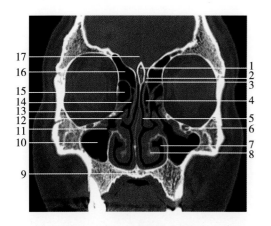

图 3-3-9　上颌窦开口层面

1. 鸡冠；2. 嗅窝；3. 筛板；4. 中鼻甲气化；5. 总鼻道；6. 眶下管；7. 下鼻道；8. 下鼻甲；9. 硬腭；10. 上颌窦；11. 上颌窦开口；12. 钩突；13. 筛漏斗；14. 中鼻道；15. 筛泡；16. 额窦；17. 颅前窝

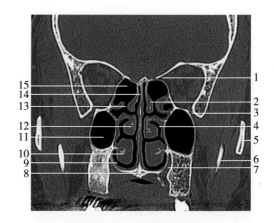

图 3-3-10　腭大管层面

1. 筛后动脉管；2. 上鼻甲；3. 眶下裂；4. 中鼻道；5. 颧弓；6. 下颌支；7. 腭大管；8. 硬腭；9. 下鼻道；10. 下鼻甲；11. 上颌窦；12. 中鼻甲；13. 后组筛窦引流至上鼻道处；14. 嗅裂；15. 后组筛窦

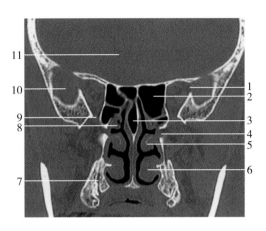

图 3-3-11 腭小管层面

1.眶上裂;2.蝶窦;3.骨性鼻中隔气化;4.蝶腭孔;
5.中鼻甲;6.下鼻甲;7.腭小管;8.上鼻甲;9.眶下裂;
10.颅中窝;11.颅前窝

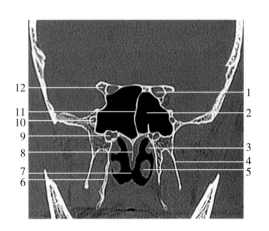

图 3-3-12 视神经管层面

1.视神经管;2.蝶窦;3.中鼻甲;4.翼突外侧板;5.下
鼻甲;6.翼突内侧板;7.后鼻孔;8.骨性鼻中隔;9.翼
腭窝和翼管;10.圆孔;11.蝶窦骨性间隔;12.前
床突

三、矢状面

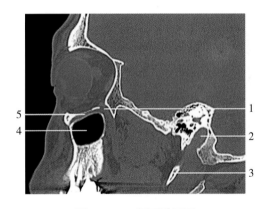

图 3-3-13 眶下裂层面

1.眶下裂;2.颈静脉窝;3.茎突;4.上颌窦;5.眶下管

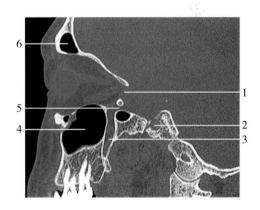

图 3-3-14 圆孔层面

1.眶上裂;2.颈内动脉管;3.翼腭窝;4.上颌窦;5.圆
孔;6.额窦

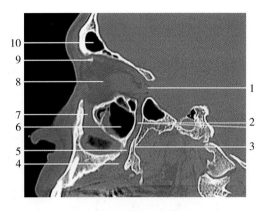

图 3-3-15　腭大小管层面

1.眶上裂;2.翼腭窝;3.腭小管;4.腭大孔;5.腭大管;
6.上颌窦;7.鼻泪管;8.眼眶;9.滑车钙化;10.额窦

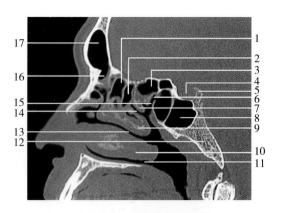

图 3-3-16　蝶筛隐窝层面

1.前组筛窦;2.中组筛窦;3.后组筛窦;4.垂体窝;
5.鞍背;6.蝶窦开口;7.上鼻甲;8.蝶窦;9.中鼻甲;
10.下鼻甲;11.下鼻道;12.斜坡;13.中鼻道;14.上
鼻道;15.蝶筛隐窝;16.额隐窝;17.额窦

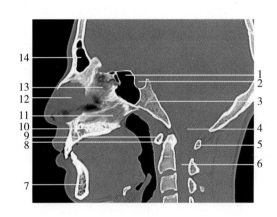

图 3-3-17　正中层面

1.蝶窦;2.垂体窝;3.斜坡;4.枕大孔;5.环椎后弓;
6.椎管;7.下颌体;8.枢椎齿状突;9.环椎前弓;
10.硬腭;11.骨性鼻中隔犁骨部分;12.鼻中隔软骨
部分;13.鼻中隔筛骨垂直板;14.额窦

四、鼻窦常见变异

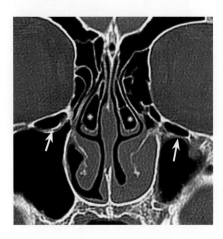

图 3-3-18　中鼻甲气化

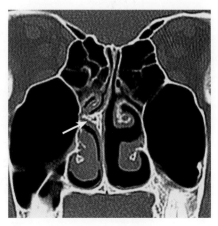

图 3-3-19　鼻中隔偏曲成嵴

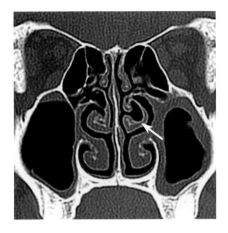

图 3-3-20 中鼻甲反向

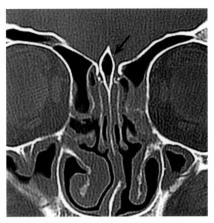

图 3-3-21 鸡冠气化

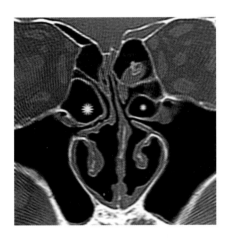

图 3-3-22 双侧筛大泡

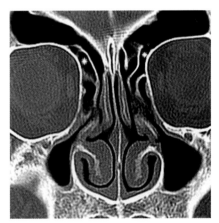

图 3-3-23 双侧额筛气房

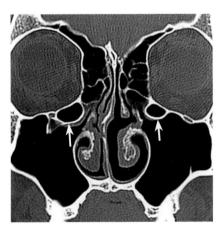

图 3-3-24 双侧 Haller 气房

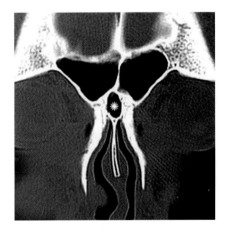

图 3-3-25 鼻丘气房

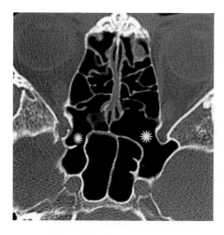

图 3-3-26　双侧 Onodi 气房

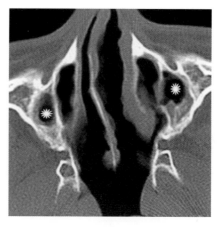

图 3-3-27　双侧上颌窦腔狭小

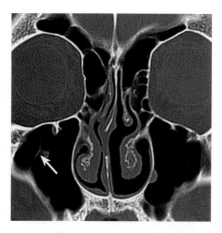

图 3-3-28　右侧上颌窦内骨性分隔

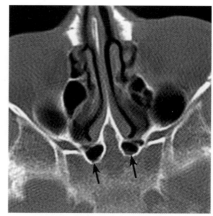

图 3-3-29　甲介型蝶窦

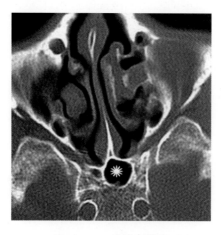

图 3-3-30　鞍前型蝶窦

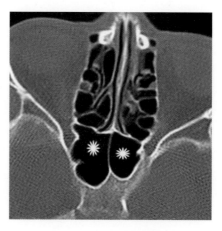

图 3-3-31　半鞍型蝶窦

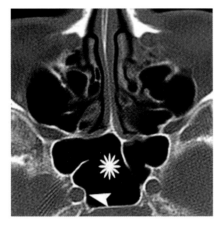
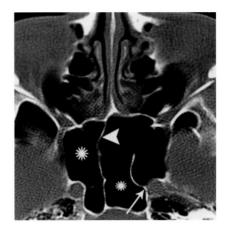

图 3-3-32　全鞍型蝶窦　　　　　图 3-3-33　鞍枕型蝶窦

第二节　读片方法及分析诊断思路

一、规范、合理的检查方法是影像学诊断的前提

鼻部解剖结构复杂,病变种类繁多,影像学检查方法有 CT、MR、单光子发射计算机体层摄影(SPECT)、正电子发射计算机体层摄影(PET)及正电子发射计算机体层摄影 -CT(PET-CT)。根据国内外文献及作者的临床经验,鼻部影像学检查方法应首选 CT,如怀疑肿瘤及侵袭性炎症可行 MR 进一步检查以明确诊断和更准确显示病变的范围;对鼻部转移瘤而言,有条件的医院可首选 PET-CT;对生长活跃或恶性肿瘤术后随访应首选 PET-CT。

鼻部 CT 和 MR 扫描规范请参照头颈部 CT、MR 扫描规范指南(试用稿)。为了提高图像质量,以便更好地为临床服务,影像学检查时应注意以下几点:

1. 两侧对称　两侧位置差别较大时,图像不美观,也不便于两侧解剖结构比较,一侧骨缝可能较对侧显示稍宽,外伤时极易误诊为骨折。

2. 扫描参数及序列准确　扫描参数及序列是决定图像质量的最重要因素。应根据医院现有设备,选择合理的扫描参数及序列,既使产生的图像能够满足临床的要求,又不过分损耗设备。扫描参数和序列不匹配,产生的图像质量差,是临床上误诊和漏诊重要原因之一。

3. 扫描视野(FOV)合适　对鼻部而言,应采用小 FOV,目的使鼻部结构显示更清楚;有许多医院采用大的 FOV,鼻部结构显示非常小,其一图像不美观,同时也不利于解剖结构及病变的显示。

4. 正确的扫描或重建基线　对颅面部而言,应根据所观察的解剖结构,选择不同的扫描或重建基线,目的之一是使解剖结构显示更清楚、直观,其二重复性好,其三更符合观察者的视角。需强调一点,各家的基线不完全一致,根据文献报道及作者的实践经验,推荐鼻部扫描或重建基线为听眶上线。

5. 层厚和层距满足临床要求　鼻部通常采用较薄的层厚和层距,反之,难以清楚显示窦口 - 鼻道复合体,易漏诊小病变,也不利于大病变的诊断和治疗。

6. CT 重建图像的算法(骨和软组织)和窗技术(窗宽和窗位) CT 重建图像的算法和窗技术是影响诊断的非常重要因素。应根据所需显示的病变进行选择,外伤患者首选骨算法重建和宽窗观察,需要时可补充软组织算法重建;侵袭性炎症或软组织肿瘤患者应先使用软组织算法重建和窄窗观察,根据病变与邻近骨质关系进行局部的骨算法重建。

在满足临床诊断和治疗的前提下,对于不同性质的病变应选择不同的影像学检查方法。

(1) 鼻部外伤,应选择 HRCT,多断面观察,至少应包括 2 个位置,必要时可行三维重建,单一方位观察不够全面或难以作出诊断,无法为临床或司法机构提供准确、可靠的依据。

(2) 鼻窦炎、鼻息肉,选择 HRCT 为宜,至少应包括两种断面,冠状面尤为重要。一方面能够直接发现病变并进一步帮助临床分期,另一方面能够更清晰、全面地显示窦口 - 鼻道复合体的结构、鼻部变异及骨质改变,为鼻窥镜手术提供准确的解剖依据,以避免并发症的发生。需强调一点,一般不需行 MR 检查,但怀疑累及周围结构或部分与肿瘤鉴别较难的病例时需行 MR 进一步检查。

(3) 侵袭性炎症、鼻部肿瘤(除骨源性肿瘤外),应同时进行 CT 和 MR 检查,CT 仅作为筛选,可发现病变并可显示邻近骨质改变,MR 是最重要的检查方法,一方面可更好反映病变的组织学特性,另一方面能够更准确显示病变的范围,对临床分期和选择治疗方案尤为重要。CT 应采用软组织算法重建,对于靠近骨质的层面进行相应的骨算法重建。

(4) 鼻部囊肿性病变,黏膜或黏膜下囊肿,选择 CT 检查即可;黏液囊肿应首选 CT,大多数可作出诊断,但少数病例即使增强扫描也难以与肿瘤鉴别,MR 是最可靠的检查方法,不仅可以明确诊断,也可清晰显示病变与邻近重要结构的关系,术前不可缺少;牙源性囊肿应首选 CT,需与造釉细胞瘤等肿瘤性病变鉴别时可行 MR 进一步检查。

(5) 鼻部骨源性病变,应首选 HRCT,HRCT 是该部分病变定性诊断最重要的检查方法,对于向鼻外生长的病变,可行 MR 进一步检查,以明确与邻近结构的关系。

二、常见误漏诊的原因及对策

(一) 检查方法不合适
应根据不同的病变选择相应的检查方法,选择不合适,易将病变误漏诊。要求大家准确掌握各种检查方法的适应证,如鼻窦的骨瘤首选 MR 检查,可能给诊断带来困难,而 HRCT 则一目了然。

(二) 解剖结构及其变异认识不足
鼻骨、鼻窦骨缝及血管沟常误诊为骨折,尤其对有医疗纠纷的案例,不能给司法机构提供准确的信息。鼻骨常见变异包括鼻颌缝、鼻额缝、鼻骨间缝、额颌缝及鼻骨孔,均有较固定的解剖部位,多较光滑、欠锐利,不移位,邻近鼻骨弧度自然。

(三) 对征象认识不准确,缺乏全面分析
多数鼻部肿瘤周围伴有阻塞性炎症,有时鼻窥镜检查仅显示表面的炎症,内部无法清晰地观察,此时临床难以提出诊断;如果大家不仔细、全面地观察影像学表现如形态、密度(信号)、占位征象及邻近骨质改变,可能仅诊断为炎症,则将内部的肿瘤漏诊,延误患者的治疗时机。

三、鼻部病变的分析思路

1. 鼻部外伤,多数骨折易作出诊断,确实与骨缝、血管沟难以鉴别时可建议复查,根据作者的经验,如按照头颈部扫描规范检查,仅显示 1 层、未移位、边缘欠锐利的透亮线,可能为血管沟。

2. 鼻部炎性及肿瘤性病变

(1) 首先应确定病变的起源部位:定位诊断是影像学诊断的首要任务,需指出一点,病变广泛累及鼻部、眼眶、翼腭窝、颞下窝及颅内等邻近结构时,定位诊断有一定困难,需结合临床表现而定。还要强调一点,由于前组筛窦和鼻腔中上部紧邻,该部位的病变有时难以准确判断其起源,可统称为鼻筛区,如嗅母细胞瘤常发生于该部位,大部分嗅母细胞瘤的影像学诊断也是主要依靠起源部位而定。

(2) 定性诊断是影像学的重要任务:根据病变的形态、大小、密度(信号)、边缘、骨质及邻近结构改变,结合患者的临床表现,综合分析而作出诊断。密度(信号)在病变定性诊断中非常重要,不同病变的密度(信号)都有一定的特点。良性病变的边缘多较清楚,而恶性病变的边缘多较模糊;需强调的是,侵袭性炎性病变的边界多不清楚,有些局限性恶性病变的边界反而较清楚,切记不要仅此一点来判断病变的性质。准确认识骨质改变在病变定性中也极为重要,包括骨质受压、变薄、变形、侵蚀、破坏、硬化等表现。邻近结构改变在病变定性中也有重要的参考价值,尤其观察翼腭窝、颞下窝、海绵窦及眼眶,侵犯这些结构并且分界不清通常为侵袭性炎性病变或恶性肿瘤;良性病变可压迫这些结构,分界也较清楚。总之,在病变定性过程中,密度(信号)、边缘及骨质改变尤其重要,形态、大小及邻近结构改变可作为参考。

(3) 重视患者的临床表现:对鼻部而言,要特别注意有无鼻出血、面部麻木、牙痛、牙齿松动、视力下降及病变的生长速度。

(4) 准确描述病变范围对临床选择治疗方案至关重要:有些影像科医师特别注重疾病诊断,而忽略了对病变侵犯范围的观察,尤其病变与视神经、海绵窦等重要结构的关系,没有给临床提供准确、可靠的信息。

四、诊断意见

(一) 肯定诊断

先天发育异常、比较明确的骨折、常见炎症、两侧息肉、真菌球及典型骨源性病变可作出肯定诊断。

(二) 可能诊断

综合临床及影像学表现,能够提出最大可能性的诊断,可建议进一步检查或随访除外其他性质的病变,比如软组织肿瘤的诊断。

(三) 描述诊断

根据现有的影像学表现,难以提出明确诊断,把病变的范围描述清楚即可,最终靠组织学定性。

第三节　后鼻孔闭锁

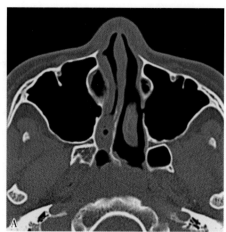

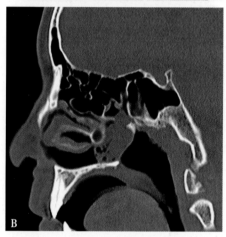

图 3-3-34　先天性后鼻孔闭锁

女,13 岁,自幼右侧鼻塞 13 年;CT 示右侧后鼻孔狭窄并为软组织密度影封闭(A、B)

〔诊断要点〕　①85%~90% 先天性后鼻孔闭锁为骨性闭锁,膜性或混合性少见;②女性多于男性,单侧多于双侧,并以右侧多见;③膜性闭锁的 CT 表现为后鼻孔区软组织影填塞,后鼻孔狭小或闭锁;骨性闭锁表现为鼻中隔后部犁骨增厚,后鼻孔外侧蝶骨骨质增厚、内移,后鼻孔狭小、闭锁。

〔鉴别诊断〕

(1) 后天性瘢痕粘连狭窄:一般临床上都有相应特殊感染(如结核、梅毒等)、外伤、手术等病史;CT 表现为鼻咽部或鼻腔后部不同程度的软组织增厚影,有不同程度的粘连和瘢痕狭窄形成。

(2) 先天性鼻腔狭窄:发病率较先天性后鼻孔闭锁多见;CT 扫描显示鼻腔中部的骨质增生导致鼻腔狭窄、变小,后鼻孔没有软组织影封闭。

第四节　鼻窦炎性病变

一、慢性鼻窦炎

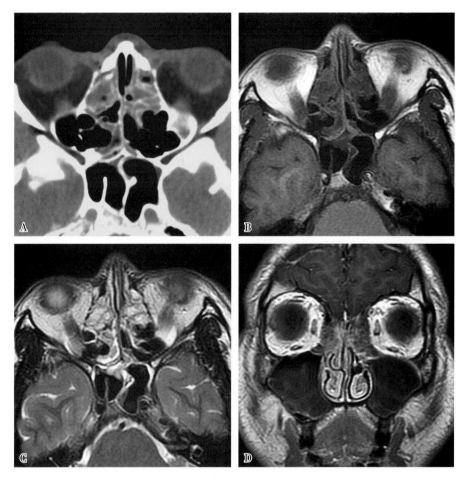

图 3-3-35　慢性鼻窦炎

男,26 岁,双侧持续性鼻塞 2 年;CT 示双侧筛窦内软组织密度影(A);MR 显示病变 T1WI 呈等信号、T2WI 呈高信号,增强后筛窦及上颌窦内病变黏膜强化(B~D)

〔**诊断要点**〕　①CT 表现:窦腔显示密度增高影,急性发作时可见气 - 液平面;窦壁可硬化、肥厚,窦腔大小正常或减小;②MR 表现:增厚的黏膜呈等 T_1 长 T_2 信号,窦腔内分泌物或潴留液信号多样,可表现为长 T_1 长 T_2 信号或短 T_1 长 T_2 信号等;③增强后表现:增厚的黏膜明显强化,窦腔内潴留液不强化。

〔**鉴别诊断**〕

(1) 真菌性鼻窦炎:窦腔内有高密度影;可有骨质破坏及硬化表现。

(2) 鼻息肉:鼻腔和鼻窦软组织密度影;鼻甲为软组织影取代,窦壁变形,窦腔膨胀。

（3）Wegener 肉芽肿：鼻甲及鼻中隔骨质破坏；鼻腔中线区显示增厚的软组织影。

（4）非霍奇金淋巴瘤：鼻腔软组织影，常累及鼻前庭和（或）鼻面部；无明显骨质破坏。

二、变应性真菌性鼻窦炎

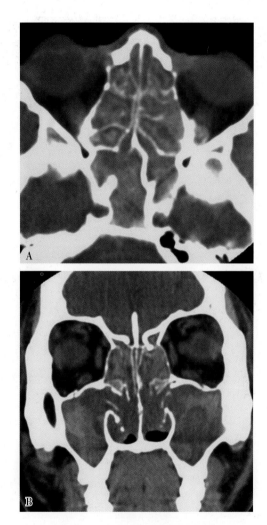

图 3-3-36 变应性真菌性鼻窦炎

女，65 岁，CT 示全组鼻窦充满高密度影，可见条、片状更高密度影（A、B）

〔**诊断要点**〕 ①常累及多个鼻窦，可为单侧或双侧；②CT 表现：窦腔呈膨胀性改变，充满软组织影，内有弥漫分布的高密度影，周围为环形的低密度黏膜；③窦壁骨质膨胀、变薄；④由于真菌菌丝含有锰等顺磁性物质以及分泌物蛋白含量不同，T1WI 表现多种多样，可为片状高信号影、低到等信号，T2WI 为低信号；增强后周围黏膜强化。

〔**鉴别诊断**〕

（1）多发性鼻息肉：鼻腔和鼻窦内没有高密度影。

（2）黏液囊肿：一般发生于单个鼻窦；以额窦及筛窦常见，CT 表现常为低密度、等密度，少数为高密度，窦壁骨质明显膨胀。

三、慢性侵袭性真菌性鼻窦炎

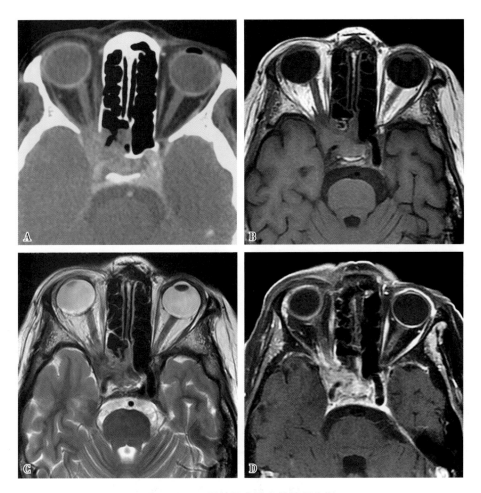

图 3-3-37　慢性侵袭性真菌性鼻窦炎

女,67 岁,头晕、恶心、复视 2 月余;CT 示右侧眶尖、海绵窦、蝶窦内软组织密度影,并中度
强化,右侧蝶窦外壁骨质破坏、吸收(A);MR 示病变 T1WI 呈等信号,T2WI 呈等、低信号,
右侧颈内动脉海绵窦段为病变包绕,并受压变细,增强后病变不均匀性明显强化(B~D)

〔诊断要点〕　①本病最常发生在上颌窦、筛窦和蝶窦,表现为鼻窦软组织影;常向鼻窦
外蔓延侵犯邻近眼眶、翼腭窝、颞下窝和颅内等结构;患者通常以眶尖或海绵窦综合征就诊;
②CT 表现:鼻窦及受累的邻近结构的软组织影呈等密度,有时可见片状高密度影;窦壁骨质
破坏和增生同时存在,可形成大的骨质缺损;③MR 表现:T1WI 通常呈等信号,T2WI 信号混
杂,其内多可见片状低信号影;④MR 增强后病变呈中度或明显强化;⑤CTA 或 MRA 显示颈
内动脉海绵窦段受压移位、变细。

〔鉴别诊断〕　上皮性恶性肿瘤:鼻窦壁骨质破坏明显,多呈溶骨性破坏;窦腔扩大,软组
织肿块占位效应明显。

四、真菌球

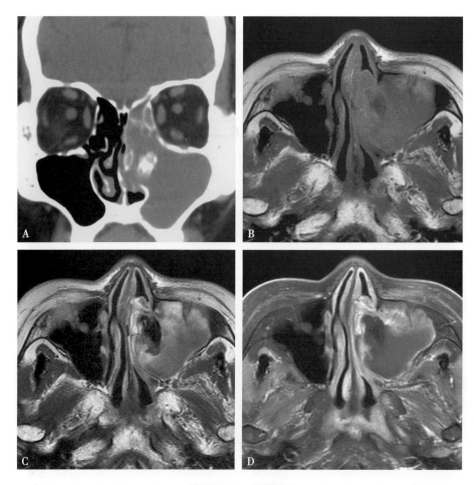

图 3-3-38 真菌球

女,65岁,左鼻疼痛伴流涕半年,加重1个月;CT示左侧上颌窦开口处可见片状高密度影,
左侧筛窦、上颌窦内软组织密度影(A);MR示病变 T1WI、T2WI 均呈低信号,阻塞性上颌
窦炎呈等 T1、等长 T2 信号,增强后病变不强化,周围黏膜明显强化(B~D)

〔诊断要点〕 ①真菌球最常累及上颌窦,其次为蝶窦、筛窦,多为单一鼻窦发病;②CT
可见鼻窦内软组织影,内有片状或团块状高密度影;③窦壁骨质增生肥厚和吸收破坏,上颌
窦真菌球的骨质破坏多发生在上颌窦内壁;④T1WI 呈低或等信号,T2WI 呈极低信号或无信
号;增强后周围炎性黏膜强化。

〔鉴别诊断〕

(1) 内翻乳头状瘤:肿块中心位于中鼻道,鼻窦病变为继发改变。

(2) 慢性鼻窦炎:常累及多个鼻窦;无高密度影;窦壁骨质增生,无明显骨质破坏。

五、鼻窦潴留囊肿

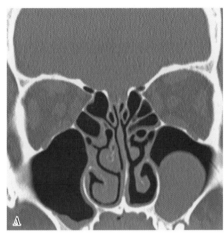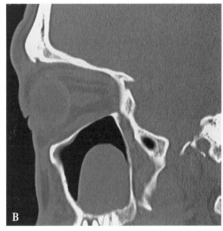

图 3-3-39 鼻窦潴留囊肿

男,47岁,反复流涕1年余;CT示左侧上颌窦内半球形软组织密度影,边缘光整(A、B)

〔诊断要点〕 ①本病发生于鼻窦内,以上颌窦最多见,额窦和蝶窦次之;②CT表现为半球形或类圆形低密度囊性肿块,密度均匀,边缘光滑呈弧形,基底位于窦壁;③MR表现:由于囊肿蛋白含量不同,信号多种多样,绝大多数呈长T1长T2信号;④增强扫描病变内部无强化,表面黏膜可强化。

〔鉴别诊断〕 颌骨含牙囊肿:颌骨骨质受压或缺损;囊肿内有高密度牙影。

六、鼻窦黏液囊肿

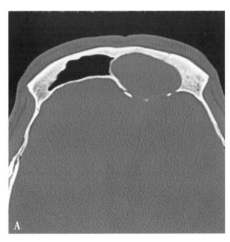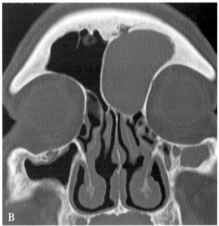

图 3-3-40 额窦黏液囊肿

男,56岁,头晕、左眼视力下降5年;CT示左侧额窦内软组织密度影,窦腔呈膨胀性改变,额窦后壁骨质变薄、不连续(A、B)

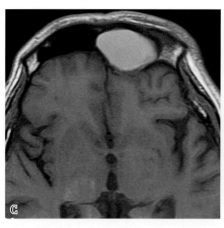
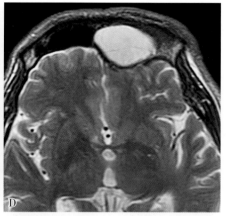

图 3-3-40(续)

MR 示病变 T1WI、T2WI 均呈均匀高信号（C、D）

〔**诊断要点**〕 ①约 83%~90% 以上黏液囊肿位于额窦、筛窦；②呈椭圆形或类圆形；③CT 表现：多为等或低密度，蛋白含量高时表现为高密度影；窦腔呈膨胀性改变，窦壁骨质受压移位、变薄或骨质缺损；④MR 信号表现与囊肿内蛋白含量有关，表现多种多样，多数为长 T1 长 T2 信号，当蛋白含量增高时，T1WI 信号增高，但蛋白含量到一定程度时，T1WI 信号最高，蛋白含量继续增高时，T1WI 信号降低，蛋白含量非常高时，T1WI 和 T2WI 均为低信号；⑤增强表现：中央不强化，囊壁呈环形强化，厚度均匀一致；继发感染时，囊壁增厚。

〔**鉴别诊断**〕

（1）真菌性鼻窦炎：CT 可见条状、片状高密度影；窦腔膨胀性改变不明显。

（2）鼻窦良性肿瘤：MR 表现为等 T1 等 / 长 T2 信号；增强后表现为中度强化。

（3）低度恶性鼻窦肿瘤：窦壁骨质破坏区边缘毛糙；增强后表现为不均匀强化。

七、鼻腔韦格纳肉芽肿（Wegener 肉芽肿）

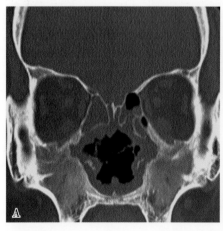
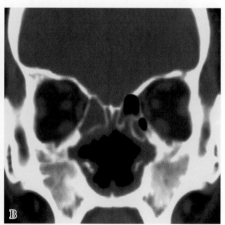

图 3-3-41 鼻腔韦格纳肉芽肿

女,56 岁,确诊鼻腔韦格纳肉芽肿 2 年;CT 示鼻中隔、诸鼻甲、钩突、上颌窦内壁骨质破坏,鼻腔形成一大的空腔(A、B)

〔诊断要点〕 ①本病早期表现为鼻腔及鼻窦黏液增厚,窦腔积液等鼻窦炎征象,黏液活检常为慢性炎症;进展期表现为鼻中隔、诸鼻甲、钩突、上颌窦内壁和(或)硬腭骨质受累破坏,鼻背塌陷;晚期鼻腔形成一个大的空腔,可累及颅底。②病变可累及颞骨、眼眶、鼻咽、声门、口腔等部位,表现为这些部位的不规则软组织影,可伴骨质破坏。③MR 表现为 T1WI 呈低或等信号,T2WI 呈低信号,信号不均匀。④增强扫描显示病变不均匀强化,晚期累及颅底时脑膜增厚强化。

〔鉴别诊断〕

(1) 鼻硬结病:骨质也可出现明显破坏,但残存骨质常有明显增生硬化;外鼻常出现变形,鼻周软组织显著增厚;多有胸部淋巴结肿大;鼻窦为少见的受累部位,此处的孤立病灶与 Wegener 肉芽肿不易鉴别。

(2) 非霍奇金淋巴瘤:多为单侧发生;多发生于鼻腔前部或下鼻甲,鼻背、鼻翼及面颊部常受累;一般无骨质破坏。

(3) 中线致死性肉芽肿:致死性中线肉芽肿又称 Stewart 型肉芽肿、坏死性(坏疽性)肉芽肿,是一种进行性肉芽增殖性溃疡性病变;病情进展迅速,短期内毁坏患者面容而致死。

第五节　鼻与鼻窦肿瘤

一、鼻腔内翻乳头状瘤

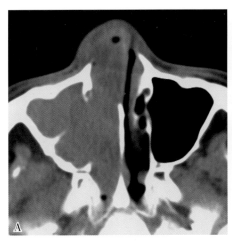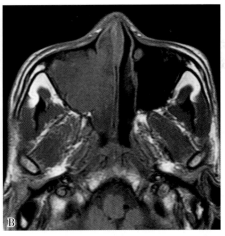

图 3-3-42 内翻乳头状瘤

男,45 岁,发现鼻腔肿物 1 年余;CT 显示右侧鼻腔、上颌窦内软组织密度影,右侧上颌窦窦壁骨质增生、硬化内壁吸收破坏(A);MR T1WI 示病变呈等信号、T2WI 呈不均匀略高信号,增强后呈不均匀中度强化,似"脑回状"外观(B~D)

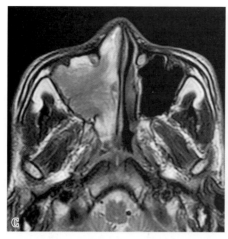
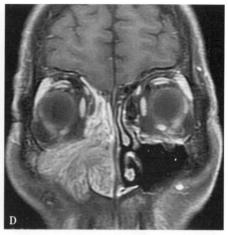

图 3-3-42(续)

〔**诊断要点**〕 ①本病多见于中鼻道鼻腔外侧壁,沿中鼻甲长轴生长,呈分叶状,可蔓延到周围鼻窦内;②CT 表现:呈等密度,少数有高密度钙化;邻近骨质受压变形、吸收或破坏;③MR 表现:T1WI 呈等或低信号,T2WI 呈混杂、等或高信号;增强后 T1WI 明显不均匀强化,特征性表现为病变呈卷曲的"脑回状"外观,伴发的鼻窦炎不强化。

〔**鉴别诊断**〕

(1) 鼻腔息肉:MR 增强后呈线状强化或不强化,没有强化的软组织肿块。

(2) 青少年鼻咽纤维血管瘤:通常发生于男性青少年;病变中心位于鼻腔后外侧的蝶腭孔,早期累及翼腭窝,可沿翼腭窝周围的孔道蔓延生长,累及范围较广;MR 所示"盐-胡椒"为特征性表现。

(3) 鼻腔上皮恶性肿瘤:呈浸润性生长,分界不清;骨质呈溶骨性破坏。

二、鼻窦骨瘤

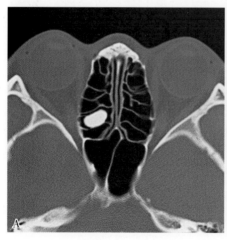
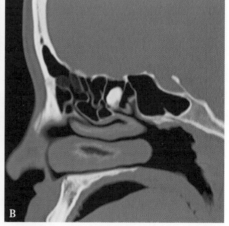

图 3-3-43 筛窦骨瘤

女,23 岁,体检怀疑右鼻腔肿物;CT 示右侧筛窦内卵圆形骨性致密影,边缘光整(A、B)

〔诊断要点〕　①本病多发生于额窦及筛窦;②CT 表现:鼻窦的局灶性骨性高密度影,边界清晰;③MR T1WI 和 T2WI 均呈明显低信号,增强后无强化;④如有鼻窦开口阻塞可引起鼻窦炎。

〔鉴别诊断〕

(1) 骨纤维异常增殖症:窦壁肥厚,典型者呈"磨玻璃样"改变;常累及多骨。

(2) 骨化性纤维瘤:边缘为高密度皮质骨,中心为低密度松质骨和纤维组织。

三、鼻腔及鼻窦骨化性纤维瘤

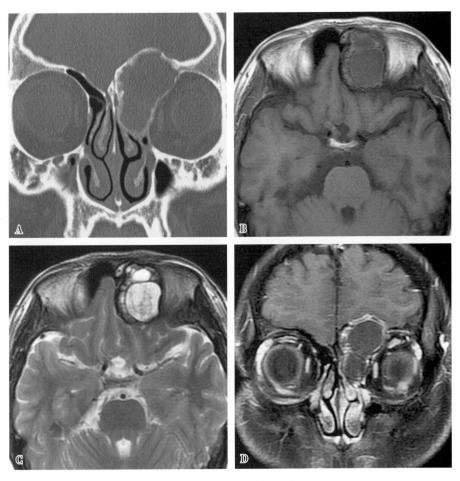

图 3-3-44　骨化性纤维瘤

男,29 岁,间断鼻塞 1 年余;CT 示左侧额筛区可见一形态不规整的低密度影,周围可见一较薄的磨玻璃样骨壳,邻近眼眶受压改变(A);MR 显示病变内多个囊变区,呈长 T1 长 T2 信号,周围可见短 T2 骨壳,增强后囊变区不强化,骨性部分呈中等度强化(B~D)

〔诊断要点〕　①本病通常为单骨性病变,鼻窦区常发生于筛窦和额窦。②CT 表现:混杂高密度肿块,内有片状软组织影,边缘有完整的或不完整的骨性包壳。③MR 表现:T1WI 显示病变呈等信号,内可见片状低信号;T2WI 显示病变呈低信号,内可见片状高信号;增强后不均匀强化。④可伴阻塞性鼻窦炎。

〔鉴别诊断〕

（1）骨纤维异常增殖症：窦壁肥厚，典型者呈"磨玻璃样"改变；常累及多骨。

（2）骨瘤：边界清晰的骨性肿块，无骨性包壳。

（3）成骨细胞瘤：病变由骨样组织、纤维组织及骨组织构成，与骨化性纤维瘤鉴别有一定困难。

四、嗅神经母细胞瘤

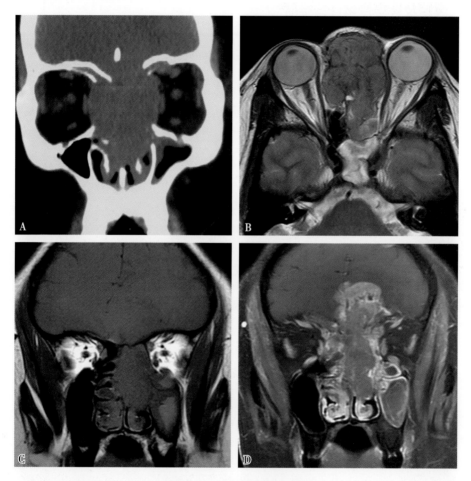

图 3-3-45　嗅神经母细胞瘤

女，33 岁，鼻塞、嗅觉减退 2 个月余；CT 示鼻腔内近鼻腔顶软组织肿块影，筛顶及双侧眼眶内壁、鼻中隔骨质破坏（A）；MR 示病变 T1WI 呈等信号、T2WI 呈高信号，向上累及颅内，压迫额叶，增强后病变呈不均匀、中等强化（B~D）

〔诊断要点〕　①本病典型部位位于鼻腔顶部前 2/3，少数可位于筛窦、上颌窦、蝶窦、中鼻道、鼻咽部，常侵犯鼻中隔、对侧鼻腔、筛窦、眼眶、前颅窝等；②肿瘤呈椭圆形或不规则形，侵犯颅内时鼻腔与颅前窝肿块呈"哑铃"状；③CT 表现：呈等密度，密度不均匀，少数有钙化；典型的表现为筛板骨质破坏，中、上鼻甲和鼻中隔上部以及眼眶等周围结构也可出现骨质破坏；④MR 表现：略长 T1 长 T2 信号，信号不均匀；⑤增强后中度或明显不均匀强化。

〔鉴别诊断〕

(1) 筛窦癌:中心部位不是鼻腔顶;骨质破坏明显,不典型者需病理组织学鉴别。

(2) 鼻腔脑膜瘤:少见,边界清楚,周围骨质常增厚、毛糙。

(3) 非霍奇金淋巴瘤:多位于鼻腔前部、鼻前庭、鼻翼及邻近面部软组织;无明显溶骨性骨质破坏。

(4) 鼻腔横纹肌肉瘤:好发于儿童青少年;病变进展快;最终仍需病理组织学鉴别。

五、鼻腔及鼻窦鳞癌

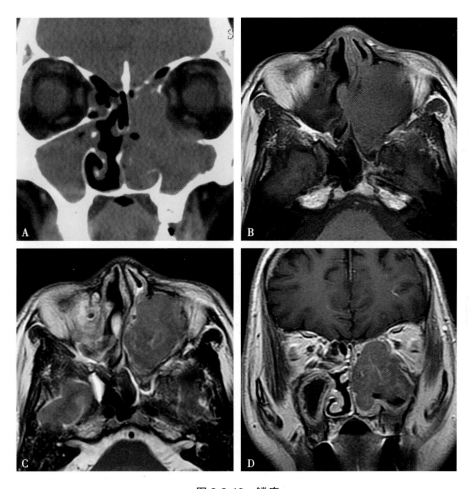

图 3-3-46　鳞癌

男,64 岁,左鼻塞 1 个月,伴出血;CT 示左侧鼻腔、筛窦、上颌窦内软组织肿块影,左侧眼眶内壁、下壁骨质破坏(A);MR 示病变呈分叶状,T1WI 呈等信号、T2WI 呈略低信号,增强后病变呈轻、中度强化(B~D)

〔诊断要点〕　①本病最多发生于上颌窦,其次是鼻腔、筛窦,浸润性生长,形状不规则;②CT 表现:呈等密度,肿瘤较大时密度常不均匀,内可见低密度坏死区,少数可出现钙化;窦腔扩大,邻近骨质明显破坏;③MR 表现:T1WI 等信号,T2WI 等或低信号,肿瘤较大时有坏死区,为长 T1 长 T2 信号;④增强扫描后轻或中度不均匀强化,液化坏死区不强化;⑤易侵犯眼眶、上颌窦后脂肪间隙、翼腭窝、颞下窝、颅底和口腔等邻近结构，表现为这些部位不规则软组织影和骨质破坏；⑥颈部淋巴结转移，中心常出现坏死。

〔鉴别诊断〕

（1）侵袭性真菌性鼻窦炎：窦壁骨质破坏和增生硬化同时存在；病变强化更明显。

（2）韦格纳肉芽肿：骨质破坏多见于鼻中隔、鼻甲，累及鼻窦者窦壁骨质硬化、增厚及"双线征"；可伴有上呼吸道、肺和肾脏疾病。

（3）非霍奇金淋巴瘤：多位于鼻腔前部，表现鼻腔前庭、鼻翼及邻近面部软组织不规则增厚；无明显骨质破坏。

（4）嗅神经母细胞瘤：发病高峰年龄为 11~20 岁及 51~60 岁，位于鼻腔顶部前 2/3；坏死相对较少，对于不典型的鉴别较困难。

六、鼻腔及鼻窦腺样囊性癌

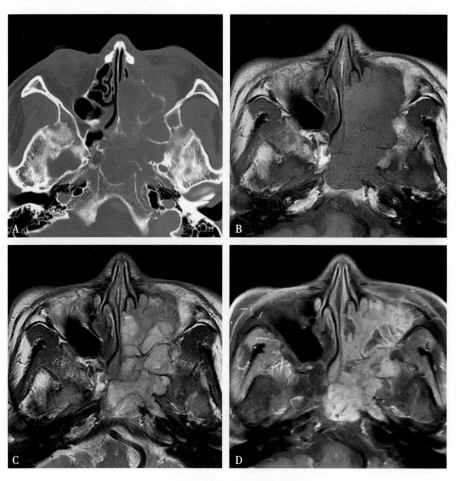

图 3-3-47　鼻腔及鼻窦腺样囊性癌

男，44 岁，左眼胀痛伴鼻塞 2 月余；CT 示左侧鼻腔、蝶窦、筛窦内软组织肿块影，累及左侧眼眶，邻近骨质浸润性破坏，左侧翼腭窝明显扩大（A）；MR 显示病变 T1WI 呈等信号、T2WI 呈高信号，增强后病变明显强化（B~D）

〔诊断要点〕　①本病最多发生于上颌窦,形状多不规则,受累骨质呈侵蚀性破坏,易累及翼腭窝及邻近孔道,有嗜神经生长的特点;②CT 表现:呈等密度,肿瘤较大时密度常不均匀,内可见低密度坏死区,少数可出现钙化;窦腔扩大,邻近骨质破坏;③MR 表现:T1WI 等、低信号,T2WI 多为高信号,肿瘤内可见坏死区,为长 T1 长 T2 信号,增强扫描后多呈不均匀性明显强化,坏死液化区不强化,能更清楚显示病变累及范围。

〔鉴别诊断〕

(1) 鼻腔及鼻窦鳞癌:骨质多为溶骨性破坏,MR T2WI 多为等、略低信号,增强后多为中等强化。

(2) 侵袭性真菌性鼻窦炎:窦壁骨质破坏和增生硬化同时存在;病变强化更明显。

(3) 非霍奇金淋巴瘤:多位于鼻腔前部,鼻腔前庭、鼻翼及邻近面部软组织不规则增厚;无明显骨质破坏。

(4) 嗅神经母细胞瘤:发病高峰年龄为 11~20 岁及 51~60 岁;位于鼻腔顶部前 2/3;坏死相对较少,对于不典型的鉴别较困难。

七、鼻腔横纹肌肉瘤

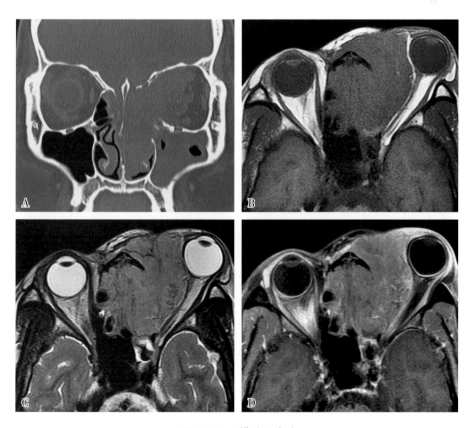

图 3-3-48　横纹肌肉瘤

女,19 岁,左侧眼痛并视力下降 1 个月;CT 示左侧上颌窦、筛窦内软组织肿块影,眼眶内壁骨质破坏,累及眶内,与眼外肌分界不清(A);MR 示病变 T1WI 呈等信号、T2WI 呈不均匀略高信号,增强后病变呈不均匀性中度强化(B~D)

〔**诊断要点**〕 ①本病多见于儿童、青少年,进展快,呈侵袭性生长;②CT表现:呈等密度,密度不均匀;大部分可见明显骨质破坏,常累及眼眶、翼腭窝、颞下窝及颅底等周围结构,但少部分病例无骨质破坏;③MR呈长T1长T2信号,信号不均匀;增强后肿瘤多为中度不均匀强化,坏死液化区不强化。

〔**鉴别诊断**〕

(1) 鼻腔恶性上皮性肿瘤:中老年多见,MR T2WI多呈等信号或低信号,强化程度较低。

(2) 嗅神经母细胞瘤:发病高峰年龄为11~20岁及51~60岁,位于鼻腔顶部前2/3;坏死相对较少,对于不典型的鉴别较困难。

八、鼻腔黑色素瘤

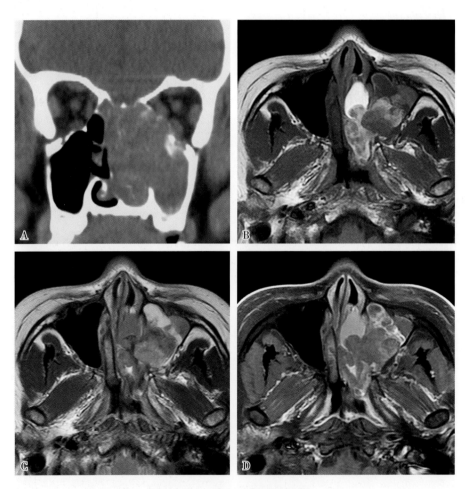

图 3-3-49 鼻腔、鼻窦黑色素瘤

女,63岁,左鼻塞伴眼眶疼痛,加重涕中带血1个月;CT示左侧筛窦、上颌窦内软组织密度影,左侧眼眶内下壁、上颌窦内壁骨质破坏(A);MR显示病变混杂,T1WI呈等/高信号、T2WI呈等/低信号,增强后病变呈不均匀性轻、中度强化(B~D)

〔诊断要点〕 ①本病以鼻中隔前下部最常见,其次是鼻腔外侧壁、中、下鼻甲;②CT表现:肿块呈等密度,肿瘤较小时无骨质破坏,肿瘤较大时可有骨质破坏并可侵犯周围结构;③MR表现:典型黑色素瘤在T1WI呈高信号,T2WI呈低信号,不典型黑色素瘤或黑色素瘤术后复发呈等T1等T2信号或略长T1略长T2信号;增强后轻中度强化。

〔鉴别诊断〕 不典型黑色素瘤需活检行病理组织学检查与其他肿瘤鉴别。

九、鼻腔鼻窦非霍奇金淋巴瘤

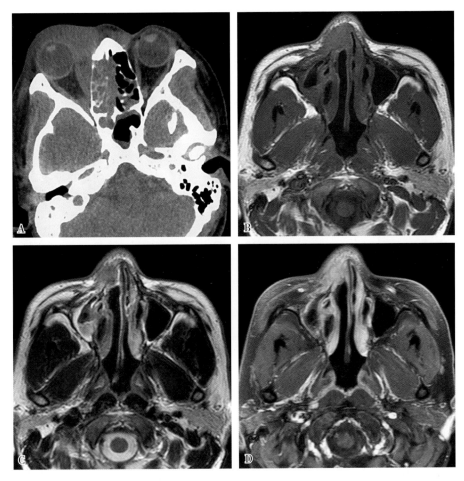

图 3-3-50　非霍奇金淋巴瘤

图A:女,43岁,鼻塞半年余,右侧面颊部肿胀,CT示右侧眼睑、鼻侧肌锥外间隙及筛窦内可见软组织密度影,眼球受压移位;图B~D:男,33岁,鼻塞3个月;MR显示右侧鼻翼处可见一等T1等T2信号肿块影(B、C),增强后病变呈中度强化,边缘不清(D)

〔诊断要点〕 ①多发生于鼻腔前部,易累及鼻前庭、鼻翼、鼻背及邻近面部软组织;②CT表现:呈等密度,如与周围炎性的黏膜和分泌物混杂在一起,可见不规则低密度影;肿瘤较小时无骨质破坏,肿瘤较大时可造成骨质重塑变形和骨质侵蚀;③局限型淋巴瘤骨质改变不明显,少数表现为邻近的鼻中隔及鼻甲轻微骨质侵蚀;④少数淋巴瘤局限于鼻窦,其中上颌窦最常受累,CT表现为窦腔内充以密度较均匀的软组织影,窦壁轻微骨质侵蚀,伴窦周软组织浸润;⑤弥漫型淋巴瘤表现为鼻腔中线区及邻近鼻窦明显骨质破坏伴软组织肿块,常累及邻近的面部软组织、眼眶、鼻咽部、颞下窝、翼腭窝等;⑥MR 表现:肿块呈等 T1 等 T2 信号,信号均匀,增强后轻到中度强化。

〔鉴别诊断〕

(1) 鼻息肉:多发于中鼻道、下鼻甲后端;增强表现为周边黏膜强化。

(2) 内翻性乳头状瘤:多起源于中鼻甲附近的鼻腔外侧壁,易向上颌窦和筛窦蔓延;一般不浸润鼻翼及邻近皮肤,可侵蚀邻近骨质。

(3) 血管瘤:年轻人多见,好发于中、下鼻甲周围黏膜;MR T2WI 呈高信号,增强后显著强化。

(4) 鼻腔鼻窦鳞状细胞癌:骨质破坏更明显,鼻前庭、鼻翼及鼻背软组织较少累及;颈部转移淋巴结的中心常有坏死。

第六节　鼻与鼻窦骨折

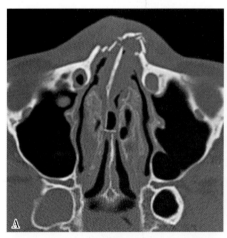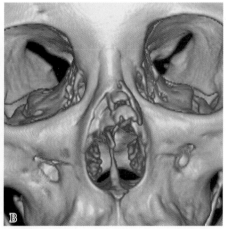

图 3-3-51　双侧鼻骨、上颌骨额突及鼻中隔骨折

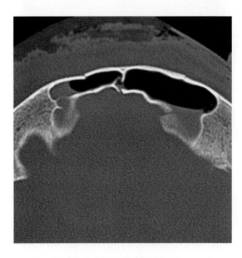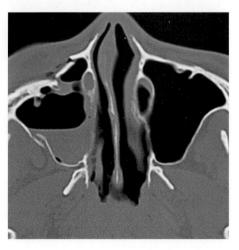

图 3-3-52　双侧额窦骨折　　　　图 3-3-53　右侧上颌窦前壁、后外壁骨折

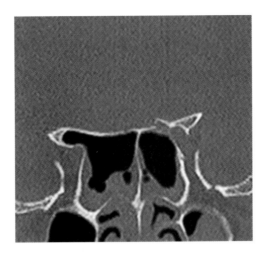

图 3-3-54 左侧蝶窦上壁、外壁骨折

〔**诊断要点**〕 ①鼻与鼻窦骨折直接征象为骨质连续性中断、粉碎及移位;②伴随征象主要包括鼻窦出血,脑脊液鼻漏,眼肌增粗、移位及嵌顿、眶内容脱出或血肿形成,蝶窦骨折可损伤颈内动脉管导致大出血;③骨折诊断不难,但需注意以下几点:与正常孔管沟缝的鉴别,部位要观察全面,及早发现并发症。

〔**鉴别诊断**〕 与正常孔管沟缝的鉴别要点:孔管沟缝有固定的解剖部位,骨质边缘光滑,周围无软组织改变,邻近鼻窦内不会出现气 - 液平面。

（王永哲　杨本涛）

参 考 文 献

1. 鲜军舫,王振常,罗德红. 头颈部影像诊断必读. 北京:人民军医出版社,2007

2. 白人驹,张雪林. 医学影像诊断学. 第 3 版. 北京:人民卫生出版社,2010

3. 金征宇. 医学影像学. 第 2 版. 北京:人民卫生出版社,2010

4. 吴恩惠,冯敢生. 医学影像学. 第 6 版. 北京:人民卫生出版社,2008

5. Haaga JR. CT and MRI of the Whole Body. 5th ed. Philadelphia:Mosby,2009

6. 兰宝森. 中华影像医学(头颈部卷). 北京:人民卫生出版社,2002

7. Som PM,Curtin HD. Head and neck imaging. 4th ed. St Louis:Mosby-year book,Inc,2003

8. 鲜军舫,王振常. 深入开展头颈部影像新技术和诊断质量评价研究. 中华放射学杂志,2012,46(1):7-8

9. 李书玲,王振常,鲜军舫. 成人蝶窦解剖及变异的多层螺旋 CT 观察. 中华医学杂志,2010,90(31):2172-2176

第 四 章

耳 部

第一节　正常影像学表现与变异

一、颞骨正常解剖

颞骨位于颅底两侧,左右各一,是构成颅底及颅侧壁的一部分,主要由鳞部、鼓部、乳突部、岩部及茎突五部分组成。颞骨前面为蝶骨,后内方为枕骨,外上方为顶骨,参与构成颅中窝及颅后窝,其内主要结构有外耳道、中耳-乳突(鼓室(听骨链)及乳突窦、乳突小房)、内耳(迷路及内听道)、岩尖、面神经及面神经管、血管(颈内动脉及颈静脉窝)。颞骨内及周围的裂与缝主要有鳞鼓裂(鳞部与鼓部间的骨缝)、鼓乳裂(鼓部与乳突部间的骨缝)、岩鼓裂(岩部与鼓部间的骨缝)、岩枕裂(岩部与枕骨间的骨缝)及蝶岩裂(蝶骨大翼与岩部间的骨缝)。

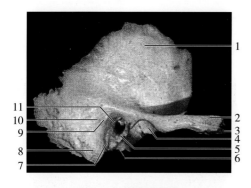

图 3-4-1　颞骨外面观

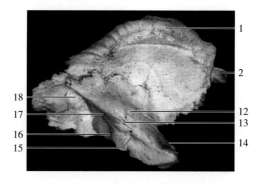

图 3-4-2　颞骨内面观

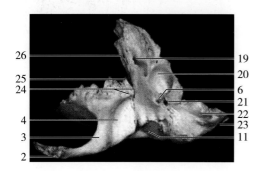

图 3-4-3　颞骨下面观

1.鳞部;2.颧突;3.关节结节;4.下颌窝;5.鼓部;6.茎突;7.鼓乳裂;8.乳突;9.道上嵴;10.道上小凹;11.外耳门;12.鼓室盖;13.弓状隆起;14.三叉神经压迹;15.内耳门;16.前庭水管外口;17.岩上窦沟;18.乙状窦沟;19.颈动脉管;20.颈静脉窝;21.茎乳孔;22.枕动脉沟;23.乳突切迹;24.岩鳞裂;25.岩鼓裂;26.肌咽鼓管

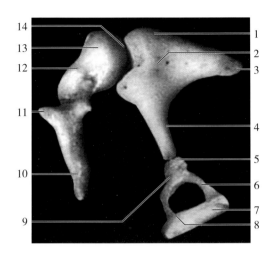

图 3-4-4 听小骨

1. 砧骨;2. 砧骨体;3. 短脚;4. 长脚;5. 砧镫关节;
6. 后脚;7. 镫骨底;8. 前脚;9. 镫骨;10. 锤骨柄;
11. 前突;12. 锤骨颈;13. 锤骨头;14. 锤砧关节

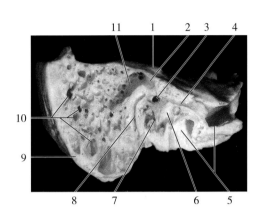

图 3-4-5 鼓室内侧壁(右侧)

1. 弓状隆起;2. 乳突窦入口;3. 前庭窗;4. 咽鼓管
半管;5. 颈动脉管;6. 岬;7. 蜗窗;8. 面神经管;9. 乳
突;10. 乳突小房;11. 乳突窦

二、颞骨及耳部正常影像学表现

(一)颞骨正常 CT 解剖

1. 横断面

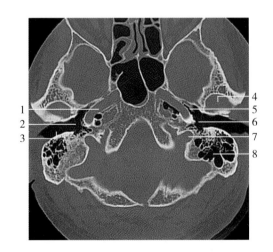

图 3-4-6 颞骨颈动脉管水平段层面

1. 颈动脉管;2. 鼓膜;3. 外耳道;4. 颞颌关节;5. 咽
鼓管;6. 鼓室;7. 颈静脉窝;8. 乳突蜂房

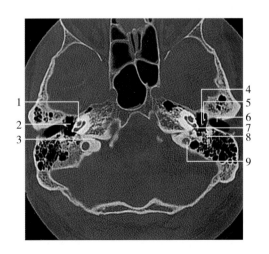

图 3-4-7 颞骨蜗窗层面

1. 耳蜗;2. 鼓室;3. 蜗导水管;4. 砧骨长脚;5. 锤骨颈;
6. 外耳道;7. 蜗窗;8. 面神经管;9. 颈静脉窝

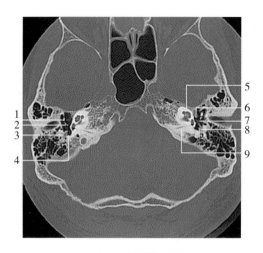

图 3-4-8 颞骨耳蜗层面

1.锤骨颈;2.砧镫关节;3.面神经管第二膝;4.鼓室窦;5.耳蜗;6.匙突;7.镫骨;8.锥隆起;9.蜗导水管

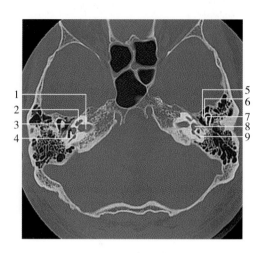

图 3-4-9 颞骨前庭层面

1.内耳道;2.耳蜗;3.面神经管鼓室段;4.前庭窗;5.锤骨头;6.锤砧关节;7.砧骨;8.前庭;9.后半规管

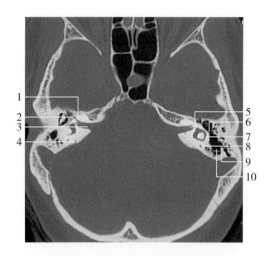

图 3-4-10 颞骨水平半规管层面

1.面神经管迷路段;2.面神经管膝部;3.内耳道;4.前庭导水管;5.前庭;6.窦入口;7.外半规管;8.后半规管;9.岩鳞隔;10.乳突窦

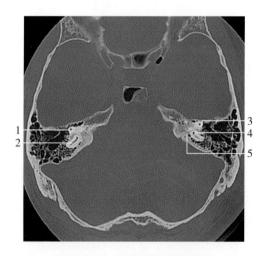

图 3-4-11 颞骨后半规管层面

1.上半规管(右);2.后半规管;3.上半规管(左);4.总脚;5.弓下动脉管

2. 冠状面

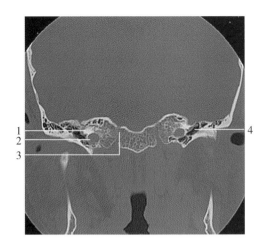

图 3-4-12　颞骨膝状神经节层面

1.耳蜗;2.颈动脉管;3.岩枕缝;4.鼓室

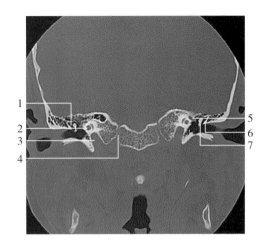

图 3-4-13　颞骨锤骨层面

1. Prussak 间隙;2.耳蜗;3.颈动脉管;4.岩枕缝;
5.面神经管膝部;6.鼓室盾板;7.锤骨

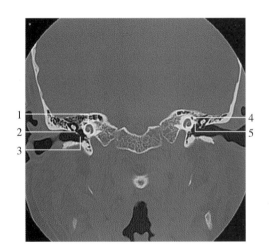

图 3-4-14　颞骨耳蜗层面

1.耳蜗;2.锤骨柄;3.鼓膜;4.面神经管迷路段;5.面
神经管鼓室段

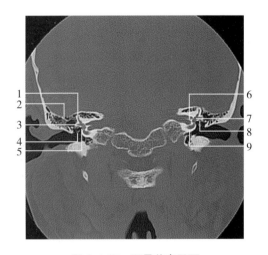

图 3-4-15　颞骨前庭层面

1.上半规管;2.岩鳞隔;3.外半规管;4.砧镫关节;
5.前庭窗;6.镰状嵴;7.前庭;8.面神经管鼓室段;
9.耳蜗

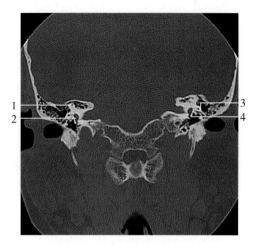

图 3-4-16 颞骨蜗窗层面

1.上半规管;2.前庭;3.外半规管;4.蜗窗

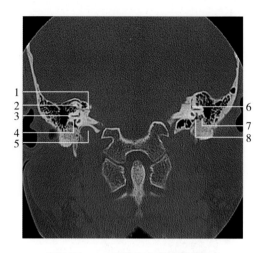

图 3-4-17 颞骨水平半规管层面

1.岩乳管;2.上半规管;3.外半规管;4.锥隆起;5.颈静脉窝;6.总脚;7.面神经管第二膝;8.鼓室窦

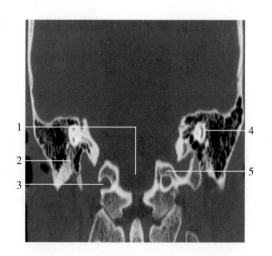

图 3-4-18 颞骨面神经管乳突段层面

1.枕大孔;2.面神经管乳突段;3.舌下神经管;4.后半规管;5.颈静脉结节

3. 斜矢状面

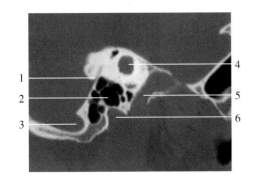

图 3-4-19 颞骨内听道底部层面
1. 前庭导水管;2. 乳突气房;3. 乙状窦;4. 内听道;
5. 颈动脉管;6. 颈静脉窝

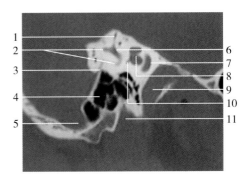

图 3-4-20 颞骨耳蜗层面
1. 上半规管;2. 后半规管;3. 前庭导水管;4. 乳突气房;5. 乙状窦;6. 总脚;7. 耳蜗;8. 镰状嵴;9. 颈动脉管;10. 单孔;11. 颈静脉窝

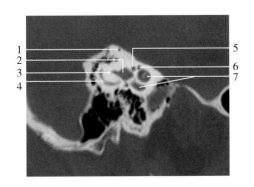

图 3-4-21 颞骨前庭层面
1. 上半规管;2. 前庭;3. 外半规管;4. 后半规管;5. 前庭上神经管;6. 面神经管迷路段;7. 耳蜗

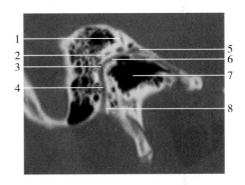

图 3-4-22 颞骨面神经管层面
1. 上半规管;2. 外半规管;3. 面神经管第二膝;4. 面神经管乳突段;5. 面神经管膝部;6. 面神经管鼓室段;7. 鼓室;8. 茎乳孔

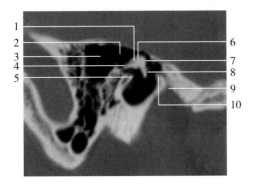

图 3-4-23 颞骨听小骨层面
1. 砧骨体;2. 窦入口;3. 乳突窦;4. 砧骨短脚;5. 鼓后棘;6. 锤砧关节;7. 锤骨头;8. 锤骨柄;9. 岩鼓裂;10. 鼓前棘

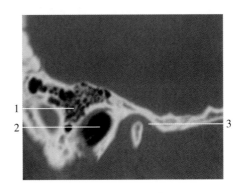

图 3-4-24 颞骨外耳道底层面
1. 乳突气房;2. 外耳道;3. 颞颌关节

4. 内耳三维重建

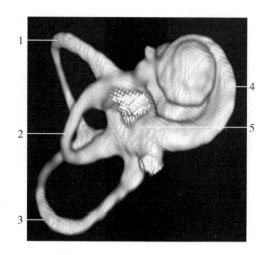

图 3-4-25 内耳三位重建
1.上半规管；2.外半规管；3.后半规管；4.耳蜗；
5.前庭

（二）内耳正常 MR 解剖

1. 横断面

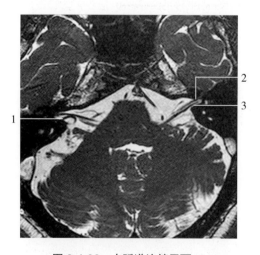

图 3-4-26 内听道连续层面 -1
1.迷路动脉；2.面神经；3.前庭上神经

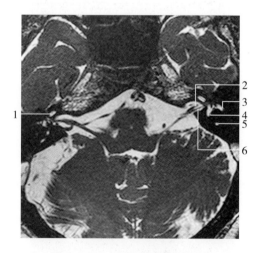

图 3-4-27 内听道连续层面 -2
1.耳蜗；2.蜗神经；3.外半规管；4.前庭；5.后半规
管；6.前庭下神经

2. 冠状面

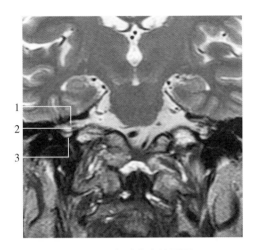

图 3-4-28 内听道连续层面 -3

1. 面神经；2. 蜗神经；3. 耳蜗

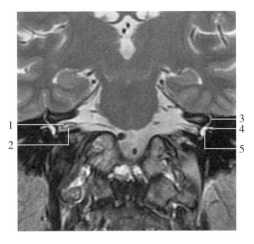

图 3-4-29 内听道连续层面 -4

1. 前庭上神经；2. 前庭下神经；3. 上半规管；4. 外半规管；5. 前庭

3. 斜矢状面

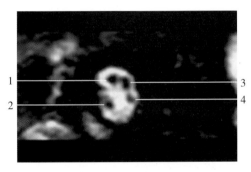

图 3-4-30 内听道连续层面 -5

1. 面神经；2. 蜗神经；3. 前庭上神经；4. 前庭下神经

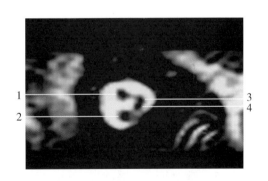

图 3-4-31 内听道连续层面 -6

1. 面神经；2. 蜗神经；3. 前庭上神经；4. 前庭下神经

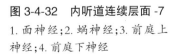

图 3-4-32 内听道连续层面 -7

1. 面神经；2. 蜗神经；3. 前庭上神经；4. 前庭下神经

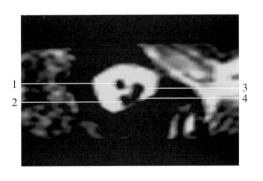

（三）颞骨常见变异

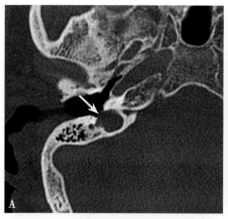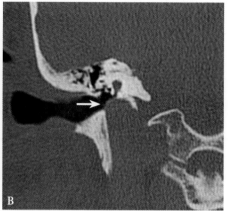

图 3-4-33 HRCT 横断面及冠状面 颈静脉球窝裸露（箭所示）

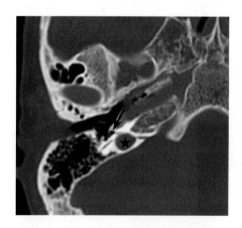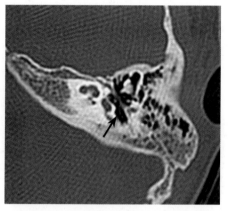

图 3-4-34 HRCT 横断面 颈静脉球窝高位（星所示），箭所示为蜗窗

图 3-4-35 HRCT 横断面 大鼓室窦（箭所示）

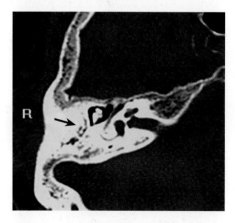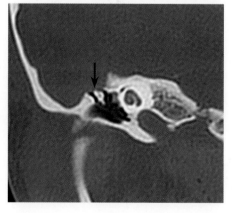

图 3-4-36 HRCT 横断面 乳突窦缺如（箭所示）

图 3-4-37 HRCT 冠状面 鼓室盖不连续（箭所示）

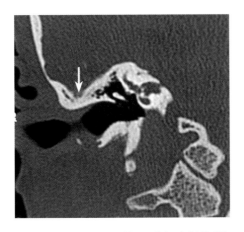

图 3-4-38 HRCT 冠状面 中颅窝低位(箭所示)

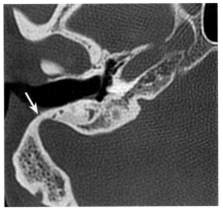

图 3-4-39 HRCT 横断面 乙状窦前位(箭所示)

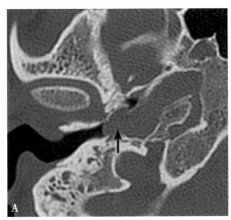

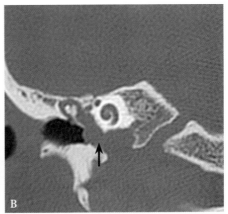

图 3-4-40 HRCT 横断面及冠状面 迷走颈内动脉(箭所示)

〔诊断评估〕 ①HRCT 横断面上颈静脉球顶高度超过耳蜗底周下缘为颈静脉球高位。是较多见的解剖变异,其发生率约 7%~20.3%。HRCT 横断位是诊断颈静脉球窝高位的理想扫描方位,可清楚显示颈静脉球与耳蜗底周的位置关系,了解此变异,指导医师治疗时注意保护好颈内静脉。②鼓室下壁骨质发育不全时,颈静脉球可突入鼓室,即为颈静脉球裸露,HRCT 横断及冠状面均显示良好,表现为颈静脉球顶骨壁不完整,颈静脉球部分进入鼓室内而呈鼓室内充填软组织密度影,其发生率为 2.4%~7%。耳科手术时易造成误伤而引起严重出血。临床上需与颈静脉球瘤鉴别。③在 HRCT 横断面经圆窗层面鼓室窦的正常深径范围为 0.61~5.87mm,该深径等于或大于 6mm 为大鼓室窦,其发生率为 5.9%。过于深大的鼓室窦易造成该区域手术时病灶残留。④乳突窦缺如是少见的解剖变异,发生率约为 1.7%,在 HRCT 横断面及冠状面均可明确诊断,表现为乳突内未见乳突窦。在患耳无乳突窦时,耳后入路寻找乳突窦困难,而盲目扩大骨创易损伤面神经等邻近重要结构。⑤鼓室盖不连续为岩鳞隔未闭合或鼓室盖先天性缺损,是罕见的解剖变异,HRCT 冠状面可很好的显示鼓室盖情况。避免术中误入中颅窝而危及生命。⑥在冠状面 HRCT 图像上,中颅窝底低于鼓室天盖水平线 5mm 以下即可诊断中颅窝低位,多由颞骨岩部和乳突部发育异常或岩上窦异常粗大而致。⑦当骨性外耳道后壁与乙状窦前壁间距小于 10mm 即为乙状窦前位,发生率为1.6%,HRCT 横断面可准确测量骨性外耳道后壁距乙状窦前壁的距离。一般来说乙状窦前位的患耳常不能进行耳后进路,因此术前 HRCT 确定乙状窦的位置有助于选择合适术式,避免损伤乙状窦及周围结构,降低手术危险率。⑧迷走颈内动脉在 HRCT 横断及冠状位上表现为下鼓室和颈内动脉管间骨板分裂,血管伸入下鼓室,MR 和 HRCT 增强扫描可以进一步证实,是罕见的解剖变异。避免术中误入中颅窝或损伤颈内动脉而危及生命。

第二节 读片方法及分析诊断思路

(一) 外耳道病变

1. 外耳道骨瘤 局部骨质的过度生长,表面覆盖正常组织,非侵袭性生长;单侧孤立性病变。

2. 外耳道胆脂瘤 单侧外耳道内软组织肿块,非溶骨性骨质破坏。

3. 坏死性外耳道炎 常见于老年糖尿病患者,为外耳道严重感染,向邻近结构播散;可继发于假单胞菌感染;有肉芽组织并可伴外耳道下方的骨 - 软骨结合部骨质侵蚀。

4. 外耳道癌 不规则肿块伴溶骨性骨质破坏,但肿瘤较小时可无骨质破坏,此时需活检才能确诊。

(二) 中耳病变

1. 鼓膜松弛部获得性胆脂瘤 耳镜检查见鼓膜松弛部穿孔或退缩呈袋状,CT 示Prussak 间隙内肿块伴鼓室盾板破坏,听小骨受压向内侧移位,增强后 T1WI 示边缘强化。

2. 中耳先天性胆脂瘤 仅 2% 的胆脂瘤为先天性,耳镜检查可见完整鼓膜后的局灶性肿块;听小骨受累。

3. 中耳胆固醇肉芽肿 特征性表现为 T1WI 呈高信号,中耳肿块伴听小骨侵蚀;耳镜检查见蓝色鼓膜。

4. 鼓室球瘤 紧邻耳蜗岬,增强 MR 显示局灶性强化的肿块;耳镜检查可见鼓膜后血管性肿块(红色),伴或不伴有搏动性耳鸣。

5. 面神经鞘瘤 面神经鼓室段管状增粗,面神经管扩大;增强 MR 显示肿块强化。耳镜检查可见完整的鼓膜后白色肿块,临床表现与先天性胆脂瘤类似。

6. 脑膜脑膨出 MR 示脑内容物疝出,CT 示颞骨骨质缺损,常为鼓室盖缺损。

7. 鼓室硬化症 常有慢性中耳乳突炎的病史或 CT 表现中耳内碎片和硬化型乳突;特征性表现是听骨链周围高密度病灶伴部分或整个中耳乳突密度增高,卵圆窗弥漫钙化可能是鼓室硬化症。

8. 窗型耳硬化症 高密度灶一般局限于卵圆窗前部,实质上是卵圆窗前部骨皮质海绵样变形成。

9. 卵圆窗闭锁 CT 表现为卵圆窗缺如,为骨性结构覆盖,并可伴镫骨及砧骨远端畸形,面神经鼓室段向内下方移位覆盖于正常卵圆窗的位置。

10. 中耳乳突炎样改变 中耳 - 乳突内密度增高,伴或不伴有液体及气液平,临床上可见于感染、外伤及鼻咽癌继发的阻塞性中耳炎等。

（三）听小骨异常

1. 听小骨畸形 常为外耳道闭锁的伴随表现,单独的听小骨畸形少见;临床表现为先天性传导性耳聋。

2. 胆脂瘤引起的听小骨破坏 为常见病变,临床检查可见鼓膜穿孔或鼓膜退缩呈袋状,伴软组织肿块,听小骨破坏并有移位。

3. 炎症后听小骨固定、融合 中耳炎表现,听小骨纤维性融合 CT 表现可正常或表现为中耳腔小的软组织影,营养不良性钙化常提示继发于鼓室硬化症的纤维 - 骨性融合。

4. 术后听小骨缺失 常有乳突切除术或治疗窗型耳硬化症的镫骨切除术病史。

5. 外伤后听小骨脱位 有外伤病史,可伴有或不伴有颞骨骨折。

（四）面神经异常

1. Bell 面神经麻痹 为疱疹性面神经炎,CT 表现正常,增强 MR 显示面神经强化,无结节形成。

2. 面神经鞘瘤 CT 显示面神经管呈管状或局部扩大,增强 MR 示面神经增粗并强化。

3. 面神经血管瘤 CT 常显示肿瘤内骨化,蜂窝状骨质改变约 50%,边缘常不规则;增强 MR 显示位于膝状窝的不规则强化肿块。

4. 腮腺恶性肿瘤沿面神经周围蔓延 侵袭性腮腺肿块;颞骨内面神经增粗、强化,乳突段和鼓室段受累常见,茎乳孔区充填软组织影。

（五）颞骨血管性病变

1. 鼓室球瘤 CT 示耳蜗岬的局限性肿块,听小骨一般无破坏;增强 MR 示肿块明显强化。耳镜检查见鼓膜后前下方红色的搏动性肿块。

2. 颈静脉球瘤或颈静脉鼓室球瘤 CT 示颈静脉孔外上缘穿凿样骨质破坏,T1WI 和 T2WI 显示病变内丰富的信号流空影,特征性表现是"盐 - 胡椒征",增强 MR 显示由颈静脉孔向上延伸至中耳腔的强化的肿块,MRV 表现为颈静脉未显示。耳镜检查可见鼓膜后血管性肿块,与鼓室球瘤无法区分。

3. 颈静脉窝骨质缺损 CT 显示乙状窦板的局限缺损,颈静脉球形成憩室突入到中耳形成"肿块";MR 显示颈静脉为信号流空影,表现典型而容易诊断,但有时表现为等信号和(或)高信号时,与颈静脉球瘤或颈静脉鼓室球瘤鉴别困难,MRV 表现为颈静脉正常显示可明确诊断。耳镜检查见鼓膜后的后下方深蓝色病变。

4. 颈内动脉异位 CT 显示穿过中耳腔并汇合到水平走行的颈内动脉岩段的管状病变,下鼓室小管扩大,MRA 显示与正常侧相比,颈内动脉向外走行;耳镜检查见鼓膜后前下方搏动性的红色病变。

5. 岩尖颈内动脉瘤 CT 骨窗显示岩尖颈内动脉管膨大,边缘光滑;MRA 有助于诊断动脉瘤。

（六）内耳形态异常

1. 迷路未发育（Michel 畸形） 临床表现为先天性感音神经性聋,影像学表现为耳蜗和前庭缺如,听囊结构的外壁扁平。

2. 耳蜗未发育 临床表现为先天性感音神经性聋,CT 平扫示耳蜗缺如,而前庭及半规管结构存在。

3. 共腔畸形 临床表现为先天性感音神经性聋,影像表现为囊状耳蜗及前庭结构融合形成一个共同的腔。

4. 囊状耳蜗前庭畸形　临床表现为先天性感音神经性聋,影像表现为耳蜗及前庭已分开但呈囊状,没有内部结构。

5. Mondini 畸形　耳蜗中间周和顶周融合,可伴前庭扩大或半规管发育不良;国外文献报道大多伴有大前庭水管综合征或大内淋巴囊。

6. 大前庭水管综合征或大内淋巴囊　临床表现为在 1 岁内发生的双侧先天性感音神经性聋或仅受轻微的外伤就引起双侧感音神经性聋;CT 表现为双侧前庭水管扩大,MR 表现为内淋巴囊扩大。

7. 闭塞型骨化性迷路炎　常见于儿童脑膜炎后,表现为获得性感音神经性耳聋;CT 平扫显示耳蜗、前庭及半规管为致密组织充填,膜迷路间隙闭塞,但听囊结构的外凸形态存在,而迷路未发育时外壁扁平。骨化性迷路炎纤维化期 CT 表现正常,而只有在增强 MR 和(或)迷路水成像源图像、T2WI 上才能显示。

(七) 迷路异常

1. 迷路炎　T2WI 可能显示迷路为正常的高信号,但增强 MR 表现为耳蜗、前庭及半规管间隙内有轻到中度强化灶。

2. 耳蜗型耳硬化症　去矿化改变(低密度影)一般为斑片状而不是浸润性,典型的表现为"双环征"。

3. 骨纤维异常增殖症　见于年轻人(30 岁以下),可累及颞骨各个部分,常为硬化性、磨玻璃样表现,但内耳一般不受累。

4. Paget 病　见于老年人,CT 表现为骨迷路和颅底骨质呈弥漫性"棉花絮"样改变。

(八) 岩尖病变

1. 岩尖先天性胆脂瘤　CT 表现为边缘光滑的膨胀性病变,MR 表现为类似于黏液囊肿的长 T1 长 T2 信号影。

2. 岩尖黏液囊肿　CT 表现为边缘光滑的膨胀性病变,MR 表现为长 T1 长 T2 信号影,和岩尖胆脂瘤非常相似,鉴别困难。

3. 岩尖胆固醇肉芽肿　CT 表现为边缘光滑的膨胀性病变,MR 表现为 T1WI 和 T2WI 均呈高信号。

4. 岩尖区原发性恶性肿瘤(软骨肉瘤,脊索瘤)　CT 表现为斜坡、岩枕裂或岩尖的破坏性肿块,临床表现缺乏急性炎性病变的症状。

5. 岩尖区转移性病变(转移瘤、非霍奇金淋巴瘤)　CT 表现为岩尖区浸润性和破坏性肿块,常有全身肿瘤病史或其他相关病变,临床表现缺乏急性炎性病变的症状。

(九) 颈静脉窝肿块

1. 颈静脉球瘤或颈静脉鼓室球瘤　CT 表现为颈静脉球上外缘骨质呈浸润性改变,MR 表现为颈静脉孔肿块,特征性 MR 征象为"盐-胡椒征"。

2. 颈静脉孔脑膜瘤　CT 表现为颈静脉孔边缘骨质呈浸润性-硬化性改变,典型的沿硬脑膜表面呈偏心性生长并有"脑膜尾征",但不是所有颈静脉孔脑膜瘤都有这种表现,此时与颈静脉球瘤鉴别困难。

3. 颈静脉孔神经鞘瘤　CT 表现为颈静脉孔扩大,边缘光滑;T1WI 表现为颈静脉孔的哑铃状强化肿块影,T2WI 呈混杂信号影,有片状高信号影,沿第 9~11 脑神经走行方向蔓延。

（十）桥小脑角（CPA）- 内耳道（IAC）肿块

1. **表皮样囊肿** 表现为钻缝生长的形态学特征，FLAIR 信号不完全抑制，弥散加权像上弥散受限，表现为高信号。

2. **蛛网膜囊肿** 在所有 MR 序列上与脑脊液信号一致，增强 MR 无强化；病变对周围结构产生推压改变，但未进入内耳道。

3. **脑膜瘤** 基底位于硬脑膜的偏离内耳道口的肿块，有"脑膜尾征"；内耳道内的脑膜瘤与听神经瘤相似，但少见。

4. **听神经瘤** 位于 IAC 内，即使肿瘤主要位于 CPA 内，听神经也常受累。

5. **面神经鞘瘤** 如局限于 CPA-IAC，可与听神经鞘瘤相似，但面神经鞘瘤常累及迷路段，可帮助鉴别。

6. **转移瘤和淋巴瘤** 可为双侧，脑膜的多发病变，常有全身肿瘤病史或其他相关病变。

7. **神经结节病** 常为多发病变，以硬脑膜为基底，漏斗干受累可帮助鉴别。

（十一）儿童颞骨破坏性病变

1. **急性中耳乳突炎** 一般为急性发病，抗生素治疗有效；融合性乳突炎可有骨质侵蚀，但骨小梁缺失和骨皮质缺损通常不如 Langerhans 细胞组织细胞增生症广泛。除非出现脓肿，一般不会出现软组织肿块。

2. **横纹肌肉瘤** 侵袭性软组织肿块伴骨质破坏，需要活检与 Langerhans 细胞组织细胞增生症鉴别。

3. **Langerhans 细胞组织细胞增生症** 颞骨边界清楚的溶骨性病变，伴有不均匀强化的软组织肿块，与横纹肌肉瘤鉴别需行活检。

4. **转移性神经母细胞瘤** 当表现为颞骨的局灶性病变时，与横纹肌肉瘤或 Langerhans 细胞组织细胞增生症相似，寻找原发病是关键。

第三节 耳 部 肿 瘤

一、外耳道骨瘤

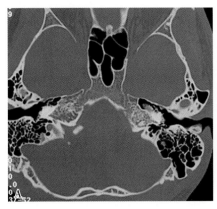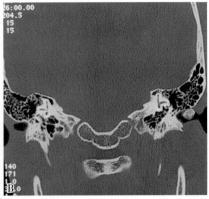

图 3-4-41 外耳道骨瘤

图 A 为 CT 横断位，B 为冠状位，示左侧外耳道小卵圆形骨性密度肿块，以较窄基底附着于外耳道后壁

〔**诊断要点**〕 ①通常发生于单侧外耳道,典型者为单发病灶;②病灶通常较小,多为卵圆形,最常见于外耳道骨-软骨结合部附近;③CT 示外耳道窄基底的骨性密度肿块;④肿块表面软组织正常。

〔**鉴别诊断**〕 外耳道外生骨疣:通常发生于双侧外耳道,常发生于外耳道峡部内侧;宽基底,呈环形、分叶状。

二、鼓室球瘤

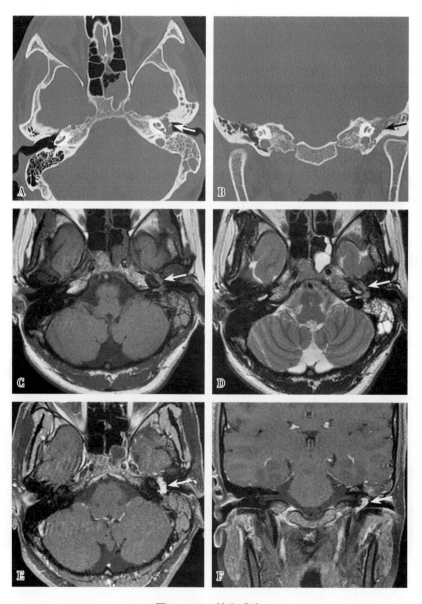

图 3-4-42　鼓室球瘤

女,31 岁,左耳持续搏动性耳鸣 1 年;CT 横断面示基底位于耳蜗岬外侧的圆形肿块(A);冠状面示肿瘤外侧缘与鼓膜下部相邻,无听小骨破坏,中耳腔下壁完整(B);横断面 T1WI 示鼓室内耳蜗岬旁稍短 T1 信号影(C),横断面 T2WI 示肿块为稍长 T2 信号影,信号不均匀(D);MR 横断面、冠状面增强扫描示肿块明显强化(E、F)

〔**诊断要点**〕 ①早期为发生于耳蜗岬外侧的下鼓室小肿块;②较大肿瘤可充满中耳腔或经咽鼓管出中耳腔,破坏听小骨,但中耳腔底骨质保持完整;③T1WI 为等信号,T2WI 为高信号但低于脑脊液信号,增强后 T1WI 示耳蜗岬处局限性明显强化肿块。

〔**鉴别诊断**〕

(1) 颈静脉球高位:颈静脉窝骨皮质边缘完整,最上部分可向上延伸至内听道底。

(2) 中耳胆固醇肉芽肿:CT 常与获得性胆脂瘤的表现相同,平扫 T1WI 示正铁血红蛋白形成的高信号高度提示此病。

(3) 颈内动脉异位:管形肿块穿过中耳腔进入颈内动脉岩部水平段,下鼓室小管扩大;临床表现为鼓膜后血管性肿块,有 / 无搏动性耳鸣。

(4) 颈静脉球骨质缺损:CT 示乙状窦板缺损,静脉从颈静脉球外上方突入中耳腔;无临床症状,一般为耳镜偶然发现。

(5) 中耳先天性胆脂瘤:完整鼓膜后“白色”肿块,增强 T1WI 示肿块无强化。

(6) 颈静脉鼓室球瘤:CT 示中耳底骨板穿凿样改变,临床表现与鼓室球瘤相同。

三、Langerhans 细胞组织细胞增生症

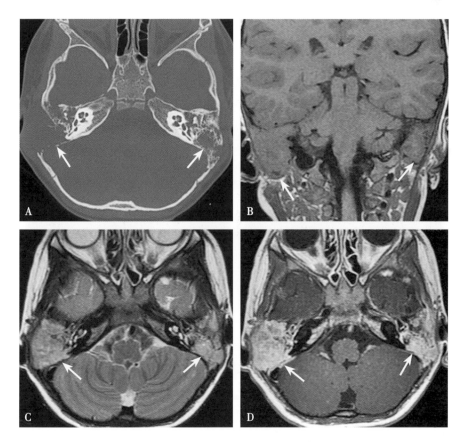

图 3-4-43 Langerhans 细胞组织细胞增生症

男,2 岁,双耳流脓 1 年余;颞骨横断面 CT 示双侧颞骨乳突部、鼓部广泛“地图”样骨质破坏,部分骨质缺损,未见骨质增生硬化(A);冠状面 T1WI 示双侧颞骨乳突部、鼓部等信号软组织肿块影(B);横断面 T2WI 示肿块呈高信号(C);横断面增强 T1WI 示病变呈明显不均匀强化,边界清晰(D)

〔诊断要点〕 ①颞骨的溶骨性病变,边界清晰,伴乳突、中耳内不均匀强化的软组织肿块;②乳突和岩尖的骨质破坏边界清楚,有"倾斜"的边界;③MR 表现为等 T1 长 T2 信号,增强扫描不均匀明显强化。

〔鉴别诊断〕

(1) 急性中耳乳突炎:急性发病,抗生素治疗有效;融合性乳突炎可有骨质侵蚀,骨小梁缺失和骨皮质缺损,但通常不如 LCH 广泛。

(2) 横纹肌肉瘤:进展较快,临床症状重;中耳乳突部的侵袭性软组织肿块,大于 3cm,为溶骨性不规则形骨破坏,易累及外耳道及岩尖;MR 上 T1WI 为等或低信号,T2WI 为高信号,增强扫描常均匀强化,有时也可有出血和坏死,确诊需做活检。

(3) 胆固醇肉芽肿:既往慢性中耳炎病史;MR 显示为短 T1 长 T2 信号,增强扫描无明显强化。

(4) 恶性外耳道炎:临床表现为各种感染征象如外耳道疼痛、分泌物等;CT 显示骨质破坏以外耳道为主,可见死骨;MR 显示外耳道、鼓室及周围软组织弥漫性浸润,T1WI 及 T2WI 均呈较低信号,增强扫描呈中度强化。

四、面神经鞘瘤

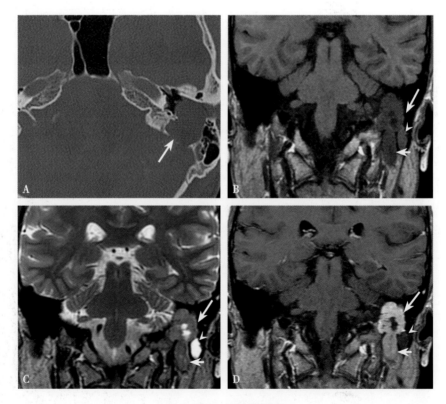

图 3-4-44 面神经鞘瘤

男,26 岁,左侧周围性面瘫 3 年,左耳听力下降 3 周;横断面 CT 显示左侧面神经管乳突段走行区骨质破坏,可见软组织肿块,向前进入外耳道;向后与后颅窝相通(A)。冠状面 T1WI、T2WI,显示肿块主体位于面神经乳突段(长箭),病变向下通过扩大的茎乳孔累及面神经腮腺段(短箭);病变外侧乳突蜂房内可见片状长 T1 长 T2 信号影(箭头)(B、C);增强后冠状面 T1WI,显示病变明显不均匀强化,中心囊变区未见强化,病变外侧低信号影未见强化(箭头),为阻塞性炎症(D)

〔诊断要点〕　①一般为多段面神经增粗;②CT 表现:面神经管扩大或骨质破坏,肿瘤较大时可见软组织肿块;③MR 表现:面神经不规则增粗并形成软组织肿块,T1WI 呈等或低信号,T2WI 呈等或高信号,内部可见囊变区;④增强后 MR T1WI 显示病变明显不均匀强化,内部囊变区不强化。

〔鉴别诊断〕

(1) 临床表现为周围性面瘫的患者,首先要通过各种检查排除面神经鞘瘤,然后再考虑其他。

(2) Bell 麻痹:增强后 T1WI 显示颞骨内面神经节段性线样强化,无局灶性肿块。

(3) 面神经血管瘤:增强后 T1WI 显示边界不清的强化肿块,常位于膝状窝。CT 显示骨质呈蜂窝状改变。

(4) 胆脂瘤:增强后 T1WI 显示中耳腔内无强化的肿块。

(5) 腮腺恶性肿瘤沿神经周围蔓延:腮腺内有侵袭性肿瘤,茎乳孔被软组织充填,面神经乳突段自远端至近端增粗。

五、听神经瘤

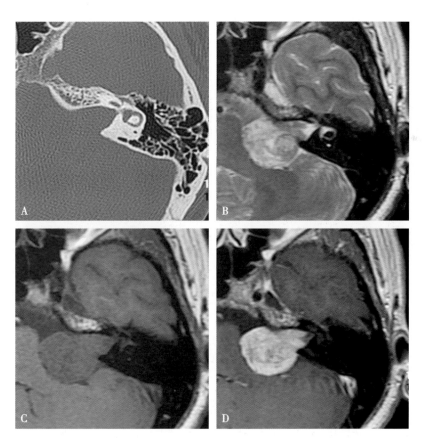

图 3-4-45　听神经瘤

女,43 岁,左耳缓慢进行性听力下 1 年半;横断面 CT,左侧内耳道扩大(A);横断面 T2WI,左侧内耳道及桥小脑角区见不均匀长 T2 信号肿块影(B);横断面 T1WI,肿块呈不均匀略长 T1 信号(C);横断面增强 T1WI,肿块不均匀明显强化(D)

〔**诊断要点**〕 ①内耳道扩大(患侧管径大于对侧 2mm)。②CT 等或稍低密度,囊性部分呈低密度,钙化少见。③MR T1WI 等信号或略低信号,T2WI 略高信号。囊性部分呈脑脊液信号。④增强后肿瘤实性部分明显强化,囊性部分无强化。

〔**鉴别诊断**〕

(1) 临床高度怀疑听神经瘤,但 CT 检查结果阴性时应 MR 进一步检查除外微小听神经瘤。

(2) 双侧听神经瘤属神经纤维瘤病Ⅱ型。

(3) 脑膜瘤:蘑菇型,肿瘤与岩骨以宽基底相连,钙化较多见,脑膜尾征常见,MR 上多呈等 T1、等 T2 信号。

六、颈静脉球瘤

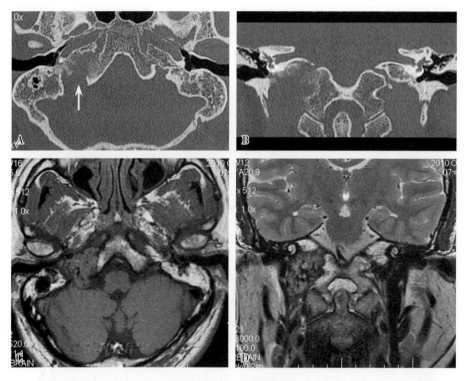

图 3-4-46 颈静脉球瘤

男,40 岁,右耳鸣伴听力下降 6 年。A、B 为颞骨 CT 横断面及冠状面,显示右侧颈静脉孔扩大及周围骨质浸润性破坏(A 长箭所示)。C~D 为 MR 横断面 T1WI、冠状面 T2WI 及增强 T1WI,显示肿块向下延伸达颈部水平,肿块跨颅内、外生长,呈明显强化,高信号的瘤体背景中间点线状迂曲的流空低信号,此为其特征性MR 表现——"盐 - 胡椒"征

〔**诊断要点**〕 ①颈静脉孔区不规则软组织肿块,常累及鼓室,并可跨颅内、外生长;②CT 表现为颈静脉孔周围虫蚀样骨浸润,病灶可经鼓室底壁入中耳;③MR 表现为特征性的"盐 - 胡椒"征("盐"是指肿瘤内高信号,"胡椒"是指肿瘤内的低信号,代表流空的动脉分支);④增强检查:肿块呈明显强化,可显示肿瘤的累及范围。

〔鉴别诊断〕

（1）颈静脉孔区脑膜瘤：颈静脉孔周围浸润性骨质改变，常伴颅底骨质侵犯；增强检查为明显均匀强化，常呈斑片状生长，可见硬膜尾征。

（2）颈静脉孔区神经鞘瘤：颈静脉孔扩大，骨质吸收变薄，边缘清晰锐利；病灶沿脑神经走行生长，亦可跨颅颈生长呈梭形或哑铃形，相邻血管结构受压、移位；增强检查肿块明显强化，其内可见囊变，无"盐 - 胡椒"征。

（3）颈静脉球假瘤：通常是由于颈静脉球双侧不对称所致，CT 及 MR 显示其与颈静脉球密度、信号相同。

第四节　中耳乳突炎与胆脂瘤

一、中耳乳突炎

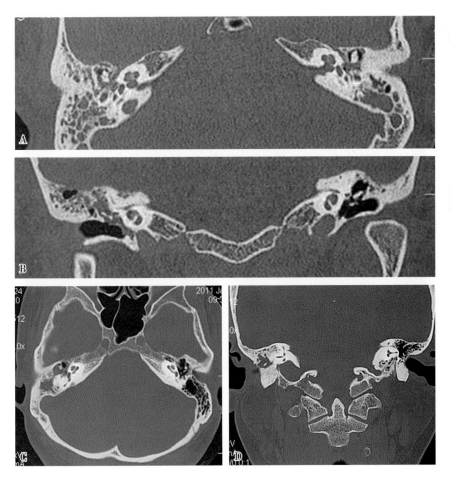

图 3-4-47　中耳乳突炎

男，40 岁，既往双侧渗出性中耳乳突炎病史 2 年，颞骨 CT 横断位及冠状位示双侧中耳鼓室、乳突窦及乳突蜂房内软组织密度影，听小骨及乳突蜂房间隔等骨质未见破坏征象（A、B）。女，45 岁，横断面及冠状面颞骨 CT 示右侧中耳乳突内见软组织影充填，破坏听小骨及乳突窦壁骨质（C、D）

〔诊断要点〕 ①中耳炎分为非化脓性中耳炎和化脓性中耳炎,后者又分为急性化脓性中耳炎和慢性化脓性中耳炎;急性化脓性中耳炎常由化脓性细菌侵入鼓室导致急性感染,通常在6~8周后消退,而迁延不愈者形成慢性化脓性中耳炎。慢性化脓性中耳炎分为单纯型、骨疡型及胆脂瘤型;单纯型中耳炎不侵犯骨质,而骨疡型及胆脂瘤型可侵犯骨质并发生颅内、外并发症。②CT表现中耳乳突内软组织密度影。③伴或不伴有听小骨及乳突间隔等相邻骨质的破坏。④鼓室、乳突蜂房及乳突窦内软组织在T1WI上呈低信号,T2WI呈高信号,增强后呈弥漫性强化。⑤若邻近的颞叶底和小脑前、桥小脑角脑膜受累,表现为脑膜增厚强化;若乙状窦受累,表现为乙状窦信号流空影消失并强化;若脑实质受累,表现为脑炎、脑脓肿。

〔鉴别诊断〕

(1) 胆脂瘤:呈膨胀性生长,无强化。

(2) 外伤后鼓室积血:有明确外伤史,伴骨折。

二、外耳道胆脂瘤

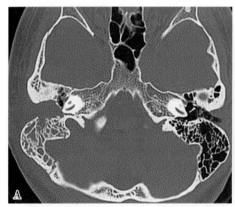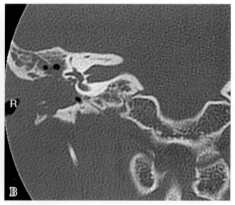

图 3-4-48　外耳道胆脂瘤

女,16岁,右耳听力差,流脓数年;颞骨CT横断位及冠状位,右侧外耳道见软组织肿物,外耳道扩大,外耳道壁骨质细微侵蚀性改变;鼓室及乳突充以软组织影,为继发炎症(A、B)

〔诊断要点〕 ①CT表现单侧外耳道内扇形软组织肿物;②通常位于外耳道下壁、后壁,局部外耳道扩大,骨质受侵,边缘光滑;大多数病例鼓膜完整;③MR表现:T1WI呈中等偏低信号,T2WI呈略高信号,增强后肿物不强化,肿物边缘呈环形强化;④通常继发中耳乳突炎。

〔鉴别诊断〕

(1) 坏死性外耳道炎:外耳道及周围结构炎症;发生于老年糖尿病患者,常为假单孢绿脓杆菌感染。

(2) 外耳道癌:发生于老年病人;外耳道肿瘤伴骨质破坏。有时与外耳道胆脂瘤影像表现极为相似,需结合临床病史或活检鉴别。

(3) 阻塞性角化病:见于年轻人(40岁以下),有鼻窦炎、支气管扩张病史;常为双侧,病因不明;可表现为骨质受侵,但为弥漫性外耳道增宽。

三、先天性胆脂瘤

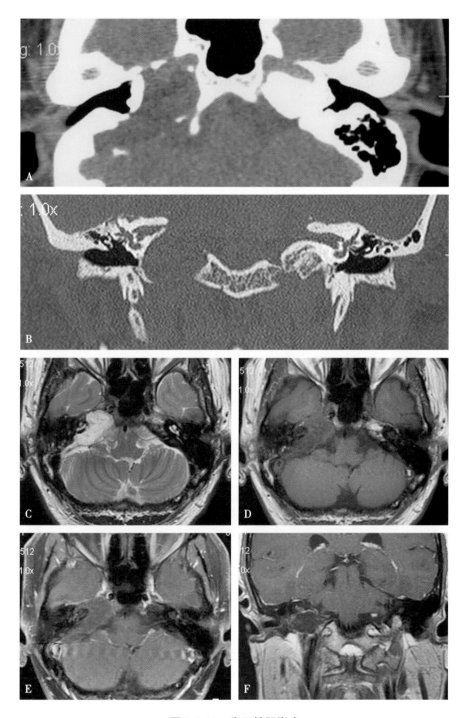

图 3-4-49 先天性胆脂瘤

男,32 岁,右耳听力下降伴耳鸣、耳堵;为颞骨 CT 横断面软组织窗示右侧颞骨岩尖部见膨胀性软组织影(A);为颞骨 CT 冠状面示病变周围骨质破坏,右侧鼓膜完整(B);MR 横断面 T2WI(C)、T1WI(D)及增强后 T1WI(E、F)示右侧岩尖部等 T1、长 T2 信号影,增强后边缘强化

〔**诊断要点**〕 ①无外耳道反复流脓病史;②CT 表现为位于鼓室、乳突和(或)岩部软组织密度病变,呈膨胀性生长,周围结构骨质破坏,但骨质边缘有硬化表现;③MR 表现:T1WI 呈等或低信号,T2WI 呈高信号,增强后病变中央无强化,边缘强化;④受累的面神经和膜迷路包括耳蜗、前庭或半规管等在增强后有不同程度强化。

〔**鉴别诊断**〕

(1) 获得性胆脂瘤:有耳流脓等中耳炎病史。

(2) 肿瘤:增强后有强化。

四、获得性胆脂瘤

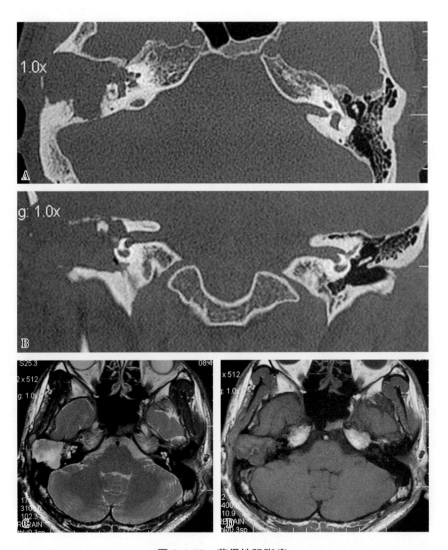

图 3-4-50 获得性胆脂瘤

男,21 岁,右耳间断性流脓 10 年伴耳鸣及耳痛;为横断面及冠状面颞骨 CT 示右侧外耳道及中耳乳突区膨胀性软组织影,鼓室及乳突窦扩大,破坏听小骨、耳蜗、前庭、半规管、鼓室顶壁及内听道底(A、B);MR 横断面 T2WI(C)、T1WI(D)及增强后 T1WI(E、F)示右侧中耳乳突区膨胀性等 T1 等、长 T2 信号影,增强后边缘强化,邻近颞叶脑膜增厚、强化(F 长箭所示)

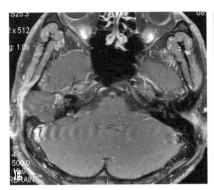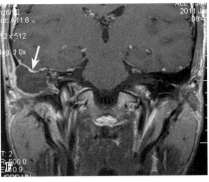

图 3-4-50（续）

〔诊断要点〕　①获得性胆脂瘤分为鼓膜松弛部胆脂瘤和鼓膜紧张部胆脂瘤,前者最常见,约占80%,后者约占20%。②鼓膜松弛部胆脂瘤CT表现为Prussak间隙内的软组织肿块,位于鼓膜上隐窝外壁的内侧、锤骨头和砧骨体的外侧及锤骨外韧带的上方,可向后外延伸到乳突窦入口并进入乳突窦内,窦入口可扩大或鼓膜上隐窝外侧壁变形;70%患者伴有听小骨受侵及鼓室盾板或中耳外侧壁骨质侵蚀。③鼓膜紧张部胆脂瘤CT表现为后鼓室的侵蚀性肿块,可累及鼓室窦、面隐窝、乳突窦入口和(或)乳突窦;听小骨受侵常见,听小骨外移。④鼓室盖、半规管及面神经管鼓室段等受侵的CT表现为相应结构的骨质破坏或缺损。⑤MR表现为中耳内肿块T1WI和T2WI上呈等或高信号,增强后显示低信号肿块的周边强化而其余部分无强化;如颅内和内耳等受累,增强后可显示硬脑膜增厚强化、内耳强化、静脉窦强化等表现。

〔鉴别诊断〕

(1) 先天性胆脂瘤:鼓膜完整;无外耳道流脓病史;肿块位于后鼓室及岩尖部。

(2) 鼓室球瘤:增强后肿块明显强化。

第五节　先天性发育异常

一、外耳道闭锁

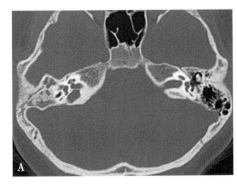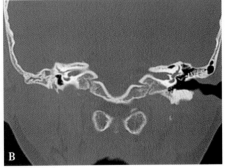

图 3-4-51　外耳道闭锁

图 A、B 为同一患者颞骨 CT 横断位(A)及冠状位(B),示右侧外耳道骨性闭锁,乳突未气化,鼓室腔狭小,听小骨未发育,内耳结构未见异常

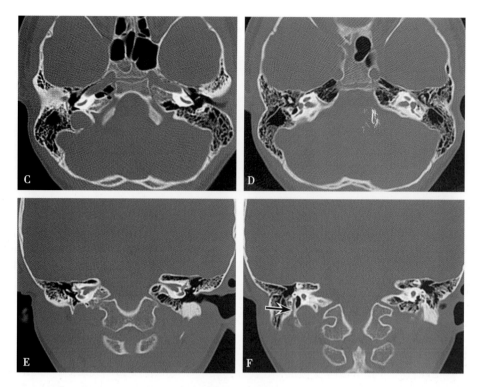

图 3-4-51（续）

C~F 为同一患者,C、D 为颞骨 CT 横断位,C 示右侧耳廓小,外耳道骨性闭锁,D 示鼓室腔
狭小,锤、砧骨形态异常,内耳结构正常;E、F 为颞骨 CT 冠状位,E 示右侧外耳道骨性闭锁,
鼓室腔小,F 示右侧面神经管乳突段(黑箭头)前移

〔**诊断要点**〕 ①外耳道分为骨性和膜性闭锁两种类型,以前者多见,同时伴有中耳畸形;②CT 检查时,可在横断位外耳道中央层面(约为耳蜗基底周水平)测量闭锁骨板厚度,为外耳道重建手术提供参考;③中耳表现常见有鼓室腔小、锤砧关节融合或旋转、锤砧骨形态异常、砧镫关节形态异常,可伴有卵圆窗闭锁;④面神经管表现:面神经管鼓室段、乳突段走行异常较常见,鼓室段可以覆盖卵圆窗或圆窗,乳突段通常前移;⑤内耳通常正常;⑥少数于闭锁板后或鼓室内可合并先天性胆脂瘤(<10%)。

〔**鉴别诊断**〕

(1) 继发性外耳道狭窄:外耳道外生骨疣,常为双侧,常有冷水游泳史;症状通常出现较晚;耳廓正常。

(2) 外耳道骨瘤:常为单侧;外耳道壁骨质隆起造成外耳道狭窄或闭塞。

(3) 外耳道胆脂瘤:常发生于单侧,耳廓正常;软组织肿块突入外耳道内;外耳道壁骨质受压,局部扩大。

(4) 外耳道内异物:成人常为手术填塞物;儿童常为小玩具,豆类或珠类。

二、Mondini 畸形

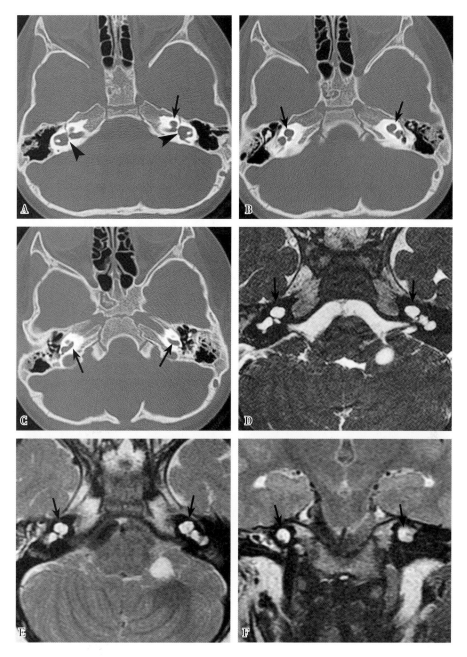

图 3-4-52　Mondini 畸形

图 A~C:2 岁女孩,自幼耳聋;颞骨横断面 CT 显示双侧耳蜗周数不够,中周和顶周融合(箭头),蜗轴未显示;并双侧水平半规管短小,前庭扩大(箭头),双侧中耳及听小骨正常。图 D~F:3 岁女孩,自幼耳聋;图 D 为颞骨高分辨 MR T2WI 显示双侧耳蜗呈不规则囊状(黑箭),蜗轴不见;图 E、F 为颞骨 MR T2WI 横断面,冠状面显示双侧耳蜗周数不够,中周和顶周融合成泡状(箭头)

〔**诊断要点**〕　①CT 表现耳蜗底周可见,中周及顶周不发育或发育不良,蜗轴不发育,双侧或单侧;②耳蜗岬部平坦;③可伴前庭、半规管和内听道发育不良或囊性扩大;④MR 薄层 T2WI 示耳蜗周数不够,小于 1.5 周,内听道和蜗神经正常或轻度变窄、变细。

〔**鉴别诊断**〕

(1) 耳蜗不发育:耳蜗缺如,多伴前庭、半规管形态异常。MR 见内听道变窄、蜗神经缺如。

(2) 内耳共腔畸形:耳蜗和前庭囊性融合成一个腔。

(3) 囊性耳蜗、前庭畸形:耳蜗和前庭呈囊性融合,缺乏正常的内部结构。

三、Michel 畸形

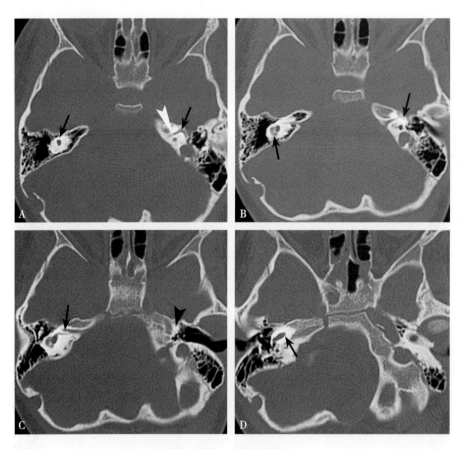

图 3-4-53　Michel 畸形

4 岁女孩,自幼耳聋;A 左侧半规管未显示,内听道狭小、面神经管清晰(箭头),前膝段后移(箭头);右侧前庭呈泡状(黑箭);B 双侧耳蜗结构不见,左侧内耳区被骨质替代(箭头);右侧水平半规管短小(箭头);双侧内听道狭细;C 双侧耳蜗未显示,右侧前庭与水平半规管融合,内听道狭窄,其内可见骨嵴(箭头),左侧内耳结构区域仍为骨性密度影(箭头);D 显示右侧耳蜗底周形态不自然(箭头);影像诊断:左侧 Michel 畸形,右侧耳蜗、半规管畸形

〔**诊断要点**〕　Michel 畸形,又称完全性迷路未发育。影像学表现依赖于畸形的严重程度:①耳蜗、前庭和半规管缺如;②内听道窄小、岩尖发育不良;伴或不伴中耳结构异常;③内耳外侧壁平坦;④面神经管突出、膝部后移;⑤高分辨 MR T2WI 未见正常高信号膜迷路,见矢状位 T2WI 内听道内面神经正常,未见蜗神经。

〔**鉴别诊断**〕

(1) 耳蜗发育不良:伴前庭和半规管形态异常,轮廓可见。

(2) 内耳共腔畸形:内耳诸结构融合呈单一、囊性空腔。

(3) 囊性耳蜗、前庭畸形:耳蜗和前庭呈囊状,伴有半规管发育不良。

(4) 骨化性迷路炎:为获得性耳聋,常继发于脑膜炎,岩骨形态正常。

第六节　颞骨骨折

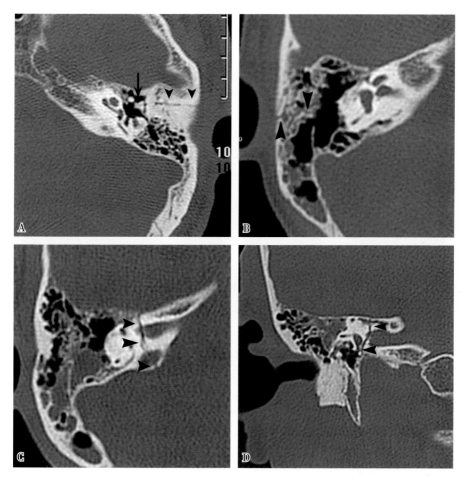

图 3-4-54　颞骨骨折

A 左侧颞骨横断面 CT,颞骨鳞部及岩部纵行骨折线(箭头),锤砧关节脱位,砧骨向外下移位(短箭);B 右侧颞骨横断面 CT,右侧颞骨乳突部纵行骨折线(箭头),邻近乳突蜂房密度增高;C、D 分别为同一患者颞骨横断面及冠状面 CT,右侧颞骨岩部内听道底区横行骨折线影(箭头),内听道上壁、前壁、后壁及颈静脉窝顶壁、后壁受累,乳突窦及部分乳突蜂房密度增高

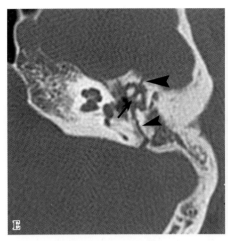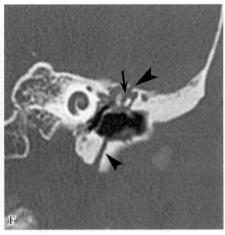

图 3-4-54(续)

E、F 分别为同一患者颞骨横断面及冠状面 CT,可见骨折线(箭头)穿过左侧鼓室,并与颞骨长轴垂直,鼓室上壁、下壁、前壁及后壁均受累,伴锤砧关节脱位(短箭),鼓室内可见密度增高影包绕锤骨及砧骨

〔诊断要点〕 颞骨骨折表现为线性、粉碎性或凹陷性,线性骨折依据骨折线走行方向分为三型:①纵行骨折,即骨折线平行于颞骨长轴;②横行骨折,骨折线与颞骨长轴垂直;③斜行骨折,骨折线与颞骨长轴成角。

HRCT 表现:①纵行骨折表现为与颞骨长轴平行的骨折线,鼓室积血及听小骨脱位,分为前部型和后部型,前者累及颞骨鳞部、鼓室、颞下颌关节窝及面神经;后者主要累及乳突、听骨链及面神经。②横行骨折表现为前后走行的骨折线,与颞骨长轴垂直,常累及内听道或耳囊,中耳和外耳道受累较纵行骨折少见。分为内侧型和外侧型,前者骨折线经内耳道基底部由颞骨岩部后面到面神经前膝部,永久性完全听力损失多见;后者骨折线经过内耳迷路,通常与迷路瘘有关。③斜行骨折,是最常见的骨折类型。④听小骨脱位常见类型为:砧镫关节脱位、锤砧关节脱位、砧骨移位、锤骨移位及镫骨脱离前庭窗,其中砧镫关节脱位最常见。

〔鉴别诊断〕 结合临床病史和影像学表现诊断不难,不典型骨折需要与假骨折鉴别,注意识别颞骨自身的裂隙和管道,以及颞骨周围的颅缝。

(许庆刚 杨本涛)

参 考 文 献

1. Wadin K. Imaging contributions to the temporal bone anatomy(high jugular fossae). Scand Audiol Suppl. 1988, 30:145-148

2. Tomura N,Sashi R,Kobayashi M,et al. Normal variations of the temporal bone on high-resolution CT:their incidence and clinical significance. Clin Radiol,1995,50(3):144-148

3. Atilla S,Akpek S,Uslu S,et al. Computed tomographic evaluation of surgically significant vascular variations related with the temporal bone. CT Eur J Radiol,1995 May,20(1):52-56

4. Mancini F,Taibah AK,Falcioni M. Complications and their management in tympanomastoid surgery. Otolaryngol Clin North Am,1999 Jun,32(3):567-583

5. Low WK,Fenton-JE,Fagan PA,et al. The influence of race on the position of the jugular bulb. J-Laryngol Otol, 1995,109(7):610-613

6. Fontes SL,Melcon E,Morera E,et al. Post-surgical and post-infectious meningoencephalic herniation in the middle ear. Acta Otorrinolaringol Esp. 2001,52(3):171-175

7. Anne G,Osborn. 脑血管造影诊断学. 李松年,译. 北京:中国医药科技出版社. 2001

8. H. Ric Harnsberger,H. Christian Davidson. Richard H. Wiggins Ⅲ,et al. Diagonstic imaging. Head and neck, 2004,AMIRSYS

9. 吴恩惠,兰宝森. 中华影像医学头颈部卷. 北京:人民卫生出版社. 2002

10. 杨本涛,王振常,鲜军舫,等,颞骨郎格尔汉斯细胞组织细胞增生症的CT及MRI表现. 中华放射学杂志, 2002,36(3):254-257

11. 刘宏建,董雪蕾,董明敏,等. Mondini畸形的临床分析. 临床耳鼻咽喉科杂志,2003,17(1):12-13

12. 王飞,王振常,鲜军舫. 内耳骨迷路畸形的HRCT表现. 临床放射学杂志,2006,25(4):321-324

第 五 章

口腔颌面部

第一节　正常影像学表现

　　颌面部的骨性支架系由 15 块骨组成,其中除成对的上颌骨、鼻骨、泪骨、颧骨、腭骨和下鼻甲外,还有单独的下颌骨、犁骨及舌骨。上颌骨包括一体四突:上颌骨体(内含上颌窦、眶下孔)、额突、颧突、腭突及牙槽突。下颌骨包括下颌骨体(又称水平部,内含颏孔)和下颌骨升支(又称垂直部,包括冠突、髁突、下颌孔和下颌管)。

　　唾液腺又称涎腺,包括腮腺、下颌下腺、舌下腺三对大腺体及位于口腔黏膜下层的许多小唾液腺。腮腺位于面侧部,表面略似倒立锥体形,面神经平面将其分为浅、深两叶,有下颌后静脉和颈外动脉通过。下颌下腺位于下颌下三角,可分为浅、深两部分和导管。舌下腺位于舌系带两侧口底黏膜和下颌舌骨肌间,在 CT 图像上不易辨认。

　　咀嚼肌包含翼内肌、翼外肌、颞肌、咬肌。口底肌肉主要有下颌舌骨肌、颏舌肌、舌骨舌肌及二腹肌。

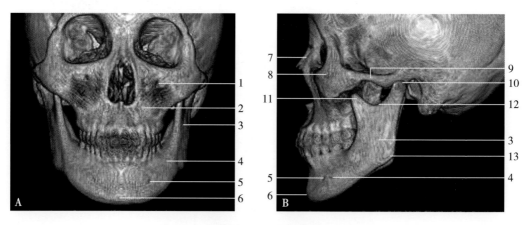

图 3-5-1　颌面部三维重建正面观、侧面观

图 A 正面观;图 B 侧面观

1. 眶下孔;2. 上颌骨;3. 下颌骨升支;4. 下颌骨体;5. 颏孔;6. 颏隆凸;7. 上颌骨额突;8. 颧骨;9. 颧弓;10. 下颌骨髁突;11. 下颌骨冠突;12. 下颌切迹;13. 下颌角

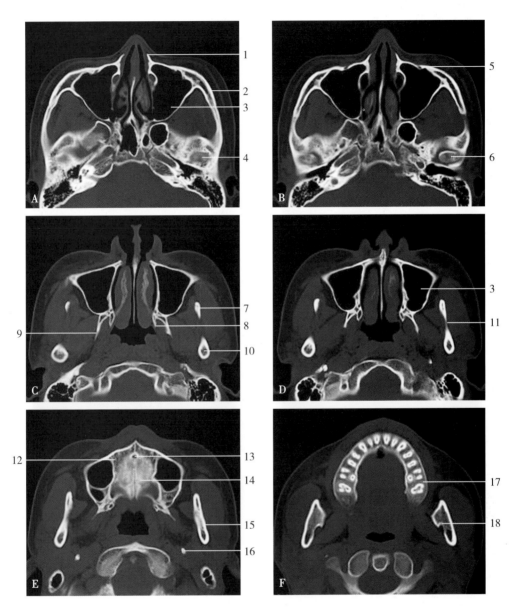

图 3-5-2　颌骨骨窗

图 A~H 颌骨横断面

1.上颌骨额突;2.上颌骨颧突;3.上颌窦;4.颞下颌关节窝;5.眶下孔;6.下颌头;7.下颌骨冠突;8.翼突内板;9.翼突外板;10.髁突颈部;11.下颌切迹;12.上颌骨体;13.切牙管(鼻腭管);14.上颌骨腭突;15.下颌骨升支;16.茎突;17.下颌骨牙槽突;18.下颌小舌;19.下颌管;20.下颌骨颏隆凸;21.颏孔;22.颧弓;23.冠突;24.下颌骨升支

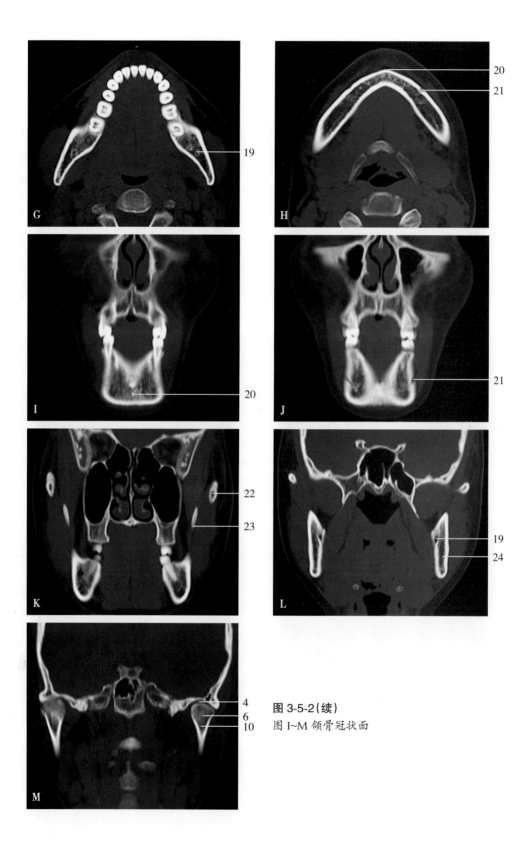

图 3-5-2（续）

图 I~M 颌骨冠状面

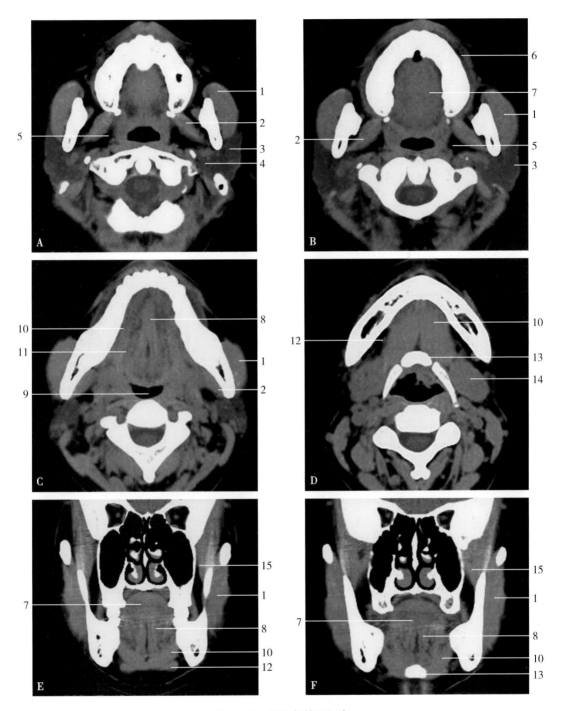

图 3-5-3　颌面部软组织窗

图 A~D 颌面部软组织横断面；图 E~F 颌面部软组织冠状面

1.咬肌；2.翼内肌；3.腮腺浅叶；4.腮腺深叶；5.咽旁间隙；6.颊肌；7.舌；8.颏舌肌；9.口咽腔；10.下颌舌骨肌；11.舌骨舌肌；12.二腹肌前腹；13.舌骨体；14.下颌下腺；15.颞肌；16.软腭；17.翼外肌；18.舌根；19.腭扁桃体；20.悬雍垂

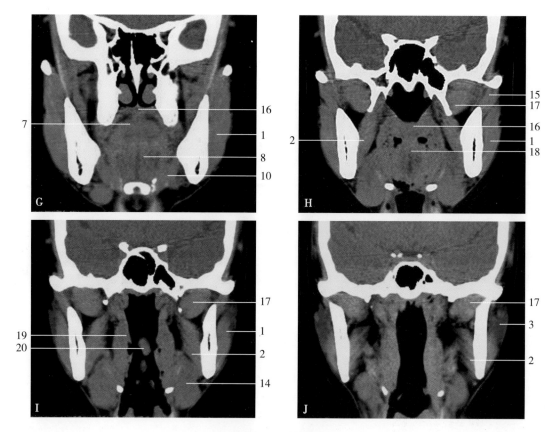

图 3-5-3（续）

图 G~J 颌面部软组织冠状面

第二节　读片方法及分析诊断思路

一、首先应确定病变的起源部位

定位诊断是影像学诊断的首要任务。首先应判断病变是起源于颌骨、唾液腺、牙龈、舌、口底、颞下窝，还是面颊部软组织。

二、明确病变的数量

明确病变是一个还是多个，是弥漫性还是局限性。

三、对病变的形态、密度和（或）信号表现以及强化表现分析

（一）颌骨病变

1. 不含牙的囊性病变　根尖周囊肿多位于牙根方，常见根尖组织突入其中，周围可见硬化边；动脉瘤样骨囊肿有时可见液-液平面，是其特征性表现；面裂囊肿有典型的好发部位。

2. 含牙的囊性病变　牙源性良性肿瘤；含牙囊肿的特征表现是囊肿所含有的牙冠朝向囊腔，囊壁附着在根冠交界处；牙源性角化囊肿壁较少附着所含牙的冠根交界处，易沿颌骨

长轴生长而呈长椭圆形;含牙型成釉细胞瘤多有分叶,唇颊侧膨胀显著;牙源性钙化上皮瘤、牙源性钙化囊肿、牙源性腺样瘤内均可含牙及钙化,边界清晰。

3. 多房性病变 多房牙源性角化囊肿边缘光滑,易沿颌骨长轴生长,邻牙牙根吸收多呈斜面状;多房成釉细胞瘤边缘呈分叶状,多向唇颊侧膨胀,房隔多为骨性,邻牙牙根呈锯齿状吸收;牙源性黏液瘤边缘不整齐,房隔纤细且直,典型的有网球拍或火焰状表现;骨巨细胞瘤内囊隔粗细不均,呈蜂窝状或皂泡状,不含牙齿。

4. 边界清楚的囊实性病变 成釉细胞瘤呈分叶状,实性成分明显强化;骨化性纤维瘤、骨纤维异常增殖症可见钙化或骨化。

5. 边界清楚的软组织密度病变 牙源性纤维瘤、颌骨中心性血管瘤,两者均可见钙化,增强后血管瘤明显强化。

6. 边界清楚的高密度病变 牙瘤表现为牙槽骨内不规则的高密度钙化团块或形态各异的牙齿样结构,周围可见低密度影;骨化性纤维瘤密度多不均匀,其内可见低密度影;骨纤维异常增殖症多表现为多骨性、磨玻璃样改变;骨瘤常突出于骨表面,呈圆形或半圆形,广基底与母骨相连;骨样骨瘤密度不均匀,等低密度瘤巢中央可见钙化。

7. 溶骨性骨质破坏 骨肉瘤、软骨肉瘤、转移瘤的软组织肿块内可有钙化或瘤骨;中心型颌骨癌无钙化或瘤骨;颌骨中心型骨髓炎的溶骨性破坏区内可见死骨、气体,周围骨质硬化明显。

8. 骨膜反应 骨肉瘤表现为层状或袖口状(Codman 三角)骨膜反应;骨髓炎表现为线状骨膜反应。

(二)颌面软组织病变

1. 囊性病变 淋巴管瘤多"匍匐性生长",囊内出血时可见"液 - 液平面";甲状舌管囊肿位于中线;皮样囊肿多见于口底和颏下中线区,呈水样密度或脂肪密度;表皮样囊肿好发于眼睑、额、鼻、眶外侧、耳下等部位,密度可接近脂肪、或软组织密度、或稍低于软组织密度;鳃裂囊肿好发于颈前三角区、胸锁乳突肌上 1/3 前缘或深面、下颌角后方、颈动脉鞘外方,其次为下颌下区,少数发生于腮腺区。

2. 囊实性病变 神经鞘瘤、神经纤维瘤,实性部分增强后可见强化。

3. 脂肪密度病变 脂肪瘤呈均匀低密度团块,增强后无强化;脂肪肉瘤密度不均匀,含软组织密度,增强后可见不均匀强化。

4. 软组织密度肿块 血管瘤可见静脉石,增强后明显强化;牙龈瘤对邻近牙槽骨有压迫性改变,边缘光滑;牙龈癌邻近牙槽骨多为溶骨性骨破坏,边缘呈切迹样;舌癌、颊癌、腭癌、口底癌等恶性肿瘤多表现为形态不规则,边界不清,增强后动脉期明显不均匀强化。

(三)唾液腺病变

1. 双侧发病或多发性病变 见于舍格伦综合征、唾液腺肥大、唾液腺炎、腺淋巴瘤。

2. 唾液腺弥漫性肿大 见于唾液腺肥大、唾液腺炎、舍格伦综合征。

3. 发病部位 良性病变多位于腮腺浅叶;腺淋巴瘤多位于腮腺后下部;恶性肿瘤多位于腮腺深叶。

4. 边界清楚的软组织密度病变 见于良性病变和低度恶性肿瘤。

5. 边界模糊的软组织密度病变 见于恶性肿瘤和炎症。

6. 囊性病变 见于潴留囊肿、鳃裂囊肿、皮样囊肿、淋巴管瘤。

7. 囊实性病变 见于多形性腺瘤、神经鞘瘤、神经纤维瘤、腺淋巴瘤、嗜酸性腺瘤。

8. 脂肪密度病变 脂肪瘤呈均匀低密度团块,增强后无强化;脂肪肉瘤密度不均匀,含软组织密度,增强后可见不均匀强化。

9. 强化方式 多形性腺瘤为渐进型强化,动脉期轻度强化,静脉期、延迟期密度逐渐增高;腺淋巴瘤为速升速降型强化,动脉期显著强化,静脉期、延迟期逐渐下降;恶性肿瘤动脉期明显强化,静脉期密度继续增高,延迟期密度下降;腺样囊性癌可呈筛状不均匀强化;神经鞘瘤实性部分强化,囊性部分不强化;囊肿、淋巴管瘤不强化。

(四)结合临床,提出诊断意见

可作出:肯定诊断、可能诊断、描述性诊断。

第三节 牙源性囊肿

一、根尖周囊肿

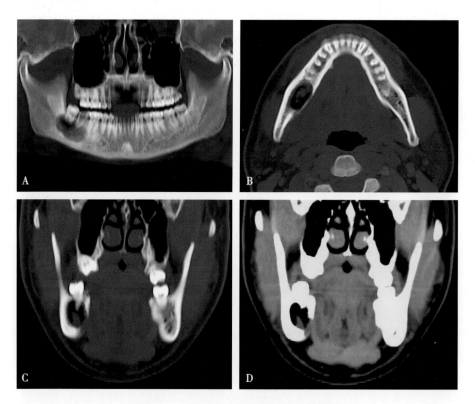

图 3-5-4 右下颌牙槽骨磨牙根尖周囊肿

女,30岁,图 A:CT曲面体层重建示右下颌第2、3磨牙根尖区单囊状低密度灶,边缘清楚,周围见高密度硬化边,包绕牙根;图 B、C:CT骨窗横断面、冠状面示囊肿壁光滑、舌侧骨壁变薄、部分吸收;图 D:CT软组织窗冠状面示囊内见气体及少许软组织密度影

〔诊断要点〕 ①根尖周囊肿多位于牙根方,偶尔见于牙根侧方;②常见根尖组织突入其中,当囊肿较大时,邻牙牙根也可突入囊腔中;③囊肿周围可见线状高密度硬化边;④邻牙牙

根可有移位和牙根吸收,多呈弧形低密度影,牙周膜及骨硬板正常影像结构消失。

〔鉴别诊断〕

(1) 牙根肉芽肿:较小的根尖周囊肿有时很难与根尖肉芽肿鉴别,前者周边清楚、锐利、光滑,周围可见硬化边,以此可与根尖肉芽肿鉴别,同时肉芽肿常小于 2cm。

(2) 含牙囊肿:含牙囊肿的特征性表现是囊肿所含有的牙冠朝向囊腔,囊壁附着在根冠交界处,不难与根尖周囊肿鉴别。

二、含牙囊肿

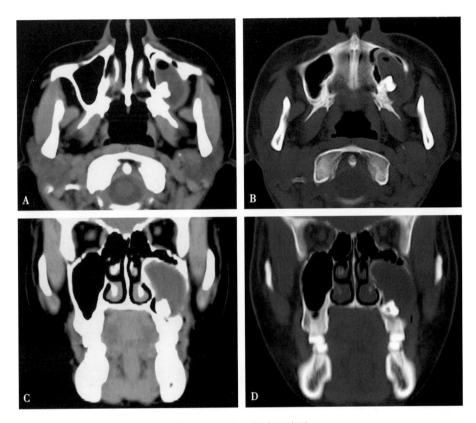

图 3-5-5 左上颌含牙囊肿

女,26 岁,图 A、C CT 软组织窗横断面、冠状面示左侧上颌窦内单房囊性病变,壁光滑,其内见液体、气体及牙齿;图 B、D CT 骨窗横断面、冠状面示左侧上颌窦囊肿内牙齿牙冠朝向囊腔,囊壁包绕牙颈,上颌窦外侧壁部分骨质吸收

〔**诊断要点**〕 ①本病好发于青少年,早期常无症状,病变较大时可致颌骨膨隆;②含牙囊肿仅发生于恒牙,好发于上颌前牙区,其次为下颌前磨牙区或磨牙区;③常为单发、单房囊性病变,偶为多发和(或)多房;④囊壁边缘光滑,可有硬化缘;⑤囊内含一颗或多颗牙齿,所含牙的牙冠朝向囊腔中央,囊壁包绕牙颈;⑥病变邻近常有牙缺如。

〔鉴别诊断〕

(1) 牙源性角化囊肿:牙源性角化囊肿的颌骨膨胀程度轻于含牙囊肿,囊壁也较少附着所含牙的冠根交界处,且多为牙根已形成的恒牙。好发于下颌磨牙区,可见分房,囊肿易沿颌骨长轴生长而呈长椭圆形。

（2）成釉细胞瘤：病变多为多房，边缘呈分叶状，含牙或不含牙，所含牙齿多位于囊内，与囊壁无关；可呈囊性或实性，增强后实性成分可见强化；当病变呈单房含牙而分叶不明显时鉴别困难。

（3）根尖周囊肿：囊腔位于病源牙的牙根方，边缘有硬化缘，囊内不含牙齿牙冠。

三、牙源性角化囊肿

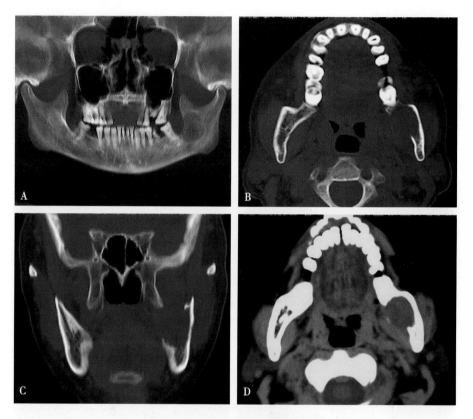

图 3-5-6　左下颌骨牙源性角化囊肿

女，66 岁，图 A：CT 曲面体层重建示左下颌骨升支单囊状低密度灶，沿升支扩展，边缘清楚光滑，可见高密度硬化边；图 B、C：CT 骨窗横断面、冠状面示囊肿壁光滑，舌侧骨壁部分吸收、中断；图 D：CT 软组织窗横断面示囊内均匀软组织密度影，其密度低于肌肉

〔诊断要点〕　①本病男性较女性多见，大部分在 10~29 岁之间，其次为 50 岁左右，常以下颌肿胀、膨隆就诊；②囊肿好发于下颌第三磨牙区和下颌骨升支，常在颌骨内生长或沿颌骨长轴生长；发生在上颌者以第一磨牙区多见；③可单囊或多囊，以单囊多见，其内可含牙或不含牙，含牙者所含牙无规律性；④CT 表现为圆形、类圆形、椭圆形的骨质破坏区，边缘清晰，周围可见硬化边；⑤角化囊肿的牙根吸收多呈斜面状，部分可呈截断状吸收，亦可造成邻牙脱落。

〔鉴别诊断〕

（1）成釉细胞瘤：成釉细胞瘤以多房多见，边缘呈分叶或切迹状，多向唇颊侧膨胀，增强后实性成分可见强化；相邻牙齿常呈锯齿状或截断状吸收，可与牙源性角化囊肿鉴别。

（2）根尖周囊肿：根尖周囊肿上方的牙可有龋洞、死髓、残根等，以病源牙根尖为中心的低密度灶，边缘硬化缘完整。

（3）含牙囊肿：所含牙齿的牙冠朝向囊腔中央，囊壁包绕牙颈，为其特征性表现。

（4）面裂囊肿：有典型的好发部位。

第四节　牙源性肿瘤

一、成釉细胞瘤

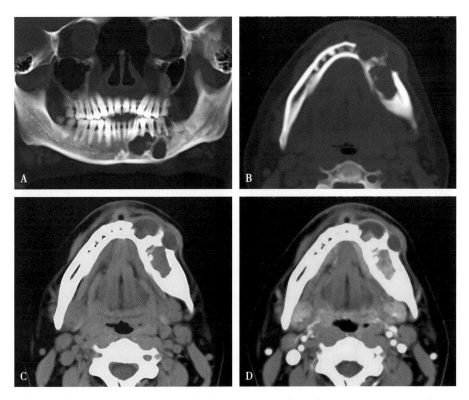

图 3-5-7　左下颌骨成釉细胞瘤（丛状型）

男，25 岁，左下颌区逐渐膨隆，近 1 周加重。图 A：CT 曲面体层重建示左侧下颌骨多房囊状低密度灶，边缘清楚；邻近牙根吸收。图 B：CT 骨窗横断面，病变内可见不规则骨性分隔与点状高密度影，颌骨膨胀，唇侧骨壁破坏，边缘清楚；图 C、D：平扫、增强 CT 横断面，病变呈囊实性，向唇侧膨隆，可见分叶，增强后实性部分、囊壁明显强化，囊性部分未见强化

〔**诊断要点**〕　①本病好发于青壮年，40 岁左右居多，无明显性别差异；②下颌磨牙区和下颌升支部最常见；③CT 表现为囊实混合性或纯囊性病变，囊性部分可呈多房或单房膨胀性改变，其中以多房型最为多见；④多房型分房大小不等，一般为圆形或卵圆形，间隔为锐利光滑的骨嵴或纤维条隔；⑤单房型表现为一个囊状低密度团块，多有分叶；⑥下颌骨多表现为唇颊侧膨胀显著；⑦肿瘤周围常见明显的骨质吸收破坏，骨质断端锐利，多无硬化缘，肿瘤可穿破邻近的骨皮质而形成皮下软组织肿块；⑧肿瘤可含牙或不含牙，所含的牙常为未萌出的下

颌第三磨牙;⑨牙根吸收多为锯齿状或截断状;⑩增强后囊壁、实性部分及壁结节明显强化。

〔鉴别诊断〕

(1) 牙源性角化囊肿:以单房为主,骨质膨胀破坏的程度不及成釉细胞瘤明显,囊肿易沿颌骨长轴生长而呈长椭圆形;为纯囊性,增强后无强化可与成釉细胞瘤鉴别。

(2) 动脉瘤样骨囊肿:罕见,多发生于青少年,约90%发生于下颌骨磨牙及升支区,多房为主,其内可见骨性分隔,囊内密度不均,出现液-液平面为其特征性表现。

(3) 骨巨细胞瘤:发生于颌骨的骨巨细胞瘤少见,以下颌正中联合和前磨牙区多见。好发于成人,15岁以下罕见。呈多房膨胀性生长,其内可见纤维或骨性分隔。

二、牙源性黏液瘤

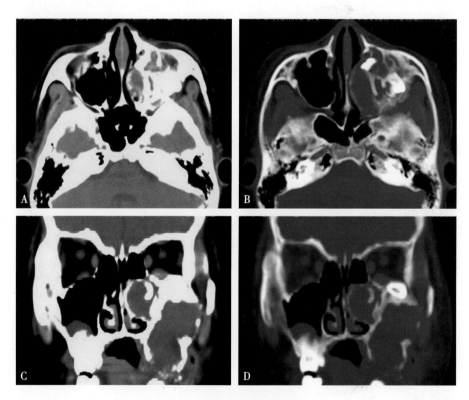

图 3-5-8 左上颌骨牙源性黏液瘤

男,14岁,图A、C:CT软组织窗横断面、冠状面示左侧上颌骨内不规则多房囊性病变,大部为稍低密度影,其内可见高密度分隔,排列不规则,分房形态各异,边缘不整;图B、D:CT骨窗横断面、冠状面示左侧上颌窦病变内可见两颗牙齿及不规则骨性分隔,呈膨胀性改变,向上突入眼眶,向内侧突入鼻腔,向下破坏牙槽骨,上颌窦外壁、下壁骨质吸收、中断

〔诊断要点〕 ①本病是口腔颌面部一种少见的良性肿瘤,可发生于不同年龄,以青壮年多见,性别上无明显差异。②下颌比上颌多见,以下颌磨牙区最多见。③CT可表现为单房或多房的低密度影,以多房多见,可呈圆形、三角形、边缘不整齐。④肿瘤内见纤维间隔,间隔纤细且直,排列不规则,分房形态各异,以网状多见,具有典型的"网球拍"样外观;若密度减低区中纤细的间隔向上走行似"火焰"状,称为"火焰"征,为牙源性黏液瘤的特征性表现。

⑤若病变突入上颌窦,可呈云雾状。⑥少部分肿瘤较大时可破坏、穿破骨皮质而形成软组织肿块,牙根可有吸收或有邻牙移位。⑦病变中偶见埋伏牙。

〔鉴别诊断〕

(1)成釉细胞瘤:成釉细胞瘤间隔多为真性骨嵴,呈厚而清晰的弧形表现,病变边缘常不整齐,单房型边缘呈分叶状。牙源性黏液瘤房隔纤细,多为锐利的直线状表现,有时似"网球拍"状或"火焰"状,可与成釉细胞瘤鉴别。

(2)颌骨囊肿:颌骨囊肿表现为类圆形低密度影,边缘整齐。牙源性黏液瘤分房的形态可呈圆形、方形、三角形等,边缘欠光滑整齐。

(3)骨纤维异常增殖症:骨纤维异常增殖症病变区可呈絮团状高密度影,易与牙源性黏液瘤相混淆,借助发病年龄、发病部位可予以鉴别。

(4)骨肉瘤:骨肉瘤病变区可见高密度肿瘤骨及骨膜反应,病程较短,疼痛明显,可作为与牙源性黏液瘤的鉴别依据。

第五节　非牙源性肿瘤

一、原发性颌骨内鳞癌

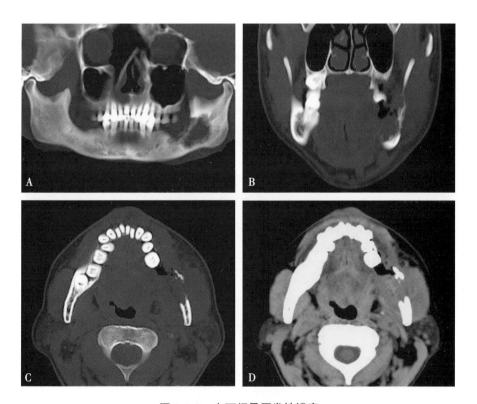

图 3-5-9　左下颌骨原发性鳞癌

男,48岁,图 A:CT曲面体层重建示左侧下颌骨升支、磨牙区局限骨质破坏,边界模糊、不光整,邻近牙齿缺失;图 B、C:骨窗 CT 冠状面、横断面示左下颌骨升支、磨牙区呈溶骨性骨破坏,累及内、外侧骨皮质,破坏区边缘毛糙;图 D:软组织窗 CT 横断面,骨破坏区可见不规则软组织肿块,与邻近咬肌、翼内肌分界不清

〔诊断要点〕 本病又称中心性颌骨鳞癌。①患者年龄以 50~60 岁居多,男性稍多于女性;②好发于下颌骨,特别是下颌磨牙区;③CT 平扫表现为以颌骨为中心的筛孔样或大块状溶骨性破坏,没有钙化,没有肿瘤骨及骨膜反应,破坏区骨质边界不规则,牙齿可见移位,甚至脱落;④骨质破坏可突破骨皮质,以颌骨为中心形成软组织肿块,周围脂肪间隙消失被肿瘤组织代替,腮腺及下颌下腺也可受侵;⑤增强后软组织肿块明显强化;⑥少数有淋巴结转移,以颌下淋巴结常见,表现为中心性坏死,增强后呈薄环状强化。

〔鉴别诊断〕

(1) 骨肉瘤:骨肉瘤好发于青少年,常见瘤骨形成,呈放射样骨针,有时可见骨膜反应。

(2) 软骨肉瘤:肿瘤内常见环形钙化。

(3) 牙源性颌骨骨髓炎:也可表现为边缘模糊的溶骨性骨破坏区,但该病病程较长,可见病源牙,骨破坏多以病源牙为中心,病变内部或边缘可有不同程度的高密度骨质增生,有时可见死骨。原发性骨内鳞癌无骨质增生及死骨。

(4) 牙龈癌及口底癌:表现为一侧较大的软组织肿块,而颌骨破坏相对较轻、范围较小,骨质破坏区常表现为肿块侧呈浅碟状,是由于软组织肿块从外向内侵蚀所致;而原发性颌骨内鳞癌常表现为以颌骨为中心的骨质破坏,从中心向周围扩展,软组织肿块包绕颌骨。

二、颌面部海绵状血管瘤

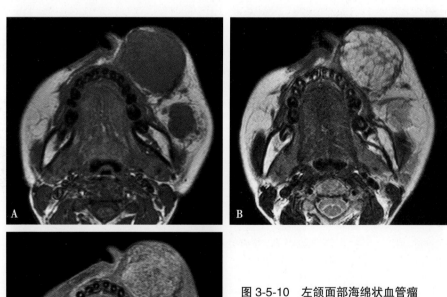

图 3-5-10　左颌面部海绵状血管瘤

女,14 岁,图 A、B、C 分别为 MR 横断面 T1WI、T2WI、脂肪抑制后增强 T1WI,左面颊部可见两个类圆形稍长 T1 长 T2 信号肿块,T2WI 内部可见低信号条形间隔,病变边界清楚,增强后可见明显不均匀强化

〔诊断要点〕 ①本病多见于婴儿出生时或出生后不久;②多发生于面颈部皮肤、皮下组织及口腔黏膜;③CT 平扫表现为形态规整的椭圆形或不规则形肿块,密度等于或略低于肌肉,边界清晰或模糊,静脉石为其特征性表现;④MR 表现为稍长 T1 长 T2 信号,信号不均匀,内可见点条状短 T2 信号;⑤增强后明显强化,有血栓形成时呈不均匀强化。

〔鉴别诊断〕 淋巴管瘤:多沿疏松组织间隙呈"爬行性生长",囊内容物密度均匀,接近或稍高于水样密度,增强后强化轻,仅见囊壁部分强化。

三、牙龈瘤

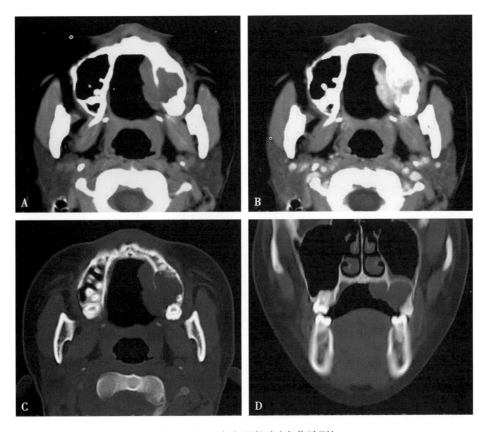

图 3-5-11　左上牙龈瘤(肉芽肿型)

女,20 岁,图 A、B:平扫、增强 CT 横断面,左上牙龈肿物,增强后明显强化;图 C、D:横断面、冠状面骨窗 CT,左侧牙槽骨、上颌窦下壁受压、变形,内侧部分骨吸收,边缘光滑

〔诊断要点〕 ①本病并非真正的肿瘤,而是一种炎性增生,可分为肉芽肿型、纤维型和血管型;②女性多见,青年及中年人群发病较多;③多发生于唇颊侧的牙龈乳头部,前磨牙区最常见;④CT 表现为圆形或半圆形软组织密度肿块,边缘清晰,可见钙化,颌骨牙槽突受压可呈弧形骨质吸收,边缘光滑;⑤血管型、肉芽肿型牙龈瘤增强后可见明显强化。

〔鉴别诊断〕

(1) 牙龈癌:牙龈癌多引起牙槽骨溶骨性骨质破坏,边缘毛糙、不光滑,有时骨质明显破坏消失;牙龈瘤对牙槽骨无侵犯或侵犯程度较轻,呈压迫性骨质吸收,边缘光滑。

（2）血管瘤：牙龈瘤与血管瘤均可表现为明显强化，但后者钙化更常见，无钙化时两者鉴别困难。

（3）原发性颌骨内癌：发病年龄较大，常表现以颌骨为中心的溶骨性骨质破坏，软组织肿块包绕颌骨。

第六节 牙 龈 癌

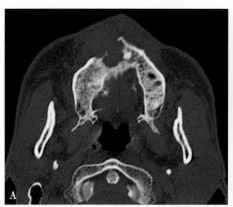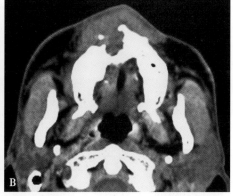

图 3-5-12　右上牙龈鳞癌

男，57岁，图A：横断面CT骨窗示右侧上牙槽骨唇侧局限骨质破坏，边缘不光滑；图B：CT软组织窗示骨破坏区唇侧见不规则软组织肿块，其内可见点状钙化，其前方皮下脂肪间隙消失

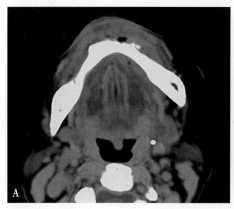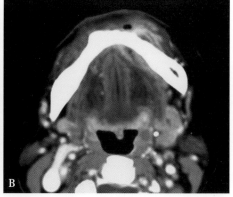

图 3-5-13　左下颌牙龈鳞癌

女，69岁，图A：平扫横断面CT示左侧下牙龈唇侧轻度肿胀，密度不均匀，其内可见气体；图B：增强后CT横断面示左侧下牙龈明显不均匀强化，累及左侧口底

〔诊断要点〕①本病多见于40~60岁，男性多于女性。②组织学上均为鳞状细胞癌，可表现为溃疡型或外生型，好发于前磨牙区及磨牙区，前牙区少见。③病变初期以溃疡为主，CT表现为局部软组织肿胀，内可见气泡影。④病变中期表现为牙槽骨局部溶骨性破坏，其周围见不规则软组织密度团块并向周围组织浸润。⑤病变继续发展，可见颌骨呈扇形溶骨

性破坏,边缘多凹凸不平;严重者,下颌骨局部破坏消失。⑥增强后软组织肿块呈明显不均匀强化。

〔鉴别诊断〕

(1)牙龈瘤:牙龈瘤骨质破坏少见,可有压迫性骨质吸收,边缘光滑。而牙龈癌骨质多有溶骨性破坏,破坏边缘不光滑。

(2)原发性颌骨内癌:常表现以颌骨为中心的骨质破坏,从中心向周围扩展,软组织肿块包绕颌骨。而牙龈癌常表现为一侧较大的软组织肿块,而颌骨破坏相对较轻、范围较小,骨质破坏常表现为肿块侧呈浅碟状,是由于软组织肿块从外向内侵蚀所致。

第七节　颞颌关节紊乱综合征

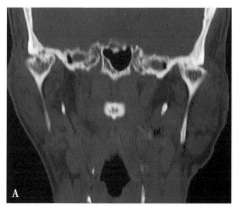
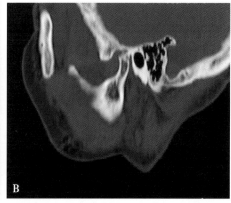

图 3-5-14　双侧颞下颌关节紊乱

女,60岁,图 A、B:颞下颌关节冠状面、矢状面 CT 骨窗,双侧颞下颌关节上关节间隙变窄,关节面不光滑,髁状突前斜面变平、模糊,关节面下可见小囊状低密度灶

〔诊断要点〕 颞下颌关节紊乱综合征一般分三个阶段:功能紊乱阶段、结构紊乱阶段、关节器质性破坏阶段。CT 表现为:①关节间隙改变:可表现为前间隙增宽、后间隙变窄,髁突在关节窝中位置后移甚至消失;前间隙变窄、后间隙增宽,髁突在关节窝中位置前移;整个关节间隙变窄,髁突在关节窝中位置上移;整个关节间隙增宽,髁突在关节窝中的位置下移。②髁突的活动异常:可表现为双侧髁突于开闭口时位置移动不对称;开口位时髁突位于关节结节顶点后方 5mm 以内或前方 10mm 以外。③关节形态改变:可表现为关节结构高度、斜度、关节窝深度及宽度、髁突大小及形态异常;关节结节及关节窝骨皮质增厚、密度增高。④骨质改变:髁突硬化;髁突前斜面骨皮质吸收,边缘模糊不清;骨质破坏,常发生在前斜面,表现为骨皮质局部缺损或广泛的骨质侵蚀破坏;髁突骨皮质下方囊样变;髁突骨质增生;髁突变形,表现为髁突磨平、变短小。⑤关节盘有时可见钙化。

第八节　涎腺疾病

一、腮腺多形性腺瘤

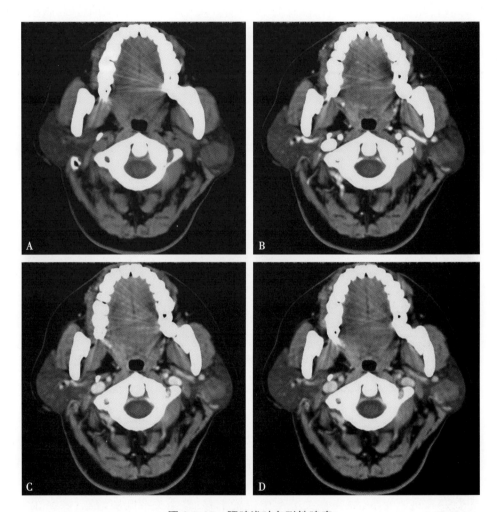

图 3-5-15　腮腺浅叶多形性腺瘤

女,47 岁,图 A~D 依次为平扫、动脉期、静脉期、延迟期横断面 CT,左侧腮腺浅叶椭圆形肿物,密度欠均匀,边界清楚,增强后动脉期轻度不均匀强化,静脉期、延迟期强化程度逐渐升高

〔**诊断要点**〕　①本病可发生于任何年龄,以中年人居多,女性稍多于男性。②临床表现为无痛、缓慢性生长肿块。③好发于腮腺浅叶,发生于深叶者常累及咽旁间隙。④大多呈圆形或椭圆形,边缘清楚。⑤CT 平扫呈等或稍高密度,有时可伴囊变坏死或钙化;增强后肿瘤呈渐进性强化,即动脉期、静脉期、延迟期密度逐渐增高。腮腺造影后 CT 显示涎腺导管受压弯曲呈“抱球征”,是其特征性表现。⑥T1WI 呈低或稍低信号,T2WI 呈等或稍高信号,病变较大时,可见高信号囊变区,增强后肿物实性部分呈中度至明显强化。

〔鉴别诊断〕

（1）腺淋巴瘤：常多发，可累及双侧腮腺或一侧腺体内多有个病灶，其内常有大小不等的囊变区，增强后动脉期常明显强化，静脉期、延迟期密度逐渐下降，无延迟强化；而多形性腺瘤有延迟强化的特点。

（2）咽旁间隙肿瘤：位于腮腺深叶的多形性腺瘤应和咽旁间隙肿瘤鉴别，腮腺深叶肿瘤常使咽旁间隙内的脂肪向前内或向前移位，下颌骨 - 茎突间距增宽，如能见到肿瘤与腮腺相连更有助于鉴别；而咽旁间隙肿瘤多使咽旁间隙内脂肪向外移，下颌骨 - 茎突间距变窄。

（3）腮腺恶性肿瘤：常表现为混杂密度包块，边缘不规则，界限不清，脂肪间隙可模糊，增强扫描动脉期较明显强化，静脉期密度最高，延迟期下降。腮腺上部恶性肿瘤有时可见乳突尖或茎突骨质破坏。

二、腮腺腺淋巴瘤

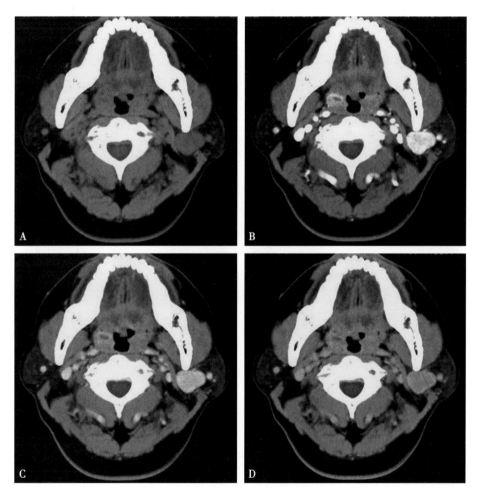

图 3-5-16　腮腺腺淋巴瘤

男，52 岁，图 A~D 依次为平扫、动脉期、静脉期、延迟期横断面 CT，左腮腺椭圆形肿块，边界清楚光滑，密度均匀，平扫 CT 值约 33HU，增强后动脉期显著强化，CT 值约 148HU，静脉期、延迟期密度逐渐减低，CT 值分别约 120HU、89HU

〔诊断要点〕 ①本病好发于50岁以上的中老年男性。②可以是单侧多发或双侧单发,多位于腮腺浅叶后部下方。③CT表现为单个圆形或椭圆形肿块,边界清楚光滑,也可因多发肿瘤融合呈分叶状或哑铃状。④CT平扫呈软组织密度,有时可见囊变区;增强后肿瘤动脉期显著强化,静脉期、延迟期密度逐渐减低。⑤T1WI呈高信号为其特征性表现;T2WI可以呈低、等或高信号,与其内组织学成分密切相关。

〔鉴别诊断〕

(1) 多形性腺瘤:增强后动脉期、静脉期、延迟期密度逐渐增高,为"渐进性"强化;而腺淋巴瘤增强后动脉期明显强化,静脉期、延迟期密度逐渐减低。

(2) 舍格伦综合征:多见于中老年女性,表现为单侧或双侧腮腺弥漫性肿大,临床上有眼干、口干、类风湿关节炎病史及双侧泪腺增大等表现有助于诊断。

(3) 腮腺恶性肿瘤:边缘不规则,界限不清,增强扫描动脉期明显强化,静脉期密度最高,延迟期下降;而腺淋巴瘤动脉期强化密度最高。

三、腮腺基底细胞腺瘤

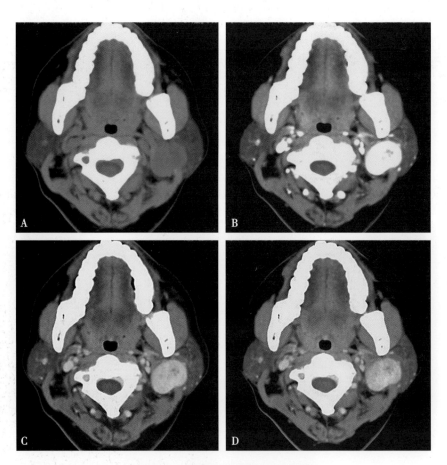

图 3-5-17 腮腺浅深叶基底细胞腺瘤

女,47岁,图A~D依次为平扫、动脉期、静脉期、延迟期横断面CT,左侧腮腺浅深叶椭圆形肿物,边界清楚,密度欠均匀,平扫CT值约38HU,增强后动脉期显著强化,CT值约130HU,静脉期、延迟期密度逐渐减低,CT值分别约105HU、86HU

〔诊断要点〕 ①本病老年女性相对多见;②腮腺深叶居多,可以为多发病灶,双侧发病少见;③CT 表现为圆形或椭圆形软组织密度肿块,可见钙化,边界清楚、光滑;④增强后肿瘤可明显强化,动脉期为著。

〔鉴别诊断〕 腺淋巴瘤:中老年男性多见,多位于腮腺浅叶,影像学表现鉴别困难,最终需病理学确诊。

四、腮腺嗜酸性腺瘤

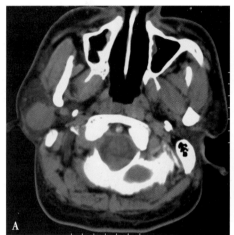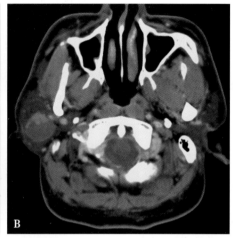

图 3-5-18 腮腺嗜酸性腺瘤

男,39 岁,图 A、B 依次为平扫、增强后 CT 横断面,右侧腮腺浅叶见圆形软组织密度肿物,边缘光滑,密度不均匀,增强后肿物前部可见结节状强化

〔诊断要点〕 ①本病多见于 50 岁以上患者,女性稍多于男性;②CT 表现为圆形或椭圆形软组织密度肿块,多数密度均匀,少数可有囊变,病变边界清楚;③增强后肿瘤呈均匀或不均匀强化。

五、腮腺脂肪瘤

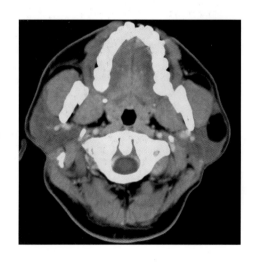

图 3-5-19 腮腺浅叶脂肪瘤

男,47 岁,横断面增强 CT 示肿瘤边界清楚,未见强化,密度均匀,CT 值约 −110HU

〔诊断要点〕 ①40~60岁为本病的高峰年龄,男性多于女性;②CT表现为腮腺内脂肪密度团块,密度均匀,CT值–50~–100HU,边界清楚;③增强后肿瘤无强化。

〔鉴别诊断〕 脂肪肉瘤:CT平扫在脂肪密度的肿块中可见软组织密度,呈块状、条索状分布,增强后可有强化。

六、腮腺黏液表皮样癌

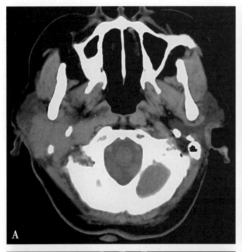
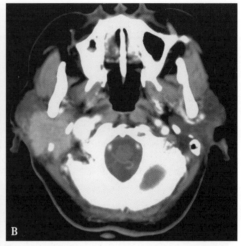
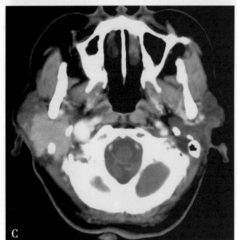

图3-5-20 腮腺高分化黏液表皮样癌

女,74岁,图A~C依次为平扫、动脉期、静脉期横断面CT,右侧腮腺浅深叶分叶状肿物,边界模糊、不光整,密度不均匀,CT值约44HU,其后缘见结节状钙化;增强后肿物明显强化,动脉期、静脉期CT值分别约82HU、96HU

〔诊断要点〕 ①本病在腮腺恶性肿瘤中居首位,可发生于任何年龄,以30~50岁最多见,女性稍多于男性;②分为高分化和低分化两类,好发于腮腺浅叶;③高分化的黏液表皮样癌CT常表现为界限清楚的软组织密度肿块,可呈椭圆形、分叶状或不规则形,肿瘤较大或邻近乳突时,可破坏乳突尖或茎突;④低分化的黏液表皮样癌CT多表现为密度不均、形态不规则、界限不清的软组织密度团块,可伴液化坏死或钙化;⑤增强后肿瘤动脉期明显强化,静脉期密度增高。

〔鉴别诊断〕

(1) 多形性腺瘤:边界清楚,增强后动脉期轻度强化,静脉期、延迟期密度逐渐增高,延迟期密度最高;而黏液表皮样癌多边界模糊,增强后动脉期明显强化,静脉期密度增高。

(2)腺样囊性癌:多沿神经生长扩散,增强后可见筛状不均匀强化。

(3)腺淋巴瘤:常多发,可累及双侧腮腺或一侧腺体内有多个病灶,边界清楚,增强后动脉期强化最明显,静脉期、延迟期密度逐渐下降。

七、颌下腺腺样囊性癌

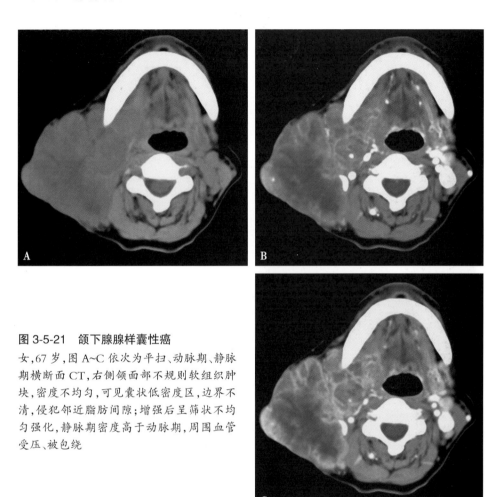

图 3-5-21　颌下腺腺样囊性癌
女,67 岁,图 A~C 依次为平扫、动脉期、静脉期横断面 CT,右侧颌面部不规则软组织肿块,密度不均匀,可见囊状低密度区,边界不清,侵犯邻近脂肪间隙;增强后呈筛状不均匀强化,静脉期密度高于动脉期,周围血管受压、被包绕

〔诊断要点〕 ①本病可发生于任何年龄,以 40~60 岁最多见,女性稍多于男性;②最常见于腭部小唾液腺及腮腺,其次为下颌下腺,发生于舌下腺的肿瘤多为腺样囊性癌;③ CT 平扫表现为圆形、卵圆形或不规则形软组织密度团块,其内可见囊变或点状钙化,常沿神经生长扩散;④发生于腮腺时边界可辨认;发生于下颌下腺或腭部时,肿块边界毛糙、模糊,不易分辨;⑤增强后肿瘤明显强化,动脉期、静脉期密度逐渐增高,典型者呈筛状不均匀强化;⑥侵袭性强,常侵犯下颌骨,引起骨质破坏。

〔鉴别诊断〕

(1)良性肿瘤:边界清楚;多形性腺瘤增强后动脉期轻度强化,静脉期、延迟期密度逐渐增高;腺淋巴瘤增强后动脉期强化明显、静脉期、延迟期密度逐渐下降。

（2）黏液表皮样癌:多不沿神经生长扩散,无筛状不均匀强化。

八、腮腺恶性多形性腺瘤

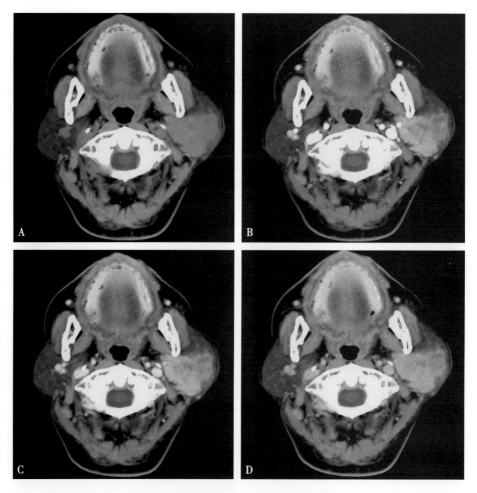

图 3-5-22 腮腺浅深叶多形性腺瘤恶变

男,69 岁,图 A~D 依次为平扫、动脉期、静脉期、延迟期横断面 CT,左侧腮腺浅深叶不规则
肿物,边界模糊,可见分叶,密度欠均匀,增强后动脉期明显强化,静脉期密度最高,延迟期
密度降低,颈外动脉被病变包绕

〔诊断要点〕 ①40~60 岁为本病高峰年龄,男性稍多于女性。临床表现为肿块缓慢、无
痛生长数年甚至 20~30 年,而近期生长加快;②最常见于腮腺,其次为下颌下腺,小唾液腺多
发生于腭部;③CT 平扫表现为软组织密度团块,密度不均匀,发生于腮腺者,界限不清楚,可
突破包膜,累及周围软组织,咽旁间隙受压变窄甚或闭塞;④发生于腭部者可见硬腭呈溶骨
性骨质破坏;⑤增强后肿块呈不均匀强化,可包绕邻近血管。

〔鉴别诊断〕

（1）良性多形性腺瘤:边界清楚,推压邻近血管而不包绕血管。

（2）黏液表皮样癌：两者不易区别，应结合病史予以分析。

（3）腺样囊性癌：易沿神经生长扩散，增强后可见筛状不均匀强化。

九、腮腺潴留性囊肿

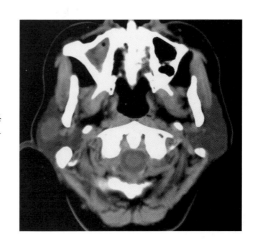

图 3-5-23　腮腺浅叶潴留性囊肿
女，58 岁，横断面平扫 CT，右侧腮腺浅叶类圆形囊性病变，边界清楚，囊内为均匀液性密度，囊壁薄

〔**诊断要点**〕　①本病好发于腮腺浅叶，可伴有腮腺炎、涎石症、涎管阻塞等表现；②CT表现为纯囊性病变，呈水样密度，边缘光滑，有完整包膜；③增强后囊壁无或轻度强化；④MR表现为有一定张力的囊性病变，呈均匀长 T1、长 T2 信号，边缘光滑，有完整包膜。

〔**鉴别诊断**〕

（1）腮腺内鳃裂囊肿：两者影像学鉴别困难，有瘘管或窦道形成是诊断鳃裂囊肿的特异性征象。

（2）淋巴管囊肿：无涎石或腮腺炎症表现。病变形态多不规则，边缘呈分叶状，其内有时可见分隔。

（3）腮腺脓肿：常伴有局部感染症状，脓肿壁较厚，CT 上表现为稍高密度影。

（4）神经鞘瘤：完全囊性者囊壁通常较厚，增强后囊壁常明显强化。

十、舍格伦综合征

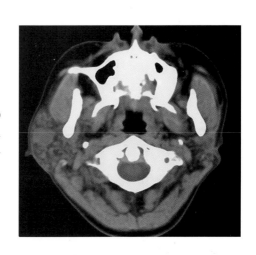

图 3-5-24　舍格伦综合征
女，40 岁，口干、腮腺反复肿胀 20年，横断面 CT 显示右侧腮腺弥漫性肿大，其内可见多发结节状软组织密度影及囊状低密度影

〔**诊断要点**〕 ①本病多发生于中年以上女性。②主要临床表现为口、眼干燥,双侧腮腺反复发作性肿大。③CT 典型表现为腮腺及颌下腺弥漫性肿大,密度增高,其内散在分布小结节样密度增高影,通常为双侧对称性发病。病变进展期,常出现大小不等的软组织密度结节,酷似肿瘤。病变晚期,腺体萎缩,CT 可见病变内大小不等的低密度区。④腮腺造影可显示对比剂排空障碍或排空延迟、涎腺末梢导管扩张及类肿瘤表现,晚期可显示腺体萎缩。⑤MR 表现为双侧腮腺区大小不等、散在分布的囊状影,T1WI 呈低信号,T2WI 呈高信号。增生结节于 T1WI 呈等信号,T2WI 呈高信号。

〔**鉴别诊断**〕

(1) 成人复发性腮腺炎:常由儿童复发性腮腺炎迁延而来,双侧腮腺反复肿胀,末梢导管呈点状或球状扩张,可见涎管内结石,部分可有脓肿形成。但本病有自愈性,无眼干、口干等症状,不伴泪腺增大。

(2) 腺淋巴瘤:是最常见的累及双侧腺体的涎腺肿瘤,男性多见,肿瘤边界清楚,正常腮腺组织密度 / 信号正常;肿瘤内单发或多发囊变区是本病特征。

(3) 腮腺间隙淋巴结转移:多单侧受累,多伴有相邻间隙的淋巴结增大。受累腮腺无弥漫性肿大,残存腮腺实质密度 / 信号正常,结合原发肿瘤病史可资鉴别。

(毛永征 杨本涛)

参 考 文 献

1. 鲜军舫,王振常,罗德红,等 . 头颈部影像诊断必读 . 北京:人民军医出版社,2007

2. 孟存芳,李德超,苗波 . 口腔颌面部疾病 CT 诊断学 . 北京:人民卫生出版社,2008

3. 马绪臣 . 口腔颌面影像医学图谱 . 北京:人民卫生出版社,2004

4. 毛永征,王振常,杨本涛,等 . 多层螺旋 CT 在腮腺良性肿瘤中的诊断价值 . 中国肿瘤影像学杂志,2009,1(1):35-39

5. 董越,伍健林,田明,等 . 多层螺旋 CT 在腮腺良性肿瘤中的诊断价值(附 84 例分析) . 中国医学影像技术,2007,23(10):1469-1472

第六章

咽 部

第一节 正常影像学表现与变异

咽部分为鼻咽、口咽及下咽(喉咽)三部分。喉咽将在第七章章介绍。

鼻咽顶壁为蝶骨及枕骨的颅底部分,逐渐向下后方倾斜走行,鼻咽腔后上面是腺样体,前方经鼻后孔与鼻腔相通,下方与口咽腔相通,以软腭后缘为分界。鼻咽侧壁对称性半圆形隆起为咽鼓管圆枕,其前方含气凹陷为咽鼓管咽口,经咽鼓管与中耳相通,其后方裂隙为咽隐窝。鼻咽后壁由双侧头长肌构成,其正中结构为咽缝。鼻咽壁表面主要为鼻咽黏膜及其下方的咽颅底筋膜,黏膜下含有小涎腺组织及淋巴组织。鼻咽腔横断面形态可分为四种:方形、长方形、梯形及双梯形。方形出现在硬腭水平,其前方为软腭后缘,后方为椎前软组织,两侧为鼻咽腔侧壁。在软腭之上,鼻咽腔前后径变长,呈长方形。在咽隐窝层面,后边较长而使鼻咽腔呈梯形。在两侧咽鼓管圆枕水平,则形成双梯形。鼻咽腔形态与咽鼓管及咽隐窝是否张开有关。鼻咽部冠状面图像,两外侧壁上方为咽隐窝,其下方为咽鼓管圆枕,圆枕下方为咽鼓管咽口,咽侧壁的外侧为咽旁间隙(图3-6-1)。

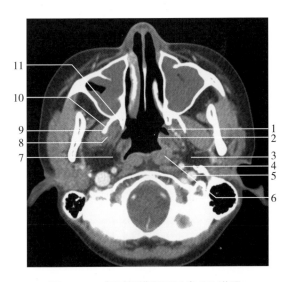

图 3-6-1 鼻咽部横断面正常 CT 增强

1. 咽鼓管咽口;2. 咽鼓管圆枕(隆突);3. 咽旁间隙;4. 颈内动脉;5. 颈内静脉;6. 头长肌;7. 咽隐窝;8. 翼内肌;9. 翼外肌;10. 翼外板;11. 翼内板

口咽位于腭帆游离缘至会厌上缘之间。向前经咽峡与口腔相通。口咽部横断面前界为软腭和舌根部，两侧壁由腭舌弓、腭咽弓及两弓之间的腭扁桃体组成。口咽后壁为椎前软组织并与第2、3颈椎相对(图3-6-2、图3-6-3)。

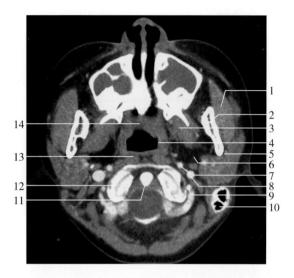

图 3-6-2 舌骨上区软腭层面咽部正常横断面 CT 增强
1. 咬肌；2. 下颌骨；3. 翼内肌；4. 咽侧壁；5. 腮腺；6. 咽旁间隙；7. 颈内动脉；8. 颈内静脉；9. 椎动脉；10. 乳突；11. 齿状突；12. 寰椎侧块；13. 头长肌；14. 软腭

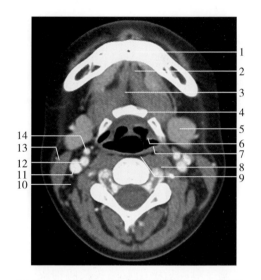

图 3-6-3 舌骨水平咽部正常横断面 CT 增强
1. 下颌骨；2. 颏舌肌；3. 颌下间隙；4. 舌骨；5. 颌下腺；6. 会厌；7. 梨状隐窝；8. 颈长肌；9. 咽后间隙；10. 颈后间隙；11 颈内静脉；12. 颈内动脉；13. 胸锁乳突肌；14. 颈外动脉

第二节 读片方法及分析诊断思路

咽部病变的定性诊断主要依靠镜检，影像诊断的主要目的是定位诊断，观察病变范围，其次才是定性诊断。

病史采集对于该区域病变的诊断非常重要。咽部炎症常有发热、咽痛、吞咽困难等症状；恶性肿瘤常有表面糜烂及伴随出血症状，鼻咽癌特征性临床表现为回缩性涕血或痰中带血，晚期鼻咽癌患者常有眼、耳及神经症状。

年龄为咽部病变诊断的一个重要参考指标。咽部囊肿、鼻咽炎症、腺样体增殖、青少年纤维血管瘤、扁桃体炎好发于儿童或青少年，淋巴瘤在中青年发病率最高，咽部鳞癌多发生于中老年。另外，性别在青少年纤维血管瘤的诊断中也是非常重要的一个指标，因为该病主要发生于男性。

由于不同部位疾病谱存在差异，因此准确判断咽部病变的起源部位至关重要。鼻咽部病变需要进一步判断来源部位 - 咽鼓管咽口、咽鼓管圆枕、咽隐窝或咽后壁？观察病变是否侵犯颅底或颅内。早期鼻咽癌多发生于咽隐窝，而良性病变多位于鼻咽腔内，少数可累及鼻咽壁及颅底。口咽部包括软腭、舌根、双侧壁、咽后壁。软腭多发生鳞癌及小涎腺的各种良恶性肿瘤。舌根实性病变多为鳞癌或淋巴瘤,囊性病变多为囊肿或淋巴管瘤。双侧口咽侧壁常发生扁桃体炎症、淋巴瘤、扁桃体癌等。咽后壁病变多为炎症或鳞癌。

　　咽部良、恶性肿瘤鉴别的主要影像学指标:边缘、密度/信号、侵犯范围及有无颈部淋巴结肿大。咽部囊肿、咽部炎症、腺样体增殖、鼻咽纤维血管瘤结合临床表现、年龄、性别及影像表现诊断不难。咽部恶性肿瘤中主要需要鉴别的是鳞癌与淋巴瘤,鳞癌常表现为边缘不规则,明显侵犯周围结构,内部密度/信号常不均匀,常伴有中度强化的肿大淋巴结,部分淋巴结尚可有边缘不规则强化、内部出现低密度坏死区。淋巴瘤侵犯范围广泛,常累及鼻腔、鼻咽、口咽,增强 CT 或 MR 显示原发灶及受累淋巴结轻、中度强化,密度/信号较均匀,边缘较规则,可包绕骨质生长或浸润骨髓,但常无明显骨质破坏。

第三节　先天性囊肿

一、鼻咽囊肿

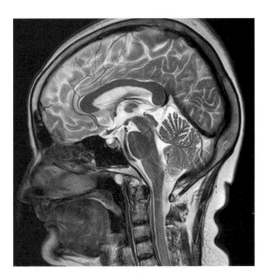

图 3-6-4　鼻咽囊肿
男,10 岁,因可疑垂体病变而就诊;MR 矢状面 T2WI
示鼻咽正中圆形薄壁长 T2 囊性病变,边缘规则

　　〔**诊断要点**〕　①本病通常无临床症状,多为影像学检查偶然发现;②本病为良性病变,起自鼻咽中线双侧头长肌之间的黏液密度囊肿,壁薄及光滑,位于咽扁桃体上方;③ CT 表现为边缘规则的囊性病变,如囊肿内蛋白含量高,可表现为高密度结节;④本病可继发感染,CT 或 MR 增强表现为厚壁,增强后囊壁可强化,囊内容物无强化;⑤由于囊肿内蛋白含量不一,MR T1WI 表现为低至高信号,T2WI 为高信号。

　　〔**鉴别诊断**〕　仅靠鼻咽侧位片检查,大的鼻咽囊肿与咽扁桃体肥大不能区别;但 CT 与 MR 可明确为囊性病变,结合病变的部位,容易作出诊断。

二、甲状舌管囊肿

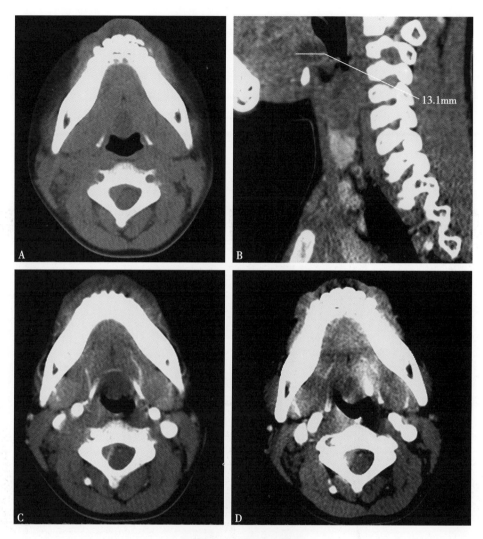

图 3-6-5 甲状舌管囊肿

男,12 岁,生后发现舌根部肿物至今。CT 平扫横断面及矢状面 CT 重组图像示舌根部正中椭圆形低密度肿物,边界清晰,密度均匀(A、B);CT 增强横断面示舌根部肿物内部未见强化,边缘轻度强化(C、D)

〔**诊断要点**〕 ①本病多见于婴儿期,以舌骨附近肿块就诊,或因反复感染导致局部肿胀、化脓破溃而就诊。②颈部中线部位囊性肿物,可发生在舌根、舌骨上下水平,随吞咽而活动;少数病变可发生于颈部偏中线区。③ CT 通常表现为边界清楚、类圆形或椭圆形的低密度影,偶见分隔,边缘可强化。继发感染时,囊肿密度可接近软组织密度。MR T1WI 表现为低至高信号,T2WI 通常为高信号,增强后其内容物不强化,边缘可出现程度不一的强化。④极少数可发生恶变。

〔鉴别诊断〕

（1）舌扁桃体增大：超声及 CT 有助于区别囊、实性病变。此外，舌扁桃体增大常伴腭扁桃体增大。

（2）舌根囊肿：为舌下腺或唾液腺分泌物潴留或外渗引起，结合病变的部位及临床检查所见，能够作出鉴别诊断。

（3）异位甲状腺：CT 或 MR 上显示为明显强化的实性肿块，正常部位的甲状腺可能缺如。

第四节　咽 部 肿 瘤

一、鼻咽纤维血管瘤

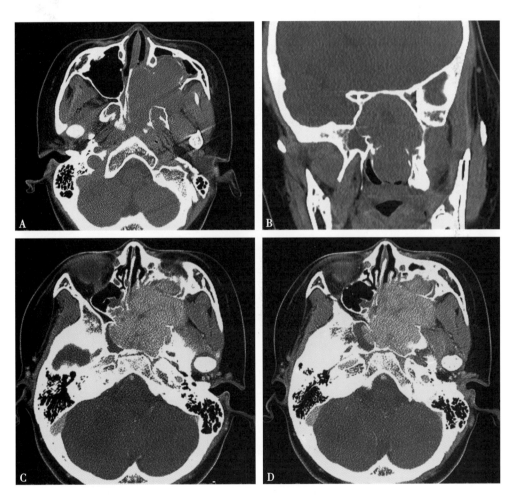

图 3-6-6　鼻咽纤维血管瘤

男，11 岁，反复鼻出血伴鼻塞 6 个月。CT 平扫横断面及 CT 冠状面重组图像示左侧鼻咽部肿物并向周围侵犯，密度欠均匀，累及鼻腔、翼腭窝、颞下窝、上颌窦、筛窦、蝶窦，左侧上颌窦后壁受压前移并伴骨质破坏，左侧翼腭窝明显扩大（A、B）；CT 增强横断面显示肿物明显强化（C、D）

〔诊断要点〕 ①本病多见于青少年男性,为鼻咽部常见的良性肿瘤,生长缓慢;②临床表现为反复发作的鼻出血,进行性鼻塞;③CT显示鼻咽腔软组织肿物,周围骨质受压变形并伴侵蚀性破坏;由于本病血供丰富,CT增强显示明显强化;④MR T1WI多呈等信号,T2WI多呈高信号,信号常不均匀,内部散在多发血管流空信号;⑤病变侵犯范围广泛,常累及鼻腔、鼻窦及翼腭窝,侵犯眼眶、颅底及颅内者也不少见。

〔鉴别诊断〕
(1) 巨大鼻后孔息肉:CT或MR增强显示其内容物一般无明显强化。
(2) 鼻咽癌:多见于中老年,浸润性生长,常伴有骨质破坏及淋巴结转移。

二、鼻咽癌

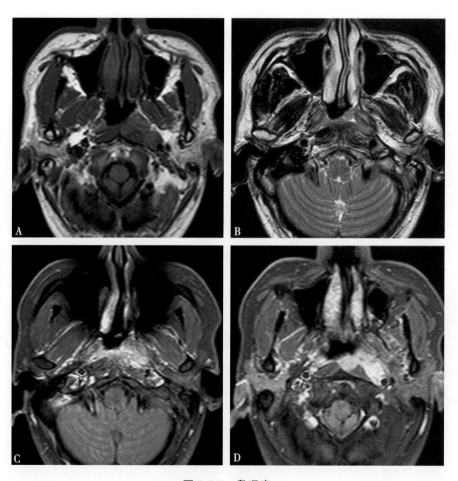

图 3-6-7 鼻咽癌

男,38岁,咽部不适5个月。MR横断面T1WI示左侧鼻咽部肿物呈等信号,左侧咽隐窝消失(A);MR横断面T2WI示左侧鼻咽部肿物呈等信号(B);MR增强后脂肪抑制T1WI横断面示肿物明显强化(C、D)

〔诊断要点〕 ①鼻咽癌可发生在各个年龄组(3~90岁),以30~50岁多见,男性多于女性,我国南部为好发区,可能与EB病毒感染有关;②临床表现为回缩性血涕、鼻出血、颈部淋巴结肿大等;③鼻咽癌最早发生于鼻咽腔顶部及咽隐窝,CT表现为鼻咽腔黏膜增厚或软组织肿块,咽隐窝消失,增强CT表现为轻、中度强化。MR T1WI呈低或等信号,T2WI呈等信号,增强后中度或显著强化。晚期鼻咽癌可侵犯口咽、咽旁间隙、鼻窦、颞下窝、颅底及颅内结构。鼻咽癌常侵犯颅底孔道及间隙如破裂孔、翼腭窝、卵圆孔、棘孔。

〔鉴别诊断〕

(1) 脊索瘤起源于蝶枕缝,主要向颅内生长,较少向鼻咽方向蔓延,密度及信号不均匀,伴多发碎骨片或钙化。

(2) 淋巴瘤多发生黏膜下方,可双侧对称分布,边界较清,通常推移而不侵犯邻近组织结构,密度及信号较均匀,坏死及钙化少见,多伴颈部淋巴结肿大。

第五节 咽部感染性疾病

一、咽后壁脓肿

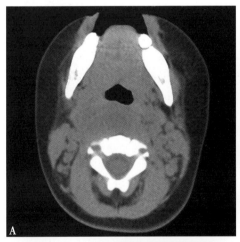

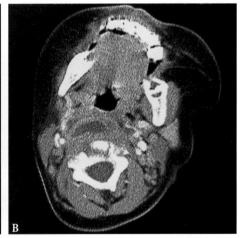

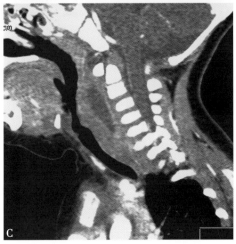

图3-6-8 咽后壁脓肿

男,10个月,发热1个月,呼吸困难10天,加重2天,CT平扫横断面示咽后壁软组织增厚、肿胀,其内可见低密度病灶,边界模糊(A);CT增强横断面示咽后壁低密度病变未见强化,壁有强化。胸锁乳突肌下方多发小淋巴结并轻度强化(B);CT增强矢状面重组图像示咽后壁软组织增厚,其内见未强化条形脓肿区,口咽部受压变窄(C)

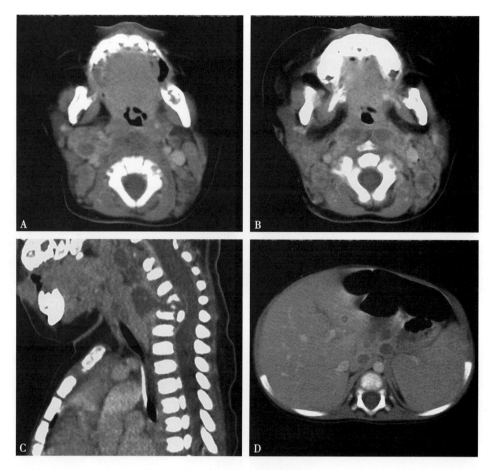

图 3-6-9　全身播散性结核

男,7个月,间断发热 5 个月,咳嗽 3 个月,抗炎无效。CT 增强横断面示咽后壁软组织增厚、肿胀,其内可见低密度病灶,累及双侧头长肌,边界模糊,右侧咽旁间隙内可见软组织病变,可见多发环形强化,双侧胸锁乳突肌下方多发淋巴结肿大并环形强化(A、B);CT 增强矢状面重组图像示咽后壁软组织增厚明显,其内多发低密度灶,壁有轻度强化,颈椎椎体破坏并滑脱(C);腹部 CT 增强横断面示,肝脾内多发结节状低密度影并环形强化,腹膜后多发淋巴结肿大并环形强化(D)

〔**诊断要点**〕 ①本病常见于 3 个月至 3 岁婴幼儿,半数发生在 1 岁以内。咽后淋巴结 3 岁时逐渐萎缩,7 岁时完全消失,故年长儿很少发生。②急性咽后壁脓肿常为上呼吸道感染的并发症之一,咽后壁外伤或异物也可发生。慢性咽后壁脓肿多由颈椎结核或咽后结核性淋巴结炎引起。③急性患者起病急,发热、拒食、吞咽困难、咽疼,严重者有呼吸困难和喘鸣音。慢性咽后脓肿患者病程长,年龄较大。并发症包括喉梗阻、纵隔脓肿、大血管破溃出血、海绵窦栓塞。④ CT 平扫表现为咽后间隙软组织密度影,边界模糊,占位效应显著,其间可见低密度液化坏死区,增强后,病变环形强化,壁厚,可以不均匀或含有分隔,颈椎生理弯曲消失,或反弓状。MR 显示脓肿呈长 T1 长 T2 信号,脓肿内伴有出血时出现短 T1 信号,增强后亦可见环形强化。病变可压迫咽腔、气道,也可向下扩散至纵隔炎。

〔**鉴别诊断**〕 本病结合患者年龄、病史、临床表现及影像学所见,容易诊断。鉴别诊断包括咽后壁癌及咽后神经鞘瘤。咽后壁癌发现时往往较大,常侵犯椎前肌及椎体,密度多不均匀,其内可显示低密度区。咽后神经鞘瘤,边界清晰,形态规整,由于富含 Antoni B 细胞,密度/信号通常不均匀,其特征性征象——散在分布、数量不一长 T1、长 T2 信号区,增强后不强化。

二、咽旁间隙化脓性感染

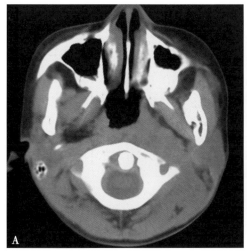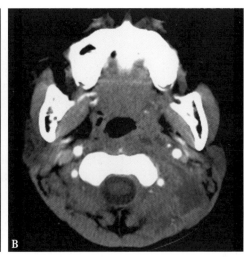

图 3-6-10 咽旁间隙化脓性感染

女,6 岁,颈痛 1 个月,发热 10 天。CT 平扫横断面示左侧咽侧壁及咽旁间隙软组织肿胀增厚,左侧咽旁间隙变窄,其内可见稍低密度软组织影、边界模糊,左侧颈后三角区可见稍低密度软组织影(A);CT 增强横断面示左侧咽壁增厚,左侧咽旁间隙及颈后三角低密度病变未见强化,壁有强化(B)

〔诊断要点〕 ①本病多见于儿童,常继发于鼻咽或口咽的急性炎症,化脓性扁桃体炎也易并发本病。②临床表现为发热、拒食、颈痛、咽痛。③CT 表现为咽旁间隙肿胀,脂肪间隙消失,边界不清,呈等或稍低密度影。增强后可见边缘强化,脓肿壁厚且不均匀,液化坏死区未见强化,并可沿咽旁间隙延伸而呈不规则形,患侧常伴有淋巴结肿大。④本病蜂窝织炎阶段,MR T1WI 显示咽旁间隙信号减低,边界模糊,间隙内脂肪信号影不清晰;T2WI 显示咽旁间隙信号增高,软组织明显肿胀。脓肿形成后,病变在 T1WI 上呈等信号,其内伴有低信号、形态不规则的液化坏死区;T2WI 呈高信号,其内的液化坏死区信号更高。增强后脓肿壁呈不均匀厚壁强化,脓液无强化。

〔鉴别诊断〕

(1) 淋巴管瘤:常表现为颈部多房囊性肿块,沿血管肌肉间隙生长,边界清晰,呈水样密度影,囊壁菲薄,与咽旁间隙感染鉴别较为容易。若颈部淋巴管瘤合并感染后囊壁增厚及不均匀强化与咽旁间隙感染脓肿形成后,影像学鉴别困难。

(2) 淋巴瘤:可为单侧或双侧发病,表现为实性肿块,边界较清,增强后强化不明显,液化坏死及钙化少见。

第六节 腺样体肥大

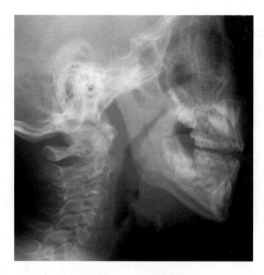

图 3-6-11 腺样体肥大

男,7 岁,入睡打鼾半年,鼻咽侧位平片示鼻咽腔
后上方软组织增厚,气道变窄,腺样体与鼻咽腔
前后径之比大于 0.8

〔诊断要点〕 ①鼻咽部淋巴组织,又称咽扁桃体,位于鼻咽后壁及顶壁,1 岁时淋巴组织明显增殖,6~7 岁发育达高峰,10 岁以后随年龄增长而渐萎缩,至成年消失。儿童期多次反复感染而增生肥大者,称为腺样体或增殖体肥大。②临床表现为鼻塞,张口呼吸,睡时打鼾,久之出现增殖腺面容。③鼻咽侧位片可清楚显示腺样体的大小、形态及气道受压情况。正常情况下,小儿 3~6 个月即可见咽扁桃体,厚约为 3~6mm,以后逐渐增大。腺样体与鼻咽腔前后径之比正常为 0.6~0.8,大于 0.8 即为腺样体肥大。正常腺样体于侧位片上表现为鼻咽顶壁及后壁前窄后宽的软组织影,下缘连线呈光滑的抛物线状;而腺样体肥大呈凸弧形或双峰状,前端阻塞大部鼻后孔。④ CT 表现为鼻咽顶壁及后壁软组织对称性增厚,咽隐窝消失,向前可达鼻后孔,密度均匀,不累及下方肌肉,无骨质破坏。与肌肉信号比较,MR T1WI 呈等信号,T2WI 呈高信号。

〔鉴别诊断〕

(1) 鼻咽部肿瘤:如横纹肌肉瘤,淋巴瘤等。横纹肌肉瘤生长迅速,肿块较大,多呈分叶状常累及邻近结构;淋巴瘤易浸润周围软组织,伴颈部淋巴结肿大。而本病位置相对固定,多伴腭扁桃体肥大,短期随访变化不大可帮助区别。

(2) 急性传染性单核细胞增生症:亦可引起腺样体肥大和腭扁桃体肥大,但常有发热、咽峡炎,淋巴结肿大,肝脾肿大等临床表现,实验室检查发现异常淋巴细胞可帮助区别。

第七节 咽部异物

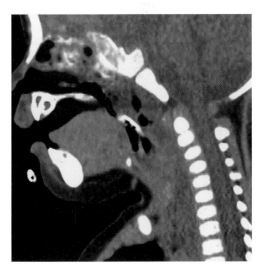

图 3-6-12 咽部异物并发感染

男,11 个月,误食塑料片 3 天,发热 2 天,吞咽困难。CT 平扫矢状面重建示口咽后壁纵形走向条状高密度影异物,咽后壁软组织肿胀,其内积气

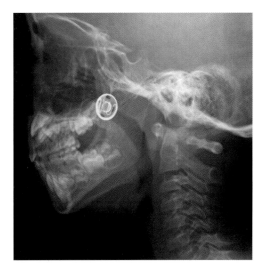

图 3-6-13 咽部异物

男,5 岁,误吸按扣 1 天。鼻咽侧位片示鼻咽腔前缘高密度异物影

〔**诊断要点**〕 ①咽部异物多为鱼刺、鸡骨头或尖锐硬物,经鼻腔或口腔进入,易刺入或刺挂在咽食管壁上。②临床表现为咽部异物感、吞咽困难,流涎等。③由于正常咽部气体的天然对比,颈部正侧位片能显示高密度异物的大小、形态及位置。对于小异物如鱼刺等,应进行食管钡餐检查,可发现钡棉在食管壁上停留。④ CT 可以发现咽壁小异物,并可确定是否合并感染或脓肿形成等。

〔**鉴别诊断**〕 结合临床病史,选择合理的影像学检查方法,影像学诊断不难,应注意异物合并感染或伴发脓肿时与肿瘤鉴别。

(高 军 杨本涛)

参考文献

1. 鲜军舫,王振常,罗德红.头颈部影像诊断学必读.人民军医出版社

2. 王振常,鲜军舫,兰宝森.中华影像医学(头颈部卷),人民卫生出版社

3. 孙国强,曾津津.实用儿科放射诊断学.第 2 版.人民军医出版社

4. 吴恩惠.颅脑五官 X 线诊断学.天津人民出版社.1978

5. 郑中立,郭敏.耳鼻咽喉科诊断学,人民卫生出版社.第 2 版.2006

6. 庄奇新,杨世埙,尚克中,等.正常咽部形态和咽部异常矢状正中层面的 MR 观察.实用放射学杂志,1996,12(7):389-393

7. liu L,Liang S,Li L,et al. Prognostic impact of magnetic resonance imaging-detect cranial nerve involvement in nasophryngeal carcinoma. Cancer,2009,115(9):1995-2003

8. Ahuja AT,Wong KT,King AD,et al. Imaging for thyroglossal duct cyst:the bare essentials. Clin Radiol,2005,60(2):141-148

9. 司鸿章. 巨大咽囊囊肿并咽部畸形、右眼失明. 中国眼耳鼻喉科杂志,1997,2(1):49-50

10. 杨涛,曾卫珊. 甲状舌管的 CT 诊断. 中国医学影像学杂志,2011,19(3):215-218

11. 夏宇,刘小军. CT、MRI 在鼻咽纤维血管瘤中的诊断及应用价值. 中国耳鼻咽喉颅底外科杂志,2005,11(2):121-122

12. 宋济昌,钱雯,卞纪平,等. 鼻咽纤维血管瘤的 CT 诊断. 中国计算机成像杂志,2002,8(3):158-161

13. Ravindranath T,Janakiraman M,Harris V. Computed tomography in diagnosing retropharyngeal abscess in children. Clin Pediatr(Phila),1993,32(4):242-244

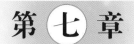

第七章

喉　部

第一节　正常影像学表现

　　喉腔上起自喉口与咽腔相通,下止于环状软骨下缘,与气管腔延续。喉以声带为界,分为声门上区、声门区及声门下区。声门上区包括室带、喉室、会厌及会厌披裂皱襞。声门区包括两侧声带、前联合、后联合。声门下区包括声带下缘到环状软骨下缘(图3-7-1)。

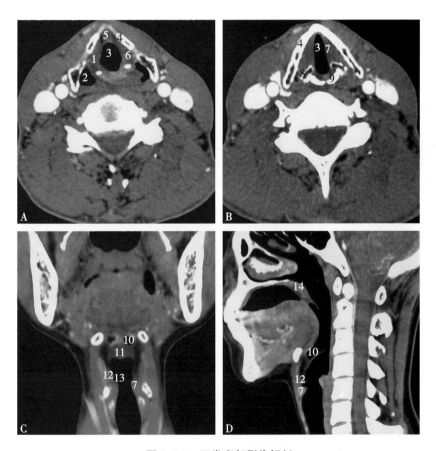

图 3-7-1　正常喉部影像解剖

1.会厌披裂皱襞;2.梨状窝;3.喉前庭;4.甲状软骨;5.会厌前间隙;6.喉旁间隙;7.真声带;8.杓状软骨;9.环状软骨;10.舌会厌谷;11.会厌;12.假声带;13.喉室;14.软腭

第二节 读片方法及分析诊断思路

喉部病变的定性诊断主要依靠镜检,影像诊断的目的是观察病变的范围。结合临床病史对喉部病变的诊断非常重要。

先天性病变如喉软骨软化症、先天性喉蹼、先天性喉闭锁等多发生在婴儿。喉软骨软化症、先天性喉蹼有典型的临床表现。

喉部炎症病变包括急性喉炎,其可根据典型的临床表现和实验室检查进行诊断。慢性炎症包括喉结核、韦格纳肉芽肿、声带息肉、组织胞质菌病及外伤形成的肉芽病变。

喉部良性肿瘤包括喉乳头状瘤、血管瘤、脂肪瘤、软骨瘤等,其中血管瘤、脂肪瘤、软骨瘤因其成分构成,有其典型的表现。恶性肿瘤主要为鳞状细胞癌。喉部慢性炎症病变如息肉、结核,良性肿瘤如乳头状瘤,恶性肿瘤如喉癌在影像上定性诊断困难,需结合喉镜检查。

喉部病变影像检查的目的主要是观察病变的范围及有无颈部淋巴结肿大,如对于喉癌的诊断,首先需明确肿瘤的部位,其次要明确肿瘤是否侵犯喉旁间隙、喉软骨、颈部软组织及有无淋巴结肿大。

第三节 喉 部 肿 瘤

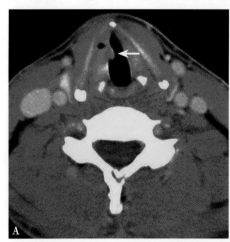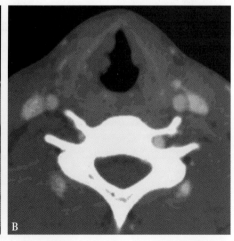

图 3-7-2 喉乳头状瘤

图 A:男,39 岁,声嘶 6 个月,CT 增强扫描横断位显示右侧声带小结节,突入气道,基底较宽,边界清楚,轻度强化;图 B:男,19 岁,声嘶 1 年,CT 增强扫描横断位显示双侧声带多发小结节,突入气道,基底较宽,边界清楚

〔诊断要点〕 ①乳头状瘤为喉部最常见的良性肿瘤,可发生于任何年龄,成人可能与人乳头状瘤病毒感染有关,术后易复发、恶变。儿童者与病毒感染及慢性刺激有关。临床表现

为喉部不适、声嘶;②可为单发或多发,带蒂或宽基底,主要位于声带,向上可达室带、会厌,向下可蔓延至声门下及气管;③CT扫描表现为声带或其他喉部结构表面乳头状肿物,突入气道,增强扫描可有轻度强化。MR上T1WI呈等信号,T2WI呈高信号,增强扫描有轻度强化;④喉软骨及喉旁间隙无受累。

〔鉴别诊断〕

(1) 声带息肉:多见于一侧声带前、中1/3交界处,呈小结节状,信号与喉癌相似,但息肉基底较窄,可带蒂,喉内其他结构正常。

(2) 声门型喉癌:多见于声带的前、中1/3交界处的边缘,早期肿瘤局限于声带边缘,表现为一侧声带局限性增厚;可侵犯前、后联合并累及对侧声带,亦可侵犯喉旁间隙及喉软骨。

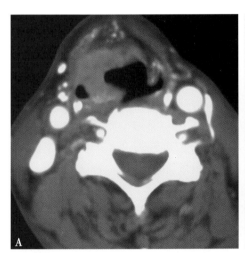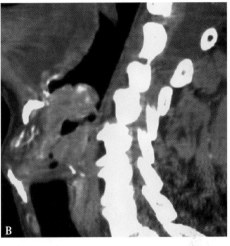

图 3-7-3　声门上型喉癌

男,58岁,喉部不适2个月。图A、B为CT增强扫描横断位及矢状位重建显示会厌及右侧会厌披裂皱襞软组织肿物,边界不清楚,中等度强化,向前侵犯会厌前间隙

〔诊断要点〕 ①喉癌好发于50~80岁,男性多于女性。声门上型喉癌在喉癌中约占30%~40%,一般好发于会厌,早期表现为喉部异物感或咽部不适,颈部淋巴结转移常见。②CT表现为会厌、室带或会厌披裂皱襞增厚、肿物,边界不清楚,常侵犯会厌前间隙、喉旁间隙等结构。③喉软骨受侵多表现为软骨侵蚀、溶解,亦可有软骨硬化表现。④MR扫描T1WI呈等或略低信号,T2WI呈中高信号,增强扫描有强化。⑤转移淋巴结表现为不规则环形强化,内可见低密度/信号区。

〔鉴别诊断〕

(1) 喉水肿:黏膜弥漫性增厚,边缘光滑,双侧对称,增强扫描无异常强化。

(2) 喉结核:多发生于青壮年,表现为会厌、会厌披裂皱襞、声带和室带等喉内结构对称性、弥漫性增厚,密度不均匀,双侧喉旁间隙常受累,增强扫描为不均匀斑点状强化,一般不累及喉软骨。

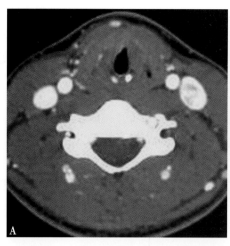
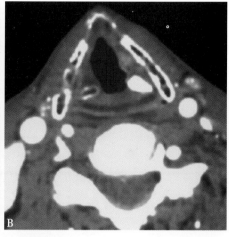

图 3-7-4　声门型喉癌

图 A:女,18 岁,喉部不适 2 个月,右侧声带及前联合不规则增厚,边界清楚;图 B:男,65 岁,声嘶 2 个月,左侧声带小结节,明显强化,左侧杓状软骨较对侧致密,硬化,提示该骨有受侵,手术病理证实该骨受侵

〔**诊断要点**〕　①占喉癌的 50%~70%,好发于声带的前、中 1/3 交界处的边缘,很早出现声音嘶哑;②早期肿瘤局限于声带边缘,表现为一侧声带局限性增厚;③可侵犯前、后联合并累及对侧声带,亦可侵犯喉旁间隙及喉软骨,当前联合厚度超过 2mm 时有诊断价值;④MR 表现为 T1WI 低信号,T2WI 中等信号,增强后有不同程度强化。

〔鉴别诊断〕

(1) 喉水肿:黏膜弥漫性增厚,边缘光滑,双侧对称,增强扫描无异常强化。

(2) 声带息肉:多见于一侧声带前、中 1/3 交界处,呈小结节状,信号与喉癌相似,但息肉基底较窄,可带蒂,喉内其他结构正常。

(3) 乳头状瘤:多见于声带、室带及声门下区,发生于儿童者常多发,呈广基底,成人多为单发,可带蒂。

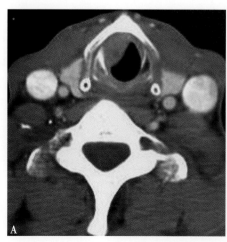
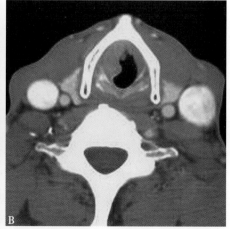

图 3-7-5　声门下型喉癌

男,59 岁,声嘶 6 个月。图 A~D:CT 增强扫描显示右侧声门下区肿物,边界不清楚,中等度强化,局部喉腔变窄

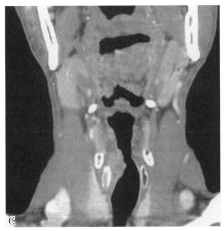
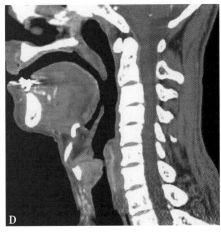

图 3-7-5(续)

〔**诊断要点**〕 ①原发声门下喉癌极少见,早期常无症状,中晚期肿瘤表面有溃烂,可发生咳嗽、血痰、呼吸困难,可侵犯气管,淋巴结转移率高;②声门下环状软骨黏膜增厚或肿物,边缘不规则,增强后肿瘤常有强化;③常呈环形浸润性生长,伴有气管及周围结构侵犯,常有喉软骨受侵;④CT、MR 密度或信号特点与声门上型喉癌相仿。

〔**鉴别诊断**〕

(1) 乳头状瘤:多见于声带、室带及声门下区,发生于儿童者常多发,呈广基底,成人多为单发,可带蒂。

(2) 喉结核:会厌、会厌披裂皱襞、声带和室带等结构弥漫性、对称性浸润增厚,不破坏喉软骨。

(3) 喉淀粉样变:表面光滑,有深部广泛浸润增厚,可见钙化点,MR T2WI 呈等或略低信号。

第四节 喉 气 囊 肿

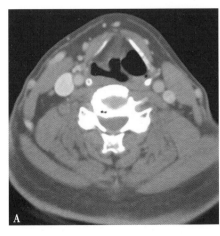
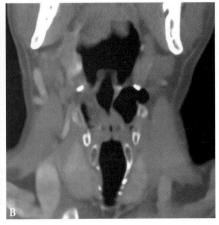

图 3-7-6 喉气囊肿

男,59 岁,声嘶、打鼾 1 年。图 A、B:CT 增强扫描横断位及冠状位重建图像显示左侧会厌披裂皱襞与左侧甲状软骨板之间囊状扩张,内含气体

〔诊断要点〕 ①喉气囊肿又名喉膨出、喉憩室或喉气性疝,为喉室小囊的异常扩张,内含气体,吸气时缩小,用力鼓气时增大;②喉室小囊位于喉室的前端,甲状软骨与会厌软骨之间,婴幼儿喉室小囊一般约6~8mm,少数可达10~15mm。若小囊先天性异常扩张,见形成先天性喉气囊肿;③后天性是由于喉室小囊长期用力和屏气,使喉室小囊内压力增大,逐渐扩张形成;④按喉气囊肿的位置分喉内、喉外和喉内外混合三型;⑤CT表现为光滑卵圆形低密度团块,内含气体。喉内型表现为喉室突出,将室带推向上,或从杓会厌皱襞突起,使同侧喉变形,甚至向上伸至舌根部,位于会厌谷处。喉外型多位于舌骨下胸锁乳突肌前缘或自环甲膜穿出,位于甲状软骨下方。混合型为气囊肿同时出现于喉内和颈部,在甲状舌骨膜处有一峡部相连;⑥喉内型最常见的症状为发声改变、声嘶或无声,常伴有咳嗽。气囊肿大者可有喉鸣、呼吸困难。囊肿若有感染则有疼痛、喉部压痛,若有分泌物进入喉内,可剧烈咳嗽。喉外型症状主要为颈部有一圆形突起的肿物,时大时小。

〔鉴别诊断〕

(1) 喉外型气囊肿须与腮裂囊肿、甲状舌管囊肿相鉴别。喉气囊肿时大时小,用力挤压可缩小,穿刺有气体。

(2) 喉内型须与喉室脱垂相鉴别。喉室脱垂多因喉室黏膜炎性水肿或肥厚,自喉室脱出,不随呼吸而改变。

(3) 喉囊肿:与喉室不通,其体积不随呼吸改变,压之不缩小。

第五节 喉部外伤

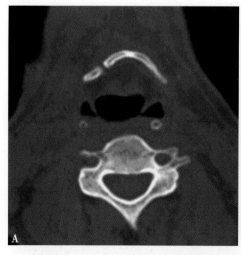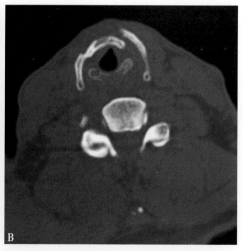

图 3-7-7 喉部外伤

图 A~C:喉部外伤,CT横断位骨窗图像显示舌骨、甲状软骨及环状软骨骨皮质中断、不连续;图 D:喉部外伤,CT横断位骨窗图像显示甲状软骨正中及左侧骨皮质中断、不连续,周围软组织肿胀

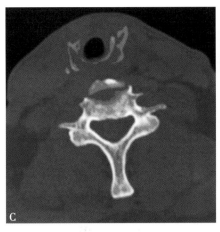
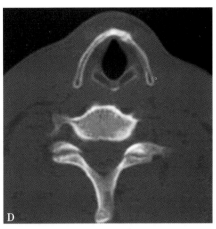

图 3-7-7(续)

〔**诊断要点**〕 ①喉外伤包括医源性喉损伤和暴力性喉外伤,是指受到外力而导致喉部组织结构破损、出血、呼吸困难及声音嘶哑等。主要表现为喉软组织挫伤和喉软骨骨折;②喉软组织挫伤:可出现会厌披裂皱襞、声带等喉部结构的血肿;③喉软骨骨折:骨折后喉软骨内面软骨膜、黏膜或外面软骨膜破裂,可造成黏膜下出血,皮下气肿等。甲状软骨、环状软骨骨折时可出现骨皮质断裂、不连续;杓状软骨脱位,横断位表现杓状软骨旋转,环杓关节内外间隙不等宽;④喉软骨骨折急性期可并发局部感染、皮下气肿、大出血等。后期可发生狭窄或形成喉蹼,声带固定或麻痹,气道变形、狭窄。

〔**鉴别诊断**〕 结合病史,如明确的气管插管、内镜检查病史或有明确的外伤史,鉴别不困难。

第六节 喉 异 物

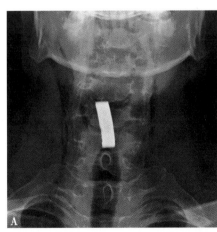
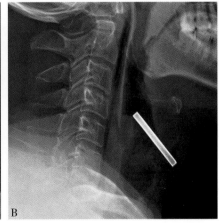

图 3-7-8 喉异物

喉部金属异物。图 A、B:颈部 X 线片正侧位图像显示于颈 3/4 水平颈前部软组织内可见一条状金属异物影,其远端深达喉室内;局部颈部软组织内见较多透亮气影

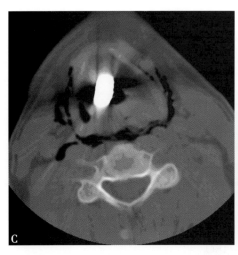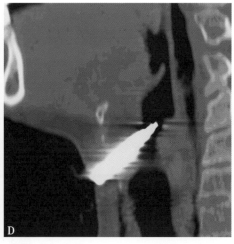

图 3-7-8（续）

图 C、D：CT 横断位及矢状位重建图像显示喉部金属异物影，周围软组织内可见较多气体

〔**诊断要点**〕 ①可发生于任何年龄，儿童多见，多在进食、哭闹或嬉笑时，口内食物吸入喉。喉异物的种类甚多，食物、骨片、果核、义齿、针、钉等，均可存留于喉部；②临床表现为突然发生剧烈咳嗽、呼吸困难，异物较大可阻塞喉部，致呼吸困难、发绀或窒息，喉异物较小常有声嘶、咳嗽、咯血、呼吸困难、喘鸣和疼痛感；③声门下的片状异物常呈前后位，与食管内异物（呈冠状位）不同；④CT 可明确显示异物的部位及周围结构情况。

〔**鉴别诊断**〕 根据病史，喉正侧位 X 线摄片及 CT 扫描，较易鉴别。

（李 琳 罗德红 杨本涛）

参 考 文 献

1. 鲜军舫，王振常，罗德红. 头颈部影像诊断必读. 北京：人民军医出版社，2007

2. 白人驹，张雪林. 医学影像诊断学. 第 3 版. 北京：人民卫生出版社，2010

3. 郭启勇. 实用放射学. 第 3 版. 北京：人民卫生出版社，2007

4. 吴恩惠，冯敢生. 医学影像学. 第 6 版. 北京：人民卫生出版社，2008

5. Haaga JR. CT and MRI of the Whole Body. 5th ed. Philadelphia：Mosby，2009

6. 兰宝森. 中华影像医学（头颈部卷）. 北京：人民卫生出版社，2002

7. Som PM，Curtin HD. Head and neck imaging. 4th ed. St Louis：Mosby-year book，Inc，2003

8. 金征宇. 医学影像学. 第 2 版. 北京：人民卫生出版社，2010

第八章

颈　部

第一节　正常影像学表现

颈部以舌骨为界分为舌骨上区及舌骨下区,舌骨上区主要包括咽黏膜间隙、咽旁间隙、嚼肌间隙、颊间隙、腮腺间隙、舌下间隙、颌下间隙、颏下间隙,舌骨下区主要包括脏器间隙、颈前间隙、颈后间隙。咽后间隙、颈动脉间隙及椎周间隙纵贯舌骨上、下区。

颈动脉间隙是纵贯全颈部的最主要的间隙,由颅底一直伸延至主动脉弓,其内有颈动脉、颈内静脉、第9~12对脑神经、交感神经链及颈内静脉链淋巴结。第9~12对脑神经在舌骨上区走行,位于颈动、静脉的后、内侧,淋巴结位于颈动、静脉的外侧、胸锁乳突肌的内侧。对颈动脉间隙内血管、淋巴结、神经的病变可根据其独特的解剖部位及结构改变进行诊断。

现以鼻咽、口咽、舌骨、会厌披裂皱襞、真声带、甲状腺六个层面(图3-8-1A~F)为基础描述正常颈部影像解剖。

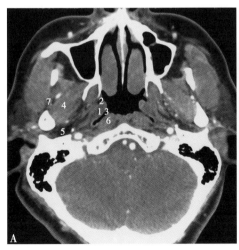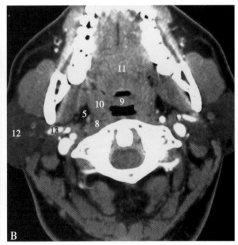

图 3-8-1　正常颈部影像解剖

1.咽鼓管隆突;2.咽鼓管咽口;3.咽隐窝;4.翼外肌;5.咽旁间隙;6.头长肌;7.嚼肌间隙;8.咽后间隙;9.软腭;10.咽侧壁;11.舌;12.腮腺;13.茎突;14.颏下间隙;15.舌骨;16.颌下腺;17.胸锁乳突肌;18.颈后间隙;19.会厌披裂皱襞;20.梨状窝;21.喉前庭;22.会厌前间隙;23.喉旁间隙;24.甲状软骨;25.真声带;26.杓状软骨;27.环状软骨;28.声门下区;29.甲状腺

271

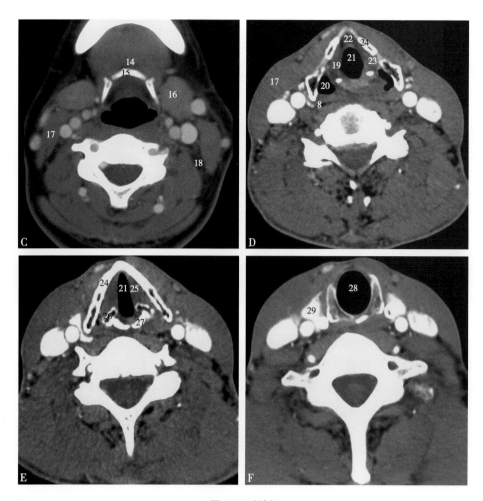

图 3-8-1(续)

第二节　读片方法及分析诊断思路

一、首先明确病变的部位

颈部不同的病变有其典型的好发部位,如腮裂囊肿典型部位为颈动脉间隙的外侧、颌下腺的后方、胸锁乳突肌的前缘。甲状舌管囊肿好发于舌骨附近的中线部位。颈动脉间隙病变如位于颈动、静脉的前、外侧、胸锁乳突肌的内侧多为淋巴结病变;如位于颈动、静脉的后、内侧,则多为神经源性肿瘤。颈动脉体瘤好发于舌骨水平颈总动脉分叉处。椎旁间隙病变多为肌肉、骨骼及神经源性肿瘤。

二、根据病变的影像学特点分析病变的性质

(一)颈部囊性为主病变

1. 腮裂囊肿、甲状舌管囊肿　非感染的病变表现为壁薄而光滑囊肿,感染的囊肿表现为囊壁不规则增厚,增强后有强化,根据典型部位不难诊断。

2. 淋巴管瘤 CT 扫描为单或多房的薄壁囊性肿物,水样密度,如有出血则密度可增高。边界清楚,可以嵌入肌肉之间。

3. 神经鞘瘤囊变 神经鞘瘤多位于颈动脉鞘内侧或椎旁,囊变的神经鞘瘤可有部分实性成分,实性部分有强化。

4. 转移淋巴结及化脓性淋巴结炎 淋巴结病变多表现为多发或融合淋巴结。中心液化坏死,周围壁较厚且不规则,增强扫描呈不规则环形强化。

（二）颈部实性为主的病变

1. 神经源性肿瘤 把握各种神经源性肿瘤的部位特点及密度、信号改变,鉴别不难。

2. 各种淋巴结病变 淋巴结炎、淋巴结结核、巨大淋巴结增生、淋巴结转移、淋巴瘤等,根据病变的数目、形态、边缘、密度或信号等进行鉴别。淋巴结结核的特征性改变为不规则环形强化,内有多个分隔及多个低密度区,呈"花环状"改变。头颈部鳞癌淋巴结转移的特点为边缘不规则环状强化、内部低密度坏死。甲状腺乳头状癌淋巴结转移的特点为淋巴结内颗粒状钙化、囊性变、壁内明显强化的乳头状结节。淋巴瘤表现为淋巴结边缘较清楚,密度均匀,或呈薄壁环状,中央呈低密度或两者兼有,增强后淋巴结无明显强化。巨大淋巴结增生增强 CT 扫描呈明显均匀强化。

3. 颈动脉体瘤 部位及强化较有特征,一般不易误诊,其明显强化的特点还需与单发的巨大淋巴结增生和甲状腺癌淋巴结转移鉴别。

4. 侵袭性纤维瘤病和神经纤维瘤病 均多见于青少年,为颈胸部多发软组织肿物,增强 CT 扫描有助于两者鉴别,前者强化程度略高,通常高于肌肉组织,后者强化较低,多低于肌肉组织。

5. 脂肪类肿瘤 瘤内含有大量的脂肪成分,诊断及鉴别诊断不难,脂肪瘤与脂肪肉瘤鉴别点主要为是否含有软组织成分。

第三节 颈部先天性病变

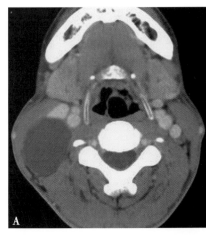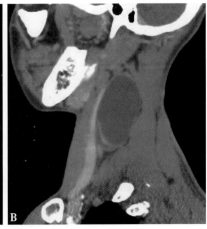

图 3-8-2 鳃裂囊肿

男,38 岁,发现右颈肿物 10 余天。图 A、B:CT 增强扫描横断面及矢状面重建示右颈囊性肿物,位于颌下腺后方、胸锁乳突肌内侧、颈动脉鞘后方,边界清楚,中心呈等密度,无明显强化,边缘壁薄,均匀

〔诊断要点〕 ①鳃裂囊肿是在胚胎发育过程中鳃器官异常发育所致,75% 的患者确诊时年龄为 20~40 岁,无性别差异;②临床表现为反复出现的颈部质软肿物,多在上呼吸道感染后增大,经抗生素治疗后可缩小;③典型部位为颈动脉间隙的外侧、颌下腺的后方、胸锁乳突肌的前缘;④非感染的病变 CT 表现为壁薄而光滑囊肿,感染的囊肿表现为囊壁不规则增厚,增强后有强化;⑤MR T1WI 表现为低至等信号,T2WI 为高信号。合并慢性感染时,MR 可表现为 T1WI 高信号,与囊肿内蛋白含量相关。

〔鉴别诊断〕 发生部位是鳃裂囊肿诊断及鉴别诊断要点,合并感染时需要与实性肿瘤囊性变、甲状腺癌转移淋巴结鉴别。

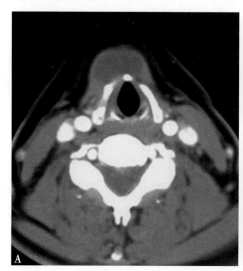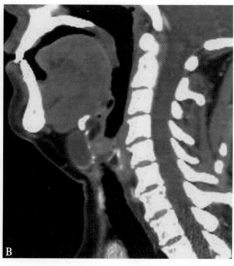

图 3-8-3 甲状舌管囊肿

女,59 岁,发现颈前肿物 1 年。图 A、B:CT 增强扫描横断位及矢状位重建示舌骨、甲状软骨前方正中囊性肿物,边界清楚,内部密度均匀,无明显强化

〔诊断要点〕 ①甲状舌管囊肿是常见的先天性颈部肿物,近 50% 的患者在 30 岁前被发现;②舌骨上区的甲状舌管囊肿绝大多数位于中线部位,且位于舌骨附近;③典型的临床表现为颈部中线逐渐增大的肿物,活动性好,质软。当有感染时,肿物迅速增大,局部皮肤可有红肿;④非感染的囊肿壁薄而光滑,感染后囊肿壁厚,增强后有强化,且囊肿内密度增高;⑤MR T1WI 表现为低、等或高信号,T2WI 为高信号,取决于囊肿内蛋白含量。

〔鉴别诊断〕

(1) 鳃裂囊肿:鉴别要点主要为病变部位。

(2) 转移淋巴结及化脓性淋巴结炎:淋巴结病变多表现为多发或融合淋巴结,壁较厚,不规则。增强扫描呈不规则环形强化。

(3) 神经鞘瘤囊性变:神经鞘瘤多位于颈动脉鞘内侧或椎旁,囊变的神经鞘瘤可有部分实性成分,实性部分有强化。

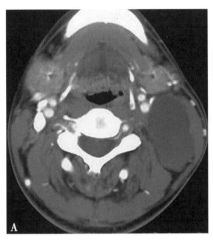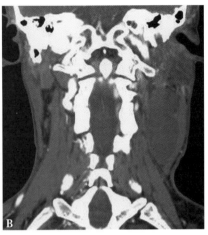

图 3-8-4　淋巴管瘤

男,35 岁,发现左颈肿物 1 年。图 A、B:CT 增强扫描横断位及冠状位重建,显示左侧颈动脉间隙胸锁乳突肌内侧水样密度肿物,壁薄,边界清楚,密度均匀

〔诊断要点〕　①淋巴管瘤是淋巴系统的先天畸形,为正常的淋巴管不能与静脉系统相通所致。占婴、幼儿所有良性病变的 5.6%。发病部位以颈部最多(75%),由颈部延伸至纵隔者超过 10%。无明显性别及种族差异。②CT 扫描为单或多房的薄壁囊性肿物,水样密度,如有出血则密度可增高。边界清楚,也可以嵌入肌肉之间。如合并感染,囊壁可增厚和强化,周围脂肪结构内可有炎性浸润。③MR T1WI 呈低信号,有囊内出血或囊液脂肪含量高者呈高信号,偶可见液-液平面,T2WI 呈高信号。冠状面及矢状面对显示肿物的上、下边界及轮廓更为有利。

〔鉴别诊断〕　本病需与鳃裂囊肿及甲状舌管囊肿鉴别,详见相关章节。

第四节　颈部淋巴结病变

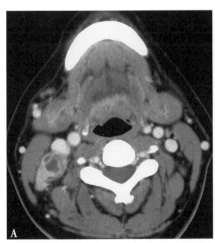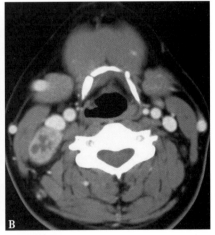

图 3-8-5　颈部淋巴结结核

女,39 岁,发现右颈肿物 10 余天。图 A、B:CT 增强扫描横断面,右上颈淋巴结肿大,边界清楚,不均匀强化,内见多发低密度区及分隔,呈"花环样"改变

〔诊断要点〕 ①青少年多见,尤其是消瘦的青年女性;②临床主要表现为单侧或双侧颈部无痛性肿物,部分患者有低热、盗汗、体重减轻等结核中毒症状。触诊质硬,边界不清,少部分可伴有局部疼痛和(或)压痛;③好发部位为颈静脉链及颈后三角区淋巴结,以颈静脉链下组及颈后三角区下组最为多见;④单发或多发淋巴结肿大,边缘多不规则,周围脂肪间隙内密度增高;⑤边缘环状强化,内有多个分隔及多个低密度区,呈"花环状"改变,为颈部淋巴结结核的特征性改变。

〔鉴别诊断〕

(1) 淋巴瘤侵犯淋巴结:边缘较清楚,密度均匀,但也可呈薄壁环状,中央呈低密度或两者兼有。绝大部分 CT 增强后淋巴结无明显强化,与颈后三角区肌肉密度一致。

(2) 化脓性淋巴结炎:有明显的临床症状及实验室检查结果,不难诊断。

(3) 转移淋巴结:有原发肿瘤病史,年龄较大,淋巴结可表现为边缘强化,中央不规则低密度区。

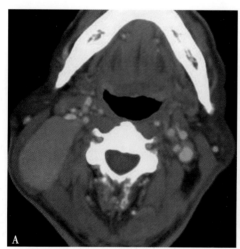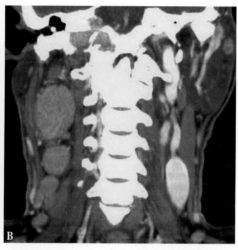

图 3-8-6 巨大淋巴结增生

男,65 岁,发现右颈肿物 5 年余。图 A、B:CT 增强扫描横断面及冠状面重建示右侧颈静脉链周围多发肿大淋巴结,呈明显、均匀强化,边界清楚

〔诊断要点〕 ①又称 Castleman 病(Castleman disease),多发生于纵隔,也可见于颈部、腹膜后和盆腔淋巴结,临床分局限性和弥漫型,前者占 90%,病理上分透明血管型及浆细胞型,前者占 80%;②多数为单发肿大淋巴结,也可为多发;③边缘光整或浅分叶;④CT 平扫密度均匀,增强扫描均匀明显强化;⑤MR 表现为 T1WI 均匀低信号,T2WI 呈均匀中高信号,增强扫描均匀明显强化。

〔鉴别诊断〕

(1) 甲状腺癌淋巴结转移:多发生于颈静脉链周围、气管食管沟、甲状腺周围及上纵隔。边缘规则,强化明显,密度不均匀,可见颗粒状钙化、囊变及明显强化的乳头状结节。

(2) 颈动脉体瘤:发病部位为颈总动脉分叉处,使颈内、外动脉分离、移位,常包绕颈动脉,边界清楚,强化明显,周围可见较多滋养血管。

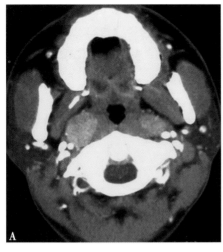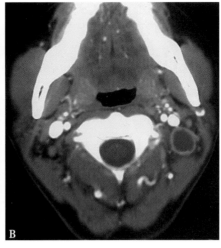

图 3-8-7 鼻咽癌颈淋巴结转移

男,50 岁,左耳听力下降,左侧鼻塞、鼻出血 9 个月,左颈淋巴结肿大 1 个月。图 A:CT 增强
扫描横断面示双侧咽后组淋巴结肿大,淋巴结形态规则,密度均匀,呈中度强化;图 B:CT
增强扫描横断面示左侧颈上深组肿大淋巴结,形态规则,边缘环形强化,中心呈低密度

〔诊断要点〕 ①淋巴结转移多为双侧,常见于咽后组、颈静脉链及颈后三角区淋巴结,
咽后组淋巴结是鼻咽癌引流首站淋巴结,发生率约 70%;②鼻咽癌颈淋巴结转移多形态规
则,边缘清楚。CT 增强扫描常呈中等程度强化,40% 内部可见低密度区,10% 边缘不规则强
化,内部低密度坏死改变。

〔鉴别诊断〕 本病需与头颈部其他鳞癌颈淋巴结转移、甲状腺癌颈淋巴结转移、淋巴
瘤、淋巴结结核、神经源性肿瘤鉴别,详见相关章节。

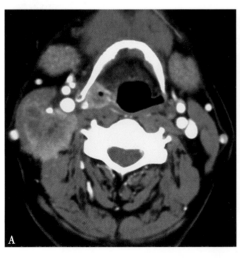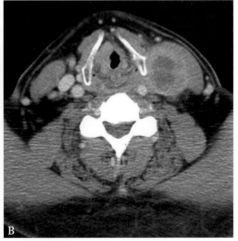

图 3-8-8 下咽癌、喉癌颈淋巴结转移

图 A:男,40 岁,发现右颈淋巴结肿大 3 个月,CT 增强扫描横断面示右侧颈中深组多发淋巴结
肿大,淋巴结边缘欠规则,边缘毛糙,呈明显不均匀强化,中心可见不规则低密度区。右侧梨状
窝可见原发肿瘤;图 B:男,58 岁,声音沙哑半年,发现左颈结节 3 个月,CT 增强扫描横断面示
左侧颈中深组肿大淋巴结,边缘不规则环状强化,中心低密度区,喉部可见原发肿瘤

〔诊断要点〕 ①口咽癌、下咽癌及喉癌转移淋巴结,可为单侧或双侧发生,多为单侧,常见于颈静脉链周围淋巴结;②边缘不规则强化伴中央低密度为鳞癌转移淋巴结的 CT 特征性表现;③常有明显外侵征象:表现为淋巴结边缘不完整、模糊,有不规则强化,周围脂肪间隙消失。

〔鉴别诊断〕 本病需与鼻咽癌颈淋巴结转移、甲状腺癌颈淋巴结转移、淋巴瘤、淋巴结结核、神经源性肿瘤鉴别,详见相关章节。

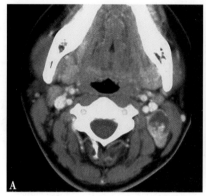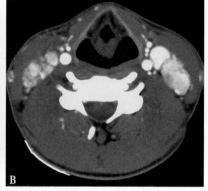

图 3-8-9 甲状腺乳头状癌颈淋巴结转移

图 A:女,21 岁,发现左颈肿物 1 个月,CT 增强扫描横断面示左侧颈上深组多发肿大淋巴结,融合成团,较大者可见囊变及明显强化壁结节;图 B:男,19 岁,发现双颈肿物 2 个月,CT 增强扫描横断面示双侧颈中深组多发淋巴结肿大,呈均匀或不均匀明显强化,边缘规整

〔诊断要点〕 ①好发部位为颈静脉链周围淋巴结、气管食管沟、甲状腺周围及上纵隔淋巴结;②甲状腺癌颈部淋巴结最小径为 5~8mm 或气管食管沟区的任何大小的淋巴结均需警惕转移;③甲状腺癌转移淋巴结血供丰富,且有甲状腺组织的吸碘特性,可明显强化,略低于或与正常甲状腺密度一致;④甲状腺癌转移淋巴结边缘大多规则,无明显外侵征象;⑤淋巴结颗粒状钙化、囊性变、壁内明显强化的乳头状结节为甲状腺乳头状癌的特征性密度改变。

〔鉴别诊断〕 本病需与其他头颈部转移淋巴结、鳃裂囊肿伴感染鉴别,详见相关章节。

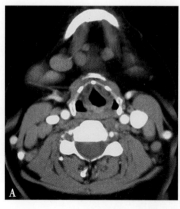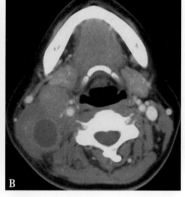

图 3-8-10 霍奇金淋巴瘤侵犯颈部淋巴结

图 A:女,49 岁,发现双颈肿物 2 个月,CT 增强扫描横断面示双颈深组、双侧颌下、颏下多发淋巴结肿大,边缘清楚,密度均匀,轻度强化;图 B:女,35 岁,发现右颈肿物 6 个月,CT 增强扫描横断面示右侧颈上深组可见两枚肿大淋巴结,前方者形态规则,边界清楚,密度均匀,后方者形态规则、部分边界清楚,边缘呈环状强化

〔**诊断要点**〕 ①淋巴结受侵部位广泛,主要为咽后组、颈静脉链周围及颈后三角区淋巴结,有时可侵及颌下及腮腺内淋巴结,常为双侧发病;②淋巴结边缘较清楚,密度均匀,但也可呈薄壁环状,中央呈低密度或两者兼有。绝大部分 CT 增强后淋巴结无明显强化,与颈后三角区肌肉密度一致。

〔**鉴别诊断**〕 本病需与颈淋巴结转移、淋巴结结核、淋巴结炎鉴别,主要从淋巴结的边缘、内部密度变化及增强后强化程度来鉴别,详见相关章节。

第五节 颈血管鞘区病变

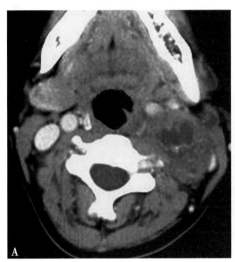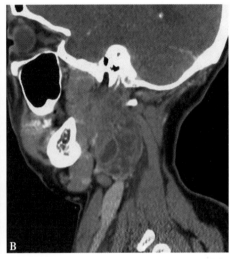

图 3-8-11 神经鞘瘤

女,40 岁,发现左颈肿物 3 个月,图 A、B:增强 CT 扫描横断面及矢状面重建图像示左侧颈动脉间隙肿物,边界清楚,呈斑驳状高低混杂密度

〔**诊断要点**〕 ①神经鞘瘤为起源于周围神经鞘的良性肿瘤,可发生于任何年龄,临床表现为颈部无痛性肿物。②组织学主要由细胞排列紧密的 Antoni A 组织及细胞少而富含脂质、黏液样基质的 Antoni B 组织构成,无其他神经成分。③肿瘤有包膜,边缘清楚。多为单发,恶变罕见。④多位于颈动脉间隙的后、内侧,将颈动脉向前或外方推移,茎突前移。迷走神经肿瘤则可使颈动、静脉分离。⑤CT 扫描肿物边界清楚,平扫密度均匀或不均匀,增强扫描可呈均匀或不均匀强化,多数强化程度低于肌肉,神经鞘瘤内部多有斑驳状高低混杂密度,偶尔呈无强化囊性改变。

〔**鉴别诊断**〕

(1) 颈部淋巴结病变:多为多发,沿颈静脉链分布,位于颈动脉鞘的前、外、后侧,使颈动脉鞘内血管向内侧移位。

(2) 神经纤维瘤:起源及发病部位相似,可见神经穿越肿瘤组织中。

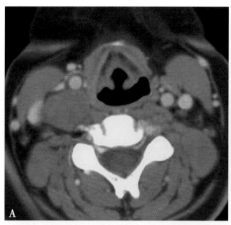
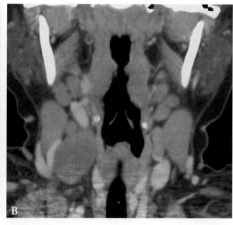

图 3-8-12 神经纤维瘤

男,12 岁,发现右颈肿物 1 月余。图 A、B:CT 增强扫描横断面及冠状面重建示右侧颈动脉间隙肿物,边界清楚,呈较均匀轻度强化

〔**诊断要点**〕 ①神经纤维瘤可发生于任何年龄,外观呈圆形或梭形,无包膜,组织学主要由纤维细胞及 schwann 细胞构成,可复发或恶变;②多位于颈动脉间隙的后、内侧,将颈动脉向前或外方推移,茎突前移。迷走神经肿瘤则可使颈动、静脉分离;③ CT 扫描示肿物边界清楚或不清楚,平扫密度均匀或不均匀,增强扫描可呈均匀或不均匀强化,多数强化程度低于肌肉,可侵犯同一区域多条神经,表现为囊状或多个团状肿物。

〔**鉴别诊断**〕

(1) 颈部淋巴结病变:多为多发,沿颈静脉链分布,位于颈动脉鞘的前、外、后侧,使颈动脉鞘内血管向内侧移位。

(2) 神经鞘瘤:起源及发病部位相似,神经鞘瘤边缘多光整,有低密度区环绕着岛状或云雾状高密度区。

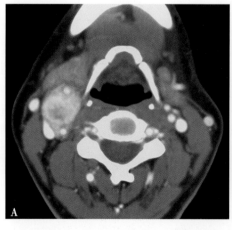
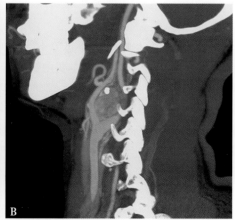

图 3-8-13 颈动脉体瘤

女,48 岁,发现右上颈肿物 3 个月。图 A、B:CT 增强扫描横断面及矢状面重建,示舌骨水平右侧颈动脉分叉处肿物,呈明显不均匀强化,强化程度与动脉相仿,颈内、外动脉向前、外方向分离、移位,肿物包绕颈内动脉

〔诊断要点〕 ①是发生在颈动脉体的肿瘤,发病年龄在 31~61 岁;②临床查体可有搏动感及血管性杂音,约 10% 双侧生长,10% 异位生长,10% 为恶性;③典型部位为颈总动脉分叉处,使颈总动脉分叉增宽,颈内、外动脉分离;④肿瘤血供丰富,CT 增强扫描时强化明显,密度与邻近的血管相仿,瘤周可见小的供血动脉及引流静脉;⑤ MR 表现 T1WI 呈中、低信号,T2WI 呈中、高信号,其内可见流空的肿瘤血管,为典型的"盐 - 胡椒"征。

〔鉴别诊断〕 本病需与巨大淋巴结增生及富血供转移瘤鉴别,详见相关章节。

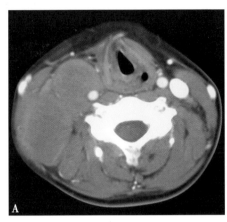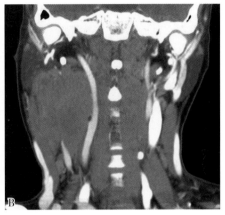

图 3-8-14　侵袭性纤维瘤病

女,10 岁,发现右颈肿物 8 个月。图 A、B:CT 增强扫描横断面及冠状面重建示右下颈部软组织肿物,沿颈血管间隙生长,部分边界不清,呈不均匀强化

〔诊断要点〕 ①是一种罕见的具有良性纤维组织增生形态的病变,起源于软组织筋膜、腱膜,可侵及肌肉、骨,具有浸润性生长和复发的特点;②可发生于任何年龄,以青年女性多见,临床多表现为局部肿物,无特异性;③多位于颈胸交界处,沿肌间隙长轴生长,可同时累及多块肌肉;④ CT 平扫呈等或略低密度,增强扫描呈不均匀强化,强化略高于肌肉组织。

〔鉴别诊断〕 神经纤维瘤病:颈部沿神经走行的弥漫生长软组织结节,增强扫描密度低于肌肉,可恶变。

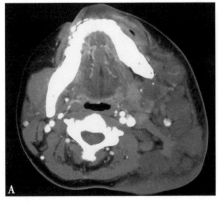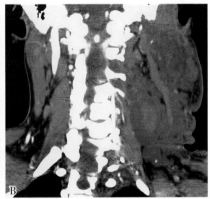

图 3-8-15　神经纤维瘤病

女,20 岁,发现左颈肿物 8 年,渐增大,质软,皮肤色素沉着。图 A、B:CT 增强扫描横断面及冠状面重建示左颈动脉间隙可见广泛多结节融合肿物,推压局部动静脉,强化程度低于肌肉,左颈皮肤广泛增厚

〔诊断要点〕 ①是神经纤维瘤的一个亚型—弥漫型,该病多见于儿童和青壮年,以皮肤、皮下组织和头颈部常见;②常沿交感神经链、膈神经、迷走神经分布;③CT扫描表现为广泛梭形增大的低密度肿物,增强扫描密度低于肌肉;④可恶变,可广泛侵犯。

〔鉴别诊断〕 本病需与侵袭性纤维瘤病鉴别,详见相关章节。

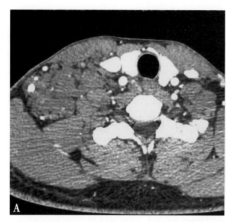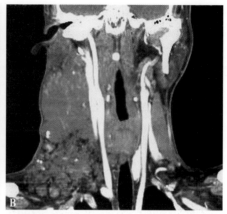

图 3-8-16　血管瘤

女,12岁,发现右颈肿物2年。图A:增强CT扫描动脉期横断面示右下颈部不规则肿物,呈多结节状,边界清楚,内见散在类圆形致密钙化,肿物内见少许条状强化区,大部分无明显强化;图B:增强扫描延迟期冠状面重建示肿物强化范围增大,呈均匀强化,其内可见钙化

〔诊断要点〕 ①是婴、幼儿头颈部最常见的肿瘤,以女性多见,分海绵状、毛细管型及混合型三种病理亚型;②肿物质软,边缘规则,可有钙化的静脉石;③平扫时肿瘤密度与肌肉相仿,增强扫描病变明显强化,可呈多灶性结节状及迂曲血管状,海绵状血管瘤增强扫描有"渐进性强化"的特点。

〔鉴别诊断〕 病变有特征性表现,诊断不难。

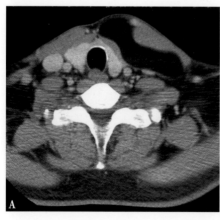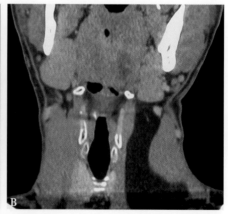

图 3-8-17　脂肪瘤

男,35岁,发现左颈肿物2年。图A、B:CT增强扫描横断面及冠状面重建示左下颈脂肪密度肿物,边界清楚,其内无明显分隔或强化区

〔诊断要点〕 ①头颈部脂肪瘤在全身脂肪瘤中约占 10%,90% 以上发生于中、老年男性。最常见的部位是颈后部,锁骨上及颈部前、外侧亦不少见,有包膜,不侵犯邻近组织;②CT 扫描示肿瘤呈典型的脂肪密度,推移邻近器官结构;③MR 显示为脂肪性肿物,T1WI 及 T2WI 均呈高信号,脂肪抑制序列时脂肪瘤被抑制呈低信号。

〔鉴别诊断〕 脂肪肉瘤:当脂肪组织中出现软组织密度时,尤其增强后实性成分强化时需考虑脂肪肉瘤。

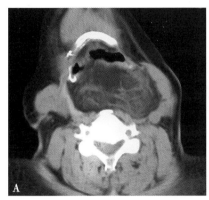
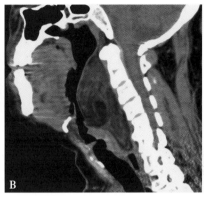

图 3-8-18　脂肪肉瘤

女,59 岁,发现颈部肿物伴憋气 1 年。图 A、B:平扫 CT 横断面及矢状面重建示椎前间隙、咽后区肿物,部分边界不清,推压局部组织,其内大部分为脂肪密度,可见较多实性成分

〔诊断要点〕 ①头颈部脂肪肉瘤在全身脂肪肉瘤中约占 3%。好发于中、老年人;②CT 扫描表现为普通的脂肪密度或在脂肪密度内有软组织密度;③分化好的脂肪肉瘤在 MR 上 T1WI 及 T2WI 均呈高信号,分化不好的脂肪肉瘤则为 T1WI 低信号,内有散在脂肪高信号及分隔,T2WI 均呈中、高信号。

〔鉴别诊断〕 本病需与脂肪瘤鉴别,详见相关章节。

第六节　甲状腺病变

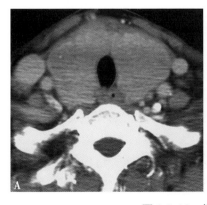
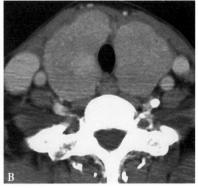

图 3-8-19　桥本甲状腺炎

女,56 岁,发现双侧甲状腺肿大 1 年。图 A、B:横断面 CT 增强扫描示双侧甲状腺弥漫性、对称性增大,密度大致均匀,无明显低密度结节及肿物,病变内可见高密度索条状影,并可见钙化

〔诊断要点〕 ①本病又称慢性淋巴细胞甲状腺炎,是一种自身免疫性疾患,以 40~60 岁的女性最为多见;②CT 扫描甲状腺弥漫性、对称性增大,边缘规则、锐利,多较正常甲状腺密度低,均匀或不均匀。增强扫描常可见均匀密度腺体内有条索或斑片状高密度灶,少有低密度结节;③B 超示腺体内部回声降低、不均匀,可见强回声条或强光点;④MR T1WI 为等或低信号,T2WI 为高信号,其间有粗的低信号纤维带,可有 / 无扩张的血管;⑤桥本甲状腺炎患者淋巴瘤发病率明显增高,影像学随诊有重要价值。

〔鉴别诊断〕

(1) 结节性甲状腺肿:甲状腺不规则增大,内见多个、散在、规则的低密度结节,常有斑片、斑点状粗钙化。

(2) 甲状腺癌:甲状腺内不规则高密度区内混杂不规则低密度灶或不均匀强化高信号为其典型表现。甲状腺乳头状癌特征性表现为囊性变伴有明显强化的乳头状结节,可见颗粒状钙化。可伴有颈部或纵隔淋巴结肿大。

(3) 淋巴瘤:肿物侵犯单侧或双侧甲状腺,边界不清楚,密度较均匀,强化不明显。常有颈部无明显强化的肿大淋巴结。

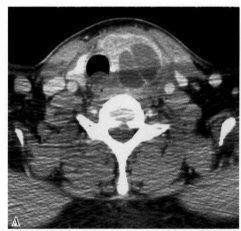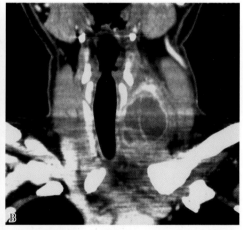

图 3-8-20 化脓性甲状腺炎

女,45 岁,左颈前肿物伴疼痛 1 周。图 A、B:增强 CT 扫描横断面及冠状面重建图像示甲状腺左叶增大,内见边缘模糊的肿块,肿块内部可见大片均匀低密度区,并可见多个分隔,为脓肿形成

〔诊断要点〕 ①本病大多由于口腔或颈部化脓性感染而引起,可发生于任何年龄。感染局限于甲状腺肿的结节或囊肿内时,因不良的血液循环易形成脓肿;②临床上可有发热,局部压痛和波及至耳、枕部的疼痛,严重的可引起压迫症状如气促、声音嘶哑、甚至吞咽困难等;③CT 扫描示甲状腺一叶或双叶增大,内可见低密度影,边缘模糊,炎症侵及周围结构时可有皮下脂肪组织密度增高及局部皮肤增厚。增强扫描肿物周边强化,内为低密度区,可有分隔;④MR 表现为 T1WI 等或低信号,T2WI 高信号,增强表现为边缘强化,内部强化不明显。

〔鉴别诊断〕 本病需与结节性甲状腺肿、甲状腺癌等疾病鉴别,临床表现对诊断本病很有帮助。

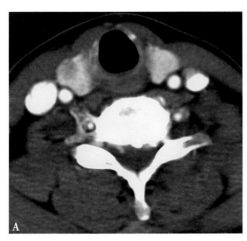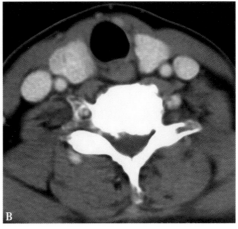

图 3-8-21 亚急性甲状腺炎

女,37 岁,发现甲状腺右叶结节 2 月余,轻度压痛。图 A、B:增强后动脉期及静脉期 CT 横断面,右侧甲状腺病变密度均低于正常甲状腺,边缘模糊,但静脉期病变密度略高于动脉期

〔诊断要点〕 ①本病是甲状腺炎中较常见的一种,又称非化脓性甲状腺炎、肉芽肿性甲状腺炎、病毒性甲状腺炎、巨细胞性甲状腺炎等;②多见于中年女性,临床典型症状为甲状腺肿大、甲状腺区压痛;③CT 示甲状腺增大,内可见低密度区,边缘模糊,病变可局限于甲状腺一部分,亦可侵及甲状腺一叶或双叶。增强扫描病变轻度强化,低剂量 CT 双期增强扫描病变强化程度逐渐提高,但始终低于正常甲状腺密度;④B 超示内部回声不均匀,回声低、稀疏,可有单个或多个边界不清的低回声结节;⑤MR 表现为 T1WI 病变信号高于正常甲状腺,T2WI 表现为高信号。

〔鉴别诊断〕 本病需与结节性甲状腺肿、甲状腺癌等疾病鉴别,详见相关章节。

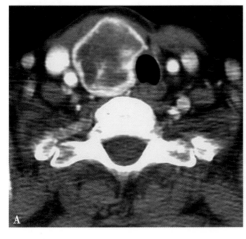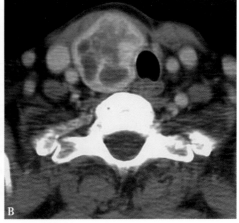

图 3-8-22 结节性甲状腺肿

女,58 岁,发现甲状腺右叶肿物 3 年。图 A、B:横断面增强 CT 扫描动脉期图像(A)示甲状腺右叶明显增大,内见片状低密度区,不均匀强化。静脉期图像(B)显示造影剂逐渐填充,呈延迟强化

〔诊断要点〕 ①结节性甲状腺肿是甲状腺肿中的常见类型,是由于长期处于缺碘或相对缺碘的环境中,引起甲状腺弥漫性肿大,病程较长。发病年龄一般大于 30 岁,女性多于男性;②甲状腺肿大多不对称。结节数目及大小不等,一般为多发性结节,质软或稍硬,光滑,无触痛。主要临床表现为颈前无痛性肿物,可在体检时偶然发现,较大者可压迫邻近结构产生呼吸、吞咽困难和声音嘶哑等症状;③甲状腺内多个、散在、规则的低密度结节为结节性甲状腺肿的特征性改变。常有斑片、斑点状粗钙化,颗粒状小钙化少见。低剂量 CT 双期增强扫描多表现为低密度区静脉期密度高于动脉期,而高密度区增强幅度可增加或降低,造影剂逐渐充填,呈延迟强化;④超声常表现为一侧或双侧甲状腺增大,回声减低,可见单个或多个低回声结节,结节有囊性变时,表现为无回声,后方透声增强,病灶内有钙化时,可见高回声区伴后方声影;⑤MR 形态、信号取决于内部结构。T1WI 可为低、中或高信号,T2WI 常呈高信号,钙化斑为无信号区;⑥即使肿物很大,对邻近的器官结构主要表现为压迫征象,无明显侵犯或浸润征象。

〔鉴别诊断〕 本病需与甲状腺腺瘤、甲状腺癌等疾病鉴别,低剂量 CT 双期增强扫描有助于本病诊断。

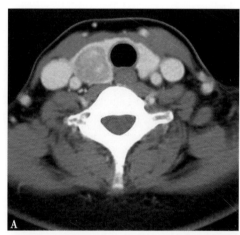
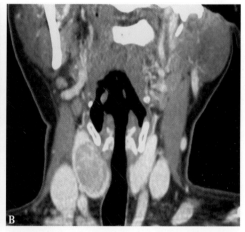

图 3-8-23 甲状腺腺瘤

女,43 岁,发现甲状腺右叶肿物 2 个月。图 A、B:增强 CT 扫描横断面及冠状面重建图像示甲状腺右叶肿物,分叶状,边界清楚,其内呈不均匀强化

〔诊断要点〕 ①甲状腺腺瘤为甲状腺最常见的良性肿瘤,好发于 30 岁以上的妇女,常为单发。结节性甲状腺肿与甲状腺腺瘤可合并存在,甲状腺腺瘤往往有结节性甲状腺肿的背景。②CT 表现多为边缘规则的结节,密度均匀或不均匀,较大者可有囊变,有包膜,边缘锐利,与周围组织常有脂肪间隙相隔。低剂量 CT 双期增强扫描动脉期结节明显强化,静脉期密度降低。③B 超表现为甲状腺内低回声结节,多有完整包膜。结节有囊性变时,表现为无回声,后方透声增强。④MR 表现为实性的肿瘤 T1WI 信号不一,与正常甲状腺比较呈中、低信号,出血部分呈高信号;T2WI 呈高信号,可以见到完整的低信号晕环。

〔鉴别诊断〕 本病需与结节性甲状腺肿、甲状腺癌等疾病鉴别,详见相关章节。

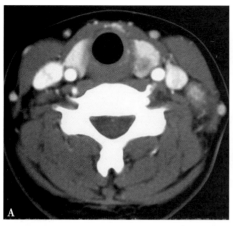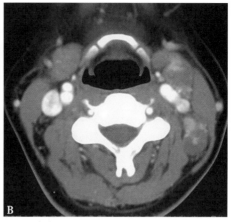

图 3-8-24 甲状腺乳头状癌

女,21 岁,发现左颈肿物 1 个月。图 A、B:增强 CT 扫描横断面(A)示甲状腺左叶低密度结节,边界不规则,呈不均匀强化,内可见不规则低密度区。左颈可见肿大淋巴结,强化较明显。增强 CT 扫描横断面(B)示左颈多发肿大淋巴结,强化明显,内可见囊变及壁结节

〔**诊断要点**〕 ①甲状腺乳头状癌是最常见的甲状腺癌,占甲状腺癌的 60%~70%,多见于儿童及青少年,生长缓慢预后好,但淋巴结转移率高;②肿瘤质硬,多无明显包膜,呈浸润性生长,部分有囊变或钙化;③临床主要表现为颈前无痛性肿物,肿物较大时,可压迫、侵犯邻近结构,产生声嘶、咯血、呼吸困难、吞咽困难等症状;④CT 示甲状腺内不规则高密度区内混杂不规则低密度灶,边缘模糊,部分有明显外侵征象。肿瘤囊性变及囊壁明显强化的乳头状结节是乳头状癌的特征性表现。微小砂粒状钙化,可作为恶性病变定性诊断的指征。可出现颈部或纵隔淋巴结转移,气管食管沟是甲状腺癌转移淋巴结的好发部位;⑤低剂量 CT 双期增强扫描动脉期结节明显强化,静脉期强化程度降低;⑥超声表现为甲状腺内低回声结节或肿物,回声不均匀,边缘不规则,部分呈明显浸润性生长,多无包膜;⑦肿瘤在 T1WI 呈中等或低信号,T2WI 呈均匀或不均匀高信号。钙化为低或无信号。

〔**鉴别诊断**〕 本病主要与结节性甲状腺肿、甲状腺瘤、甲状腺淋巴瘤鉴别,详见相关章节。

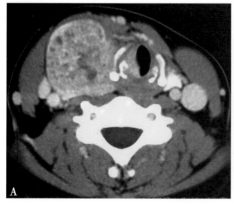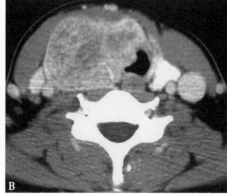

图 3-8-25 甲状腺滤泡癌

女,51 岁,发现甲状腺肿物 10 年,增大 2 年。图 A、B:增强 CT 扫描横断面示右侧甲状腺增大,可见不规则肿物,内可见片状低密度区,肿物呈不均匀明显强化。颈段气管右侧壁受侵

〔诊断要点〕 ①滤泡癌约占甲状腺癌的 20%,多发生于 40 岁以上,女性较男性高 2~3 倍,常见于长期缺碘的患者,也可有散发病例。②血行转移率高,淋巴结转移率低,肿瘤常明显外侵。③ CT 表现为形态不规则、边缘模糊的肿物,密度不均匀,强化较明显,常有明显外侵征象。④肺转移呈单发或多发大病灶,与乳头状癌的粟粒性结节不同。骨转移常呈膨胀性骨破坏。⑤超声表现为甲状腺内低回声结节或肿物,回声不均匀,边缘不规则,部分呈明显浸润性生长,多无包膜。⑥肿瘤在 T1WI 呈等或低信号,T2WI 呈均匀或不均匀高信号。

〔鉴别诊断〕 本病主要与结节性甲状腺肿、甲状腺瘤鉴别,详见相关章节。

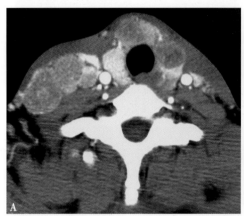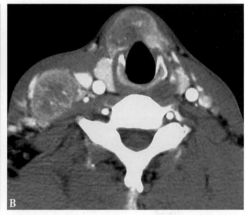

图 3-8-26 甲状腺髓样癌

男,37 岁,发现甲状腺肿物 2 年。图 A、B:增强 CT 扫描横断面示甲状腺左叶及峡部增大,内见低密度结节,边界较清楚,形态不规则,密度不均匀,强化较明显。双颈可见多发淋巴结,明显强化,右侧者较大

〔诊断要点〕 ①髓样癌约占甲状腺癌 5%~10%,多见于 40~60 岁,女性多见,男女比例为 1∶2~1∶3,亦可见于青少年及儿童,性别差异不大;②CT 表现多为单发、边界较清楚、密度不均匀肿物,强化较明显。常伴有粗或细的钙化,少有出血及囊变;③约 50% 出现淋巴结转移,转移灶强化明显,常向包膜外侵犯;④血行转移多见,可发生肺、肝、骨转移;⑤超声表现为甲状腺内实性不均质低回声;⑥肿瘤在 T1WI 呈等或低信号,T2WI 呈高信号,信号不均匀。

〔鉴别诊断〕 本病主要与结节性甲状腺肿、甲状腺瘤鉴别,详见相关章节。

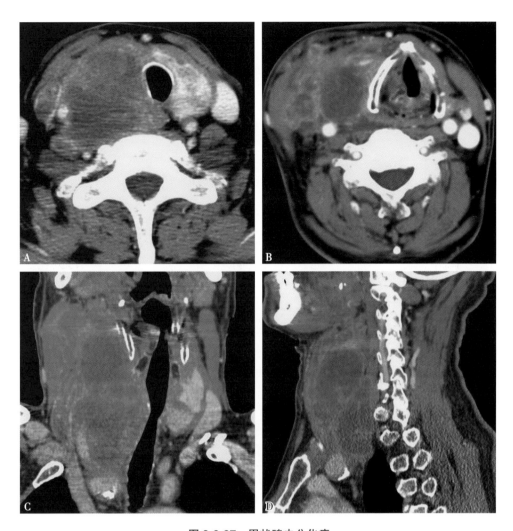

图 3-8-27 甲状腺未分化癌

男,74 岁,发现甲状腺肿物 2 年。图 A~D:增强 CT 扫描横断面及冠状面、矢状面重建图像示双侧甲状腺增大,内见多个结节及肿物,密度不均匀,形态不规则,边缘模糊,其中大者位于右叶,强化不明显,局部气管受压改变。右颈可见多发环形强化的淋巴结,边缘毛糙

〔诊断要点〕 ①甲状腺未分化癌较少见,约占 2%~10%。多见于 60 岁以上女性,多发生在长期甲状腺肿的患者,恶性程度极高。肿物可在短期内迅速增大,容易侵犯周围结构及发生远处转移,预后差。②肿瘤体积大,固定、质硬,可有出血、囊变及坏死。③CT 表现浸润生长较大肿块,边界模糊,有明显外侵征象,不均匀强化,可有大片坏死、出血区,有时可见粗大钙化灶。④淋巴结转移多见,且多有坏死征象。⑤超声表现为甲状腺内大的不规则低回声肿块,边缘模糊,广泛侵犯邻近结构。⑥肿瘤在 T1WI 呈等或低信号,T2WI 呈高信号。

〔鉴别诊断〕 本病主要与结节性甲状腺肿、甲状腺淋巴瘤鉴别,详见相关章节。

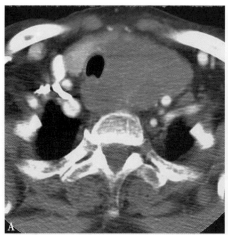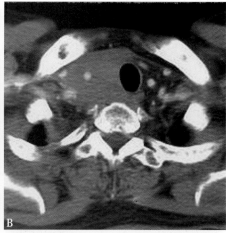

图 3-8-28　甲状腺淋巴瘤

图 A:女,74 岁,发现颈部肿物 1 年,CT 增强横断面示左侧甲状腺肿物,边界清楚,密度较均匀,增强扫描强化不明显,推压气管向右侧移位;图 B:男,45 岁,发现颈部肿物 3 个月,CT 增强横断面示右侧甲状腺肿物,边界清楚,密度较均匀,增强扫描强化不明显,推压气管向左侧移位,包绕右颈血管

〔**诊断要点**〕　①病变少见,约占全部结外器官淋巴瘤的 5%,常发生于有长期甲状腺肿病史的老年女性,常合并桥本甲状腺炎;②肿物侵犯单侧或双侧甲状腺,快速增大,可有气道或消化道压迫症状;③CT 平扫密度均匀,与同层肌肉相仿,增强后强化程度与肌肉相仿,可见边缘强化带,病灶内混杂明显强化区。少见坏死及钙化;④常包绕血管,可有周围器官浸润及颈部淋巴结肿大。

〔**鉴别诊断**〕　本病主要与结节性甲状腺肿、甲状腺癌鉴别,详见相关章节。

第七节　甲状旁腺病变

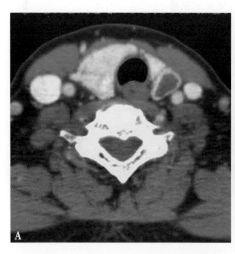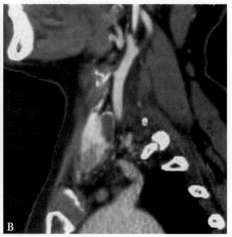

图 3-8-29　甲状旁腺腺瘤

女,66 岁,查体发现左侧甲状腺后方肿物。图 A、B:CT 增强扫描横断面及矢状面重建示甲状腺左叶后方结节,边界清楚,贴邻甲状腺左叶,密度均匀,边缘可见强化

〔**诊断要点**〕 ①约80%~90%的甲状旁腺功能亢进由甲状旁腺腺瘤引起,女性较男性多见,发病年龄多为20~50岁。②临床主要以骨钙、磷代谢异常、泌尿系统结石和消化性溃疡等为首发症状。实验室检查甲状旁腺素(PTH)增高、血清钙增高、血清磷减低、尿钙磷和羟脯胺酸及血碱性磷酸酶增高。③CT显示为甲状腺后方单个类圆形结节,边界清楚光滑。平扫密度稍低于甲状腺。④MR T1WI为稍低信号,T2WI为稍高信号,囊变者信号更高。增强扫描实性部分强化,强化程度低于甲状腺。

〔**鉴别诊断**〕

(1) 甲状旁腺增生:临床表现及实验室检查相似,CT表现为多个甲状旁腺弥漫性增大,密度均匀,MR上信号与正常甲状旁腺类似。

(2) 甲状旁腺癌:详见相关章节。

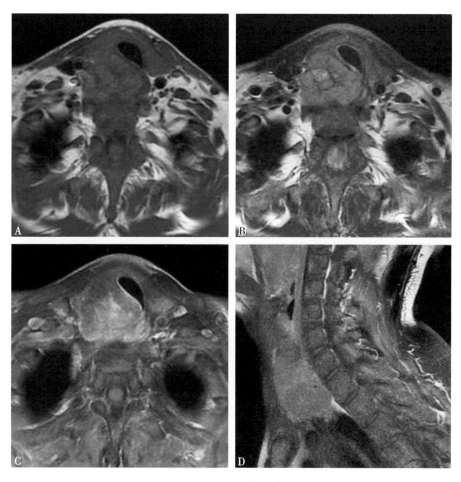

图 3-8-30　甲状旁腺癌

图 A、B:MR横断面T1WI及T2WI示肿物位于甲状腺右叶后方,边界不清楚,信号不均匀;图 C、D:MR T1WI增强扫描横断面及矢状面示肿物不均匀强化

〔**诊断要点**〕 ①约1.5%的甲状旁腺功能亢进由甲状旁腺癌引起,临床主要以甲状旁腺亢进表现为主。实验室检查甲状旁腺素(PTH)增高;②CT示结节边界不清,密度不均,浸润周围组织;③MR上信号不均匀,增强后结节不均匀强化,可有局部淋巴结和远处转移。

〔**鉴别诊断**〕 甲状旁腺腺瘤：根据病变数目、形态、边界、密度或信号、周围结构有无侵犯及有无转移等情况鉴别增生、腺瘤或癌。

（李 琳　罗德红　杨本涛）

参 考 文 献

1. 鲜军舫，王振常，罗德红.头颈部影像诊断必读.北京：人民军医出版社，2007

2. Som PM，Curtin HD. Head and neck imaging. 4th ed. St Louis：Mosby-year book，Inc，2003

3. 金征宇.医学影像学.第2版.北京：人民卫生出版社，2010

4. 吴恩惠，冯敢生.医学影像学.第6版.北京：人民卫生出版社，2008

5. Haaga JR. CT and MRI of the Whole Body. 5th ed. Philadelphia：Mosby，2009

6. 郭启勇.实用放射学.第3版.北京：人民卫生出版社，2007

7. 兰宝森.中华影像医学（头颈部卷）.北京：人民卫生出版社，2002

8. 白人驹，张雪林.医学影像诊断学.第3版.北京：人民卫生出版社，2010